ネット・バカ

インターネットがわたしたちの脳にしていること

ニコラス・G・カー

篠儀直子 訳

青土社

ネット・バカ　目次

ネット・バカ　インターネットがわたしたちの脳にしていること

母に
および父の思い出に

謝辞

本書は、『アトランティック』二〇〇八年七・八月号に掲載されたエッセイ、「グーグルでわれわれはバカになりつつあるのか？〔Is Google Making Us Stupid?〕」から生まれたものだ。助力し、励ましてくれた、『アトランティック』誌のジェイムズ・ベネット、ドン・ペック、ジェイムズ・ギブニー、ティモシー・レイヴィン、ライハン・サラムに感謝する。グーグル社の戦略に関する八章の議論は、二〇〇七年に『戦略とビジネス〔Strategy & Business〕』誌に掲載した、「グーグルの謎〔The Google Enigma〕」で論じた内容をもとにしている。プロとして見事な編集をしてくれた、同誌のアート・クライナーとエイミー・バーンスタインに謝意を表したい。寛大に時間を割いて質問に答えてくれた、マイク・マーゼニック、メアリアン・ウルフ、ジム・オールズ、ラッセル・ポルドラック、ゲーリー・スモール、ジーミン・リュー、クレイ・シャーキー、ケヴィン・ケリー、ブルース・フリードマン、マット・カッツ、トム・ロード、ケイレブ・クレイン、ビル・トンプソン、アリ・シュルマンにも感謝する。W・W・ノートン社の担当編集者ブレンダン・カリー、およびそのすぐれた同僚たちにはとりわけ感謝している。またエージェントのジョン・ブロックマン、およびブロックマン社での彼の同僚たちにもお世話になった。最後に、勇敢にもこの本の最初の読者になってくれた、妻のアンと息子のヘンリーに敬意を表する。最後まで書き上げられたのは二人のおかげだ。

そしてこの広大な静けさのなかで
薔薇色の聖域をわたしはまとう
頭脳の格子垣《トレリス》を花冠にして……

——ジョン・キーツ「プシュケーに捧げるオード」

プロローグ――番犬と泥棒

一九六四年、ビートルズがアメリカのテレビ・ラジオ電波を席捲しようとしていたころ、マーシャル・マクルーハンは『メディア論――人間の拡張の諸相』〔みすず書房〕を発表し、無名の学者からスターへと変身した。予言者的で格言的、幻覚めいたところのあるこの本は、アシッド・トリップと月ロケット、すなわち内と外への旅の時代であった、いまや遠い昔である六〇年代の完璧な産物だ。『メディア論』の中心にあったのはひとつの予言である。それが予言していたのは直線的思考の解体だった。マクルーハンは宣言する。二〇世紀の「電子メディア」――電話、ラジオ、映画、テレビ――は、われわれの思考と感覚に対するテクストの暴政を打倒することになるだろう。数世紀にわたって私的読書と印刷媒体に閉じこめられ、孤立化し、断片化されてきたわれわれの自己は、再びひとつとなり、世界全体は一部族の村のようなものになろうとしている。われわれが接近しつつあるのは「テクノロジーによる意識のシミュレーションなのであり、そこで知の創造的プロセスは、集団的・組織的なものへと拡張され、人間社会全体を覆うものとなるだろう*01」。

その名声の絶頂期にあってさえ、『メディア論』は読まれるよりも語られるほうが多い本だった。今日では文化遺産のようなものとなり、大学のメディア研究コースにもっぱらゆだねられている。だが、学者であるだけでなくショウマンの才もあったマクルーハンは、名文句を生み出す達人だった。この本のページから飛び出した名文句のひとつは、いまや一般の言い回しになっている。それはすなわち、「メディアはメッセージである」というものだ。この謎めいた警句を繰り返しているうちに、忘れられてしまったことがひとつある。それは、新たなコミュニケーション・テクノロジーが持つ変容のパワーを、マクルーハンはただ認め、祝福していただけではないということだ。彼はまた、このパワーの持つ脅威について警告してもいた――そして、その脅威に無知であることの危険性についても。「電子テクノロジーはすでにわれわれの元にあるのだが、これとグーテンベルク的テクノロジーとの出会いについてわれわれは鈍感であり、見ることも聞くことも語ることもできないでいる。グーテンベルク的テクノロジーによって、アメリカ的生活は形成されたというのに」。[*02]

新メディアが登場するたび、それが伝える情報――「内容」――に人々は必ずとらわれてしまうものだということを、マクルーハンは理解していた。新聞のニュースを、ラジオで流れる音楽を、テレビの番組を、電話線の向こう側の人間が語る言葉を、人々は気にする。メディアのテクノロジーは、それがどんなに驚くべきものであったとしても、そのメディアによって流されるもの――事件、エンタテインメント、教育、会話――の前にかすんでしまう。あるメディアの効果がよいものか悪いものかを人々が議論する（いつも起こることだ）とき、論争の対象となっているのは内容である。支持派は賞賛し、懐疑派はけなす。上る議題は、どの新情報メディアについてもだいたい同じだ。少なくとも、グーテンベルクの工房で作られた本にまでさかのぼってみてもそうである。支持派は、そのテクノロジーが解き放つ新たな内容の激流を、それなりの理由をもって賞賛し、これを文化の「民主化」のしるしと見なす。懐疑派もまたそれなりの理由をもって、流される内容の破壊性を非難し、これを文化の「愚劣化」のしるしと見なす。一方にとって豊穣なエデンであるものが、他方にとっては広大な荒野であるのだ。

この論争を引き起こしているメディアとして最新のものがインターネットである。過去二〇年にわたり、何十もの書籍や論文、何千ものブログやビデオ・クリップ、ポッドキャストで展開されてきたネット支持派とネット懐疑派との衝突は、史上まれに見るほど両極化している。アクセスと参加との新たな黄金時代の到来を前者が宣言するのに対し、凡庸さとナルシシズムとの暗黒時代の到来を後者は嘆き悲しむ。この議論は重要なものである——内容こそが問題だ——けれど、個人的イデオロギーと個人的趣味に関わるものであるため、袋小路に行き当たらざるをえない。見解は極端になり、攻撃は個人的なものとなっている。「ラッダイトめ！」と支持派はせせら笑う。「ペリシテ人め！」と懐疑派はあざける。「カッサンドラー！」「ポリアンナ！」〔ラッダイトはイギリス産業革命時、機械化に反対して機械破壊を行なった者たちのこと。ペリシテ人は「無教養な俗物」、ギリシア神話に登場するカッサンドラーは「凶事を予言する者」、少女小説の主人公であるポリアンナは「底抜けの楽天家」の意味をそれぞれ持つ〕。

支持派も懐疑派も見逃しているのが、マクルーハンの次のような見解だ。長期的に見れば、われわれの思考や行動に影響を与えるのは、メディアの伝える内容よりも、むしろメディア自体である。世界に対するわれわれの窓として、およびわれわれ自身に対する窓として、大衆メディアはわれわれの見るもの、ならびにその見方を形成する——そして、もしも充分に活用された場合、個人としてのわれわれひとりひとりを、および社会としてのわれわれを、大衆メディアは結果的に変化させることになる。「テクノロジーの効果は、意見や概念のレヴェルで生じるのではない」とマクルーハンは言う。むしろそれは「知覚パターンを着実に、いささかの抵抗にも出会うことなしに」変化させていくのだと。[*03] このショウマンは多少の誇張を行なっているが、指摘されている点は重要だ。メディアが魔法をかけるのは、あるいはいたずらを行なうのは、神経系自体に対してなのである。

われわれはメディアの内容に注目するあまり、こうした深層の効果を見落としてしまっている。このプログラミングによってせわしなく惑わされ、混乱させられているため、脳内で何が起こっているのかに気がつかない。しまいには、テクノロジー自体は重要ではないのだと思いこんでしまう。重要なのは使い方だとわれわれは自分に言い聞かせる。傲慢さゆえに快適さをもたらす、この考え方が暗示していることは、コントロール能力がわれわれにあるということだ。テクノロジーは単なる道具である。われわれが手に取るまでは動かない。そして手を離せば再び動かなくなる。

ラジオ開拓者としてRCAを立ち上げ、NBCを立ち上げてテレビにおいても先駆者となった、メディア界の大立者、デイヴィッド・サーノフの自己中心的な発言を、マクルーハンは引用している。みずからの帝国とみずからの財産を築く基盤となったマスメディアに対する批判に、一九五五年、ノートルダム大学で行なったスピーチのなかで、サーノフは反駁した。あらゆる悪影響の責任を、彼はテクノロジーではなく、リスナーと視聴者に転嫁する。「われわれは、テクノロジーを用いる人々の罪について、テクノロジーという道具をスケープゴートにしてしまいがちであります。近代科学の産物は、それ自体よいものでも悪いものでもありません。それらの価値を決定するのは、使用方法なのです」。[*04] マクルーハンはこの考えを冷笑し、サーノフは「現代的夢遊病者の声」で語っているとたしなめた。マクルーハンの理解によれば、新メディアはすべてわれわれを変えていく。「あらゆるメディアについての従来の理解、すなわち、重要なのは使い方だという考えは、テクノロジーをまるでわかっていない鈍感なスタンスである」と彼は言う。メディアの内容など、「脳という番犬の気をそらせるため、泥棒が持って来るおいしそうな肉塊」にすぎないのだと。*05

だがマクルーハンですら、インターネットが提供することになる豪華な宴席までは予見できなかっただろう。次から次へとコース料理が供され、毎回おいしそうになっていく。息つく暇もなくほおばるしかない。ネットワーク・コンピュータのサイズが iPhone やブラックベリーにまで縮まったため、宴席は携帯可能となり、いつでもどこでもありつけるようになった。家でも、オフィスでも、車でも、教室でも、財布のなかでも、ポケットのなかでも。ネットの影響力の拡大に対して慎重な態度を取っている人々でさえ、自分がこのテクノロジーを使い、楽しむにあたっては、あまりその心配を表に出したりはしない。かつて映画批評家のデイヴィッド・トムソンは、「メディアの確実性と向き合うと、疑念は弱まってしまうものだ」と述べた。*06 ここで彼が語っているのは映画のことである。映画が感覚と感性を、スクリーンに対してだけでなく、没入している従順な観客たるわれわれに対しても、投影していることについて語っていたのだ。彼のこのコメントは、さらに大きな力を持つネットについても当てはまる。コンピュータ・スクリーンはその気前のよさと便利さでもって、われわれの疑念をものすごい勢いで押しのけていく。あまりに献身的に仕えてくれるものだから、それが身分の低いものであるかのように感じてしまい、ついわれわれは気づかぬままでいるのだけれど、実際のところ、これはわれわれの主人でもあるのだ。

第1章　HALとわたし

「デイヴ、やめろ。やめてくれないか。やめろ、デイヴ。やめてください」と懇願するのはスーパーコンピュータのHAL、スタンリー・キューブリックの『二〇〇一年宇宙の旅』の終わり近く、奇妙に痛切な有名な一シーンのなかで、宇宙飛行士デイヴ・ボウマンの容赦ない行動に対してのことである。この機械の不具合のせいで、危うく宇宙の彼方で命を落とすところだったボウマンは、人工知能を制御する記憶回路を、冷静かつ冷酷に切断していく。心細い声でHALは言う。「デイヴ、気が遠くなってきたよ。わかるんだ。ぼくにはわかるんだ」。

わたしにもわかる。この数年のあいだわたしは、誰かが、または何かがわたしの脳をいじり、神経回路を組み替え、記憶をプログラミングし直しているかのような、不快な感覚を覚えていた。気は遠くなっていない——少なくともわたしの知るかぎりでは——けれど、変化しているのだ。わたしはいま、以前とは違う方法で思考している。そのことを最も感じるのは文章を読んでいるときだ。書物なり、長い文章なりに、かつては簡単に没頭できた。物語のひねりや議論の転換にはっとしたり、長い文を何時間もかけて楽しんだりしたものだ。いまではそんなことはめったにない。一、二ページも読めばもう集中力が散漫になってくる。そわそわし、話の筋がわからなくなり、別のことをしようとしはじめる。ともすればさまよい出て行こうとする脳を、絶えずテクストへ引き戻しているような感じだ。かつては当たり前にできていた深い読みが、いまでは苦労をともなうものになっている。

その理由はたぶんわかっている。この一〇年余りのあいだ、わたしはオンラインで長い時間を過ごし、検索したりネット・サーフィンしたり、時にはインターネットの巨大なデータベースに何かを付け加えたりしてきたのだ。物書きとしてのわたしにとって、ウェブは神様からの贈り物だった。以前は図書館の書庫や雑誌室で何日もかかっていた調査が、いまでは数分でできてしまう。グーグルでちょっと検索し、ハイパーリンクをちょっとクリックしさえすれば、決定的な事実も、気の利いた引用も手に入る。どれほどの時間、どれほどのガソリンをネットが節約してくれたか、あまりに多すぎて計算する気にもなれない。銀行の手続きやショッピングも、大半オンラインでやってしまう。ブラウザを使って支払いを行い、スケジュールを管理し、フライトやホテルを予約し、運転免許証を更新し、招待状やグリーティング・カードを送っている。働いていないときでさえ、たいていウェブのデータの藪をかき分けている――メールを読んだり書いたり、ヘッドラインやブログをざっと読んだり、フェイスブックの更新分をフォローしたり、ストリーミング放送を視聴したり、音楽をダウンロードしたり、リンクからリンクへと軽やかに飛び回ったりしているのだ。

わたしにとってネットは万能メディアとなっている。目や耳を通じてわたしの脳へ流れこんでくる情報は、いまやほとんどがネットのなかにあったものだ。かくも信じがたいほど豊かで、かくも検索のたやすいデータの蓄積に、ただちにアクセスできることの利点は数多い。それらの利点は広く語られ、然るべき賞賛を受けている。『考古学』誌に寄稿しているヘザー・プリングルは言う。「グーグルは人類にとって驚くべき恩恵である。かつて世界中に散らばっていたため、誰もそこから利益を引き出すことなどできなかった情報や考えを、グーグルは収集し、一箇所に集中させたのだ」。[*01]『ワイアード』誌のクライヴ・トンプソンは考察する。「シリコン・メモリーによる完璧な記憶は、思考にとって絶大な恩恵だ」。[*02]

恩恵は現実だ。だがそこには対価もともなう。マクルーハンが示唆したとおり、メディアは単なる情報の水路ではない。思考の束を提供すると同時に、思考のプロセスを形成してもいる。そしてネットは現在、わたしの集中力と思索力をそぎ取っているかのようなのだ。オンラインのときもオフラインのときも、いまやわたしの脳は情報が、ネットから与えられているときと同じかたちで、つまり細分化された断片の迅速な流れとして入ってくるものと思っている。かつてわたしは言葉の海のスキューバ・ダイヴァーだった。いまではジェット・スキーに乗っているかのようにして海面を滑っている。

異常な、極端な例なのかもしれない。だがそうでもなさそうなのだ。ちゃんと読むのが難しくなってきたという話をすると、多くの友人たちが、自分も同じつらさを抱えていると答えるのである。ウェブ使用率が高い者ほど、長い文章に集中するのがたいへんだと訴える。集中困難が慢性状態になってしまったのではないかと心配している者もいる。わたしがフォローしているブロガーのなかにも、同じ現象に触れている人たちがいる。かつて雑誌編集にたずさわり、現在はオンライン・メディアに関するブログを書いているスコット・カープは、本を読むことをすっかりやめてしまったと告白している。「大学では文学を専攻していたし、貪欲なほどの読書家だったというのに、どうしてしまったのだろう」と彼は考え、次のような答えを仮定する。「読むことを現在すべてウェブ上で行なっていることの理由が、わたしの読み方が変化したからではないとしたらどうだろう。つまり、わたしの思考方法が変わってしまったために、便利さを追求しているのだとしたら?」[*03]

医学におけるコンピュータ使用についてのブログを運営しているブルース・フリードマンも、インターネットによって知的習慣が変化しつつあることを書いている。「ウェブ上であれ、印刷されたものであれ、長い文章を没頭して読む能力を自分はすっかり失ってしまった」[*04]。ミシガン大学メディカル・スクールの病理学者であるフリードマンは、わたしとの電話のなかで、さらに詳しく話してくれた。彼が言うには、自分には「スタッカート」的性質が身についてしまった。それはオンライン上のさまざまなテクストから、短い文章をすばやくスキャンする感じである。「もう『戦争と平和』が読めないんだ。そんな能力はなくしてしまった。ブログ記事でさえ、三、四段落よりも長くなると、もう集中できない。斜め読みになってしまう」。

コーネル大学大学院博士課程でコミュニケーション学を専攻しており、学術出版協会のブログに寄稿しているフィリップ・デイヴィスは、一九九〇年代、ウェブ・ブラウザの使い方を友人に教えたときのことを回想する。その女友だちが手を止めて、サイト上にたまたま見つけたテクストを読み始めたとき、自分は「びっくり」し、「いらいらしさえした」。「読まなくていい。リンクになっている言葉をクリックすればいいんだよ!」と、彼は彼女を叱りつけたという。現在のデイヴィスはどうかというと、「たくさん読んでいる。少なくとも、たくさん読まなければいけない──ただし、そうしてはいない。斜め読みしている。スクロールしている。練り上げられ、ニュアンスに富んだ、長い議論に我慢強くつき合うことがほとんどできない。人に対しては、世界を単純化しすぎていると非難したりするくせに」[*05]。

カープもフリードマンもデイヴィスも──みな書くことに熱心な、教育程度の高い人々なのだが──

読む力と集中力が衰えていることについて、かなり楽観しているように見える。すべてを考え合わせれば、ネットを使うことで得られる恩恵——多量の情報へのすばやいアクセス、検索ツールとフィルタリングツールの有能さ、少人数だが高い関心を持つ人々とたやすく意見を共有できること——は、じっと座って本や雑誌のページをめくることができなくなっているのを、補って余りあると彼らは言う。フリードマンがわたしにメールで語ったところによれば、近年ほど自分が「クリエイティヴ」になったことはない。それは「ブログのおかげ、および、ウェブ上にある「何トンもの」情報をスキャンする能力のおかげ」だと彼は言う。一方カープは、「二五〇ページある本」を読むよりも、オンライン上のリンクされた短い断片をたくさん読むほうが、精神〔mind〕を拡張するには効率がよいと考えるようになっている。とはいえ彼は言う。「このネットワーク化された思考プロセスのほうがすぐれているかどうかはまだわからない。われわれはこのプロセスの有効性を、かつての直線的思考プロセスとの比較によって計測しているのだから」[*06]。デイヴィスは次のように思索する。「インターネットによってわたしは忍耐力のない読者になったが、いろいろな意味でもっと賢くなったと思う。文書や作品、人々と、より多くつながるということは、外部からの影響がより多くわたしの思考に与えられるということだ。したがって、わたしの書くものに対してもそうである」[*07]。何か重要なものを犠牲にしていることは三人ともわかっているが、かつての状態に戻りたいとは誰も思っていない。

人によっては、本を読むこと自体を古臭く思っていたり、もしかしたらちょっとバカみたいなことだと思っていたりする——自分でシャツを仕立てたり、自分で食肉を解体したりしているようなものだと。フロリダ州立大学学生自治会の元会長で、二〇〇八年にローズ奨学金を受けたジョウ・オシェイは言う。

「ぼくは本は読まない。グーグルへ行けば、関連情報をただちに吸収できるのだから」。グーグルブック検索を使えば、核心に迫る文章をたった一、二分でつみ取ることのできるご時勢に、テクストを何章も読み進めねばならない理由がわからないと、哲学専攻のオシェイは語る。「じっと座って、一冊の本を最初から最後まで読みとおすなんてナンセンスだ。あまりいい時間の使い方じゃない。必要な情報は全部、もっと速くウェブで手に入れられるんだから」。オンラインにおける「熟練したハンター」になれば、本は無用の長物になると彼は主張する[*08]。

オシェイの例は、例外というより規範的なものらしい。二〇〇八年、リサーチとコンサルティングの団体、nGeneraは、インターネットが若者に与える影響についての調査結果を発表した。この会社は、「ジェネレーション・ネット」と呼ばれる世代――ウェブを使いながら成長した青少年――の、およそ六〇〇〇名にインタヴューした。主任調査員は次のように書いている。「デジタルへの没入は、情報吸収のあり方にさえ影響を及ぼしている。彼らはページを、必ずしも左から右へ、上から下へとは読まない。あちこちにすばやく目を配り、興味と関連のある情報をスキャンするのだ[*09]」。ファイ・ベータ・カッパの最近の集会で、デューク大学教授のキャサリン・ヘイルズは、「学生たちに丸一冊本を読ませることがもうできなくなっている」と打ち明けた[*10]。ヘイルズは英文学の教授である。つまり彼女の言っている学生たちというのは、文学を専攻する学生たちなのだ。

インターネットの利用の仕方はさまざまだ。熱心に、ほとんど脅迫的なほどに最新テクノロジーを取り入れようとする者たちもいる。彼らはオンライン・サーヴィスのアカウントを何十も取得し、何十もの情報フィードを読んでいる。ブログをし、タグをつけ、携帯メールを送り、ツイッターをやる。他方、最先端でいることにそれほど関心はないが、デスクトップやラップトップ、携帯電話によって、ほとんどの時間オンライン状態でいる者たちもいる。彼らの仕事にとって、学業にとって、社会生活にとって、あるいはそれらすべてにとって、ネットは欠かせないものになっている。さらにまた、一日数回しかログオンしない者たちもいる――メールをチェックしたり、ニュースをフォローしたり、関心のあるトピックを検索したり、ちょっとショッピングをしたりするためだ。そしてもちろん、経済的余裕がないか、もしくはそもそも興味がないかの理由から、インターネットをまったくやらない者たちも大勢いる。とはいえ明らかなことは、ソフトウェア・プログラマーのティム・バーナーズ＝リーがワールド・ワイド・ウェブ〔WWW〕のためのコードを書いてから二〇年経ったいま、社会全般にとってネットが、最上のコミュニケーション・メディア、最上の情報メディアになっているということである。その使用範囲の広さは空前無比だ。二〇世紀のマスメディアの基準に照らしてさえそう言える。影響範囲もまた同様に絶大だ。ネットが情報を収集し、分配する、独特の電光石火のごときモードを、われわれは選択の結果として、もしくは必要性に迫られて、受け入れるようになっている。

マクルーハンが予言したとおり、われわれは知性の歴史、文化の歴史における重要な接合点に、まったく異なる二つの思考モード間の、移行の瞬間に到達したように思われる。ネットの豊かさと引き換えにわれわれが手放したもの――よほどのひねくれ者でない限り、この豊かさを拒否したりはしないだろう――は、カープの言う「かつての直線的思考プロセス」である。冷静で、集中しており、気をそらされたりはしない直線的精神は、脇へ押しやられてしまった。代わりに中心へ躍り出たのは、断片化された短い情報を、順にではなくしばしば重なり合うようなかたちで、突発的爆発のようにして受け止め、分配しようとする新たな種類の精神である——速ければ速いほどよいのだ。かつて雑誌編集者であり、ジャーナリズム学教授であったが、現在はオンライン広告シンジケートを運営しているジョン・バテルは、ウェブページをすばやく斜め読みしているときに感じる知的戦慄を、次のように記述している。「何時間もリアルタイムでブリコラージュをやっていると、わたしは自分の脳がぱっと明るくなるのを「感じ」、自分が賢くなっていくかのように「感じ」る」[*11]。オンライン時にこうした感覚を覚えることは、たいていの人々が経験しているだろう。この感覚は中毒性だ——そのためわれわれは、ネットが知覚の深部に与える影響から目をそらされてしまう。

グーテンベルクの印刷機が読書を大衆的営みにしてからこの五世紀のあいだ、直線的な文学的精神は、芸術、科学、社会の中心であり続けてきた。しなやかかつ繊細なこの知性は、ルネサンスの想像的精神であり、啓蒙主義の合理的精神であり、産業革命の独創的精神であり、モダニズムの破壊活動的精神でさえあった。じきに昨日の精神になるのかもしれない。

コンピュータHAL9000が生まれた、というか「起動させられた」のは、HAL自身がつつましく述べるところによれば一九九二年一月一二日、イリノイ州アーバナの謎めいたコンピュータ工場でのことだった。わたしはその三三年前、一九五九年のやはり一月、やはり中西部の都市であるオハイオ州シンシナチで生まれている。わたしの人生は、ベビー・ブーマーやジェネレーションXのほとんどの人生がそうであるように、ここまで二幕構成になっている。アナログな少年期で幕を開けたのち、すばやく、しかし徹底的な装置転換があって、デジタルな成人期へと入ったのだ。

幼いころの光景を思い起こしてみると、「一般向け」に指定されたデイヴィッド・リンチ映画のスチル写真のごとく、快適であると同時によそよそしい感じがする。キッチンの壁にはマスタード・イエローのどっしりとした電話機が固定され、その電話機にはコイル状の長いコードとダイアルが付いている。父はテレビのてっぺんに付いたウサギの耳のようなものの向きをあちこちに変え、レッズの試合の中継画面に入る白い縦線を消そうとしている。ガレージから公道へ続く砂利道には、くるりと筒状に巻かれ、朝露で湿った朝刊が転がっている。リヴィングルームにはHi-fiプレーヤーの置かれたキャビネットがあって、カーペットにレコード・ジャケットが何枚か散らばっている（そのなかには、兄や姉たちが持っていたビートルズのアルバムのものもある）。地下のかび臭い娯楽室へ降りると、そこの書棚には本が――たくさんの本が――詰まっていて、色とりどりの背表紙にタイトルと著者名が書かれている。

『スター・ウォーズ』が公開され、アップル・コンピュータ社が創業した一九七七年、わたしはニューハンプシャーへ行き、ダートマス大学に入学した。志願したときは知らなかったのだが、ダートマスは教育におけるコンピュータの活用において長らくトップを走っており、データ処理機械を学生にも教師にも使いやすいものにすることにかけて、中心的な役割を果たしていた。当時学長だったジョン・ケメニーは、一九七二年に『人間とコンピュータ〔Man and the Computer〕』という著書を発表して多大な影響を及ぼした、高名なコンピュータ科学者だ。彼はまた、その一〇年ほど前に、日常語と日常的シンタクスを用いる初のプログラム言語、BASICを開発したひとりでもあった。キャンパスの中心近く、高くそびえる鐘楼を備えた、ネオ・ジョージア様式のベイカー図書館のすぐ裏手には、一階建てでくすんだ色の、どことなく未来派的なコンクリート造りの建物、キーウィット・コンピュータ・センターがうずくまっていて、そこには大学のメインフレーム・コンピュータ、ジェネラル・エレクトリック社製GE-635が二台収められていた。このメインフレームはかの画期的システム、ダートマス・タイム・シェアリング・システムを動かしていた。何十もの人々が同時にコンピュータを使用することを可能とする、初期タイプのネットワークである。タイム・シェアリングは、今日パーソナル・コンピューティングと呼ばれているものを、初めて実現するものだった。ケメニーが著書に書いた言葉によれば、それは「人間とコンピュータとの真に共生的な関係」を可能にしたのである。*12

わたしは英文学専攻で、数学や科学の授業はあらゆる手段を用いて回避していたのだが、キーウィットはわたしの住む寮とフラタニティ・ロウの中間点という戦略上有利な位置を占めていたため、週末わたしはビール・パーティーが始まるまでのあいだ、テレタイプ・ルームの端末の前で一、二時間を過ごしたものだった。たいていの場合、学部生のプログラマーたち――「システムプログズ〔sysprogs〕」と名乗っていた――が共同で作った、不格好な原始的マルチプレーヤー・ゲームで時間をつぶしていたものだ。だがこれでわたしは、このシステムの面倒なワープロ・プログラムの使い方を独学で習得したうえ、BASICのコマンドさえもいくつか覚えたのである。

とはいえ、これはデジタルとのちょっとした浮気に過ぎない。というのも、キーウィットで一時間過ごすにつき、隣のベイカー図書館では二四時間を過ごしていたのだから。わたしは図書館の洞窟のような読書室で試験勉強をし、参考図書の棚にあるずっしりとした本を何冊もめくって調べ物をし、貸借カウンターでアルバイトもしていた。けれども、図書館で最も多くの時間を過ごした場所はといえば、書庫の大型書架のあいだにある細長い通路だった。何十万冊もの本に囲まれていたというのに、「情報過多」に由来する症状だとされる今日のわれわれの不安感を、あの場所で感じた記憶はない。あの本たちの控え目さには、何か心を安らかにさせるようなものがあった。然るべき読者が現われて、自分を棚から引き出してくれることを、彼らは何年でも、何十年でも待つことができた。彼らは埃っぽい声でわたしにささやいていた。「ごゆっくり。わしらはどこにも行かないからね」。

コンピュータがわたしの生活に本格的に入ってきたのは、ダートマスを卒業して五年後の一九八六年のことだった。妻は呆然としたものだが、わたしは貯金のほぼ全額であるおよそ二〇〇〇ドルをはたき、アップル社マッキントッシュの初期モデルを入手したのだ――シングル・メガバイトのRAMと二〇メガバイトのハードドライブ、ちっぽけな白黒スクリーンの付いたマックプラスである。ベージュ色の小さなマシンを、箱から取り出したときの興奮をまだ覚えている。デスクに置き、キーボードとマウスをつなぎ、電源ボタンをパチンと入れた。灯りがともり、歓迎のチャイムが鳴った。命を吹きこむミステリアスな手続きを受けながら、マシンはわたしに微笑んだ。わたしはイチコロだった。

マックプラスは、家庭用コンピュータとビジネス用コンピュータの、両方の義務を果たしてくれた。編集者として務めていたマネジメント・コンサルタント会社へ、わたしは毎日マックプラスを引きずっていった。プロポーザルやレポート、プレゼンを改訂するのにはマイクロソフトのワードを使った。コンサルタントのスプレッドシートに修整を打ちこむときは、エクセルを立ち上げることもあった。夜になると家にずるずる持ち帰って、家計管理をしたり、手紙を書いたり、ゲーム（いまだ不格好ではあったが、原始的な感じは減っていた）をやったりするのに使ったが、いちばん気晴らしになったのは、当時すべてのマックに付いていた、ハイパーカードというよくできたアプリケーションを用い、ちょっとしたデータベースを作り上げていくことだった。アップル社の最も才能あるプログラマーのひとり、ビル・アトキンソンが開発したハイパーカードは、WWWの外見と感触を予見するかのようなハイパーテクスト・システムを取り入れていた。ウェブではページ上のリンクをクリックするのに対し、ハイパーカードではカード上のボタンをクリックする——だがその発想、および誘惑性は同一だ。

コンピュータは、命じられたことをやるだけの道具ではないということが、わたしにはだんだんわかってきた。それは、非常にかすかだが見落としようのないかたちで、影響を及ぼしてくるマシンであった。これを使えば使うほど、わたしの仕事の仕方は変わっていった。スクリーン上で何かを編集することなど無理だと最初は思っていた。まず文書をプリントアウトし、鉛筆で訂正を入れてから、タイプしてデジタル・ヴァージョンを改訂する。それからまたプリントアウトして、再び鉛筆で訂正を入れる。これを一日に一〇回くらい繰り返すこともあった。だが、ある時点で——しかも突然に——わたしの編集手続きが変化した。紙の上で書いたり直したりなど、もはやまったくできないと思った。削除キーやスクロールバー、カットアンドペーストの機能、アンドゥのコマンドがないと、どうしたらいいかわからなくなってしまったのだ。わたしは編集をすべてスクリーン上でやらざるをえなくなった。ワープロを使うことで、自分自身がワープロになってしまったかのようだった。

さらに大きな変化が訪れたのは、モデムを購入した一九九〇年ごろだ。そのときまでマックプラスは自給式のマシンで、その機能はハードドライブにインストールされたソフトウェアに規定されていた。それがモデムによって他のコンピュータにつながったとき、新たなアイデンティティ、新たな役割を獲得したのである。もはや単なるハイテク版スイス・アーミー・ナイフではなくなった。情報を見つけ、組織し、共有するコミュニケーション・メディアとなったのだ。あらゆるオンライン・サーヴィス――CompuServe、プロディジー〔Prodigy〕、さらには短命に終わったアップル社のeWorld――を試したなかで、いちばん夢中になったのがアメリカ・オンラインだった。最初に申しこんだコースでは、接続が週五時間に制限されていたので、わたしはこの貴重な時間を念入りにより分け、AOLのアカウントを持つ少数の友人たちとメール交換したり、掲示板のやり取りをフォローしたり、新聞や雑誌から転載された記事を読んだりしたものだ。モデムが電話線を介してAOLサーバーに接続する音が、わたしはどんどん好きになっていった。ピーとかカチャリとかいった音を聞いていると、まるでロボットどうしの親しげな会話を立ち聞きしているような気持ちになった。

九〇年代半ばになると、決していやではなかったが、「アップグレード期」にはまりこむことになる。古くなってしまったマックプラスをわたしは一九九四年に卒業し、カラースクリーンとCD-ROMドライブ、五〇〇メガバイトのハードドライブ、および、当時は奇跡のごとき速さに思えた三三メガヘルツのプロセッサーを搭載した、マッキントッシュ・パフォーマ550へと乗り換えた。この新しいコンピュータのためには、使っていたプログラムのほとんどをアップデートする必要があったので、わたしはあらゆる種類の新アプリケーションを、最新のマルチメディアで動かすことになった。新しいソフトウェアをすべてインストールしたころには、ハードドライブは満タンになっていたため、外付けのドライブを買いに行く破目になった。ついでにわたしはZipドライブも付け足した――それからCDバーナーも。その後数年のうちに、わたしはもっと大きいモニターともっと速いチップを搭載したデスクトップ・コンピュータをもう一台購入し、旅先で使えるポータブルなモデルも買った。その一方、雇用主がマックをやめてウィンドウズに替えたため、わたしはオフィスと家とで二つの別々のシステムを使用することになった。

インターネットと呼ばれるものを耳にするようになったのはちょうどこのころだ。この謎めいた「ネットワークのネットワーク」は、事情通によれば、「すべてを変える」ことを約束するものだった。一九九四年に『ワイアード』誌に掲載されたある記事は、わたしの愛するAOLが「突然時代遅れに」なったと宣言した。「グラフィカル・ブラウザ」という新発明は、それまでよりもはるかにエキサイティングなデジタル体験を約束していた。「リンクをたどれば――クリックしさえすれば、リンクされた文書が現われる――オンライン世界を気の向くままに旅することができるのだ」。[*13]わたしは興味を惹かれ、それから夢中になった。一九九五年が終わろうとするころには、わたしは職場のコンピュータに新しいネットスケープ・ブラウザをインストールし、WWWの無限とも見えるページたちを探索し続けていた。じきに家でもISPアカウントを取得した――それからもっと速いモデムも。AOLのサーヴィスは解約した。

その後どうなったかはおわかりだろう。というのも、これはあなたの体験でもあるだろうから。もっと速いチップ。もっと速いモデム。DVDとDVDバーナー。ギガバイト・サイズのハードドライブ。ヤフーとアマゾンとeBay。MP3。ストリーミング・ビデオ。ブロードバンド。ナップスターとグーグル。ブラックベリーとiPod。Wi-Fiネットワーク。YouTubeとウィキペディア。ブログとマイクロブログ。スマートフォン、USBメモリ、ネットブック。誰がこの誘惑に抗えるだろう？　わたしでないことは確かだ。

二〇〇五年ごろウェブが2・0に突入すると、わたしも2・0になった。ソーシャル・ネットワーカー兼コンテンツ制作者になったのである。わたしはroughtype.comというドメインを登録し、ブログを始めた。少なくとも最初の数年は、気持ちの浮き立つような体験だった。わたしは二〇〇〇年代初めからフリーランスのライターとして、主にテクノロジーに関する文章を執筆していたのだが、論文や書籍を発表するのは時間のかかる面倒なことで、しばしばフラストレーションのたまる作業だと思っていた。必死で原稿を書き、出版社に送ると、採用拒否の手紙を付けて送り返されてこなければ、次は編集作業、事実関係の確認、校正作業となる。完成品が出てくるのは何週も何か月もあとのことだ。それが仮に書籍だとすると、印刷された状態になるまで一年以上待たねばならない。だがブログは、伝統的出版構造を粉々に打ち砕いてしまった。何かをタイプし、ちょっとリンクを貼って「公開」のボタンを押しさえすれば、作品はただちに発表され、世界中の人々が見られるものとなる。それに、フォーマルな執筆活動ではめったに得られないものも手に入る。コメントという形態を取って、あるいは、その人が自分のブログを持っているならリンクというかたちを取って、読者からのダイレクトなレスポンスが返ってくるのだ。新しさを、自由を感じさせることだった。

オンラインで読むことも、新しさと自由を感じさせた。ハイパーリンクと検索エンジンのおかげで、わたしのスクリーンには言葉が、画像が、サウンドが、動画がきりなく供給された。出版社が有料サーヴィスの壁を取り払うと、無料コンテンツの波は津波に変わった。わたしがホームページにしているヤフーと、RSSフィード・リーダーを通じて、ヘッドラインが四六時中流れこんだ。リンクをひとつクリックすると、さらに一〇個、一〇〇個のリンクが現われる。一、二分ごとに新しいメールが受信ボックスに飛びこんでくる。わたしはマイスペースとフェイスブック、ディグ〔Digg〕とツイッターのアカウントを取った。新聞や雑誌の購読契約更新を怠るようになった。そんなもの誰が必要としていただろうか？　朝露で湿っているかどうかはともかくとして、印刷された記事が届くころには、すでに読んでしまったような気になっていたのだから。

ところが二〇〇七年のいつかの時点で、わたしの情報の楽園に、疑惑のヘビが滑りこんできた。一台で孤立していた昔のPCよりも、はるかに強く、はるかに大きな影響を、ネットが自分にもたらしていることにわたしは気づき始めたのだ。それは単に、コンピュータ・スクリーンを見つめることに時間を使いすぎているというだけの話ではない。ネットのサイトやサーヴィスに慣れ、頼るようになるにつれ、自分の習慣や日常的行動が変わったというだけの話でもない。脳の働き方自体が変わりつつあるように思えたのだ。ひとつのことに数分かそこらしか集中できなくなっていることを、不安に思い始めたのはそのころだった。最初わたしは、脳の年齢的な衰えのせいだろうと考えた。だが気づいた。わたしの脳は、単にふらふらさまよっているだけではない。飢えていたのだ。ネットが与えてくれるのと同じだけの量を食べさせてくれと、それは要求していた――そして与えられれば与えられるほど、さらに空腹になるのだった。コンピュータから離れているときも、わたしはメールをチェックしたり、リンクをクリックしたり、ググってみたりしたくてたまらなかった。接続していたかったのだ。マイクロソフトのワードが、血と肉を持ったワープロへとわたしを変えたのと同様に、インターネットはわたしを、高速データ処理機械、いわば人間版HALへと変えたのだとわたしは気づいた。

以前の脳が恋しくなった。

第2章　生命の水路

フリードリヒ・ニーチェは絶望していた。子どものころから病弱だったうえ、プロイセン軍砲兵師団に従軍していた二〇代前半のころ、落馬して負った傷が完全に快復しないままだったのだ。一八七九年には健康状態が悪化し、バーゼル大学古典文献学教授の職を辞することを余儀なくされた。まだわずか三四歳だった彼は病状の軽減を求め、ヨーロッパ中を放浪しはじめる。秋になって涼しくなると南の地中海岸を目指し、春になると再び北上して、スイス・アルプスや、ライプツィヒ近郊の母親の家に向かった。一八八一年後半、彼はイタリアの港町ジェノヴァで、アパートの屋根裏部屋を借りる。視力は落ち、本のページを集中して見つめると、ひどく疲れて苦痛を覚えるようになっていた。割れるような頭痛や、嘔吐の発作が起きることもあった。執筆は早めに切り上げざるをえなかった。じきに執筆自体をあきらめねばならなくなるのではないかと彼はおびえた。

万策尽きた彼はタイプライターを注文した。デンマークのマリング＝ハンセン製ライティングボールだ。下宿に届いたのは一八八二年初頭のことだった。コペンハーゲンにある王立ろうあ協会の会長、ハンス・ラスムス・ヨハン・マリング＝ハンセンによって数年前に発明されていたライティングボールは、奇妙な美しさを持った器械で、金色に飾り立てられたピンクッションのような形状をしている。大文字と小文字、数字、句読点から成る五二個のキーは、最も効率よいタイピングのために科学的にデザインされたという配列で、ボールの上面から放射状に突き出している。キーのすぐ下には湾曲したプレートがあって、タイプ紙がそこに固定される。キーを叩くたびこのプレートは、精巧なギア・システムによりスムーズに回転していく。充分な訓練を積めば一分間に八〇〇字を打つことが可能であるこの器械は、当時、史上最速のタイプライターであった。[*01]

少なくとも一時期、ライティングボールはニーチェを救った。ブラインドタッチを覚えたことで、目を閉じて指先の感覚だけで執筆できるようになったのだ。彼の頭脳から紙の上へと、再び言葉が移動しはじめた。マリング＝ハンセンのこの製品にすっかり魅せられた彼は、これに捧げる詩さえもタイプしている。

ライティングボールはわたしのようだ、鉄でできている
けれども気軽に旅に出る。
われわれを使うには、こつと忍耐が
たっぷり必要、それから繊細な指も。

三月、あるベルリンの新聞は、「これまでになく体調のよくなった」ニーチェが、タイプライターのおかげで「執筆活動を再開した」と伝えた。

だがこの装置は、彼の仕事に微細な影響を与えていた。親しい友人のひとり、作家で作曲家であるハ

インリッヒ・ケーゼリッツ〔ペンネームはペーター・ガスト〕は、ニーチェの文体にある変化が現われていることに気づいた。文がタイトになり、電報めいたものに近づいていたのである。そこにはまた、新たな力強さも備わっていた。それはあたかも、このマシンのパワー――その「鉄」――が、何らかの謎めいた形而上学的メカニズムによって、刻印される言葉へと乗り移っているかのようだった。ニーチェ宛ての手紙にケーゼリッツは「この器械によって、あなたはおそらく新しいイディオムさえ身に着けるでしょう」と書き記し、自分の仕事、すなわち「音楽と言語」における「わたしの「思考」は、ペンと紙という性質によってしばしば規定されています」と指摘した。

ニーチェは答えた。「そのとおりです。執筆の道具は、われわれの思考に参加するのです*02」。

ジェノヴァでニーチェがタイプライターでの執筆に移行しつつあったころ、五〇〇マイル北東では、ジークムント・フロイトという若い医学生が、ウィーンのある研究所で神経生理学を研究していた。彼の専門は、魚類や甲殻類の神経組織の解剖だった。彼は実験を繰り返すうち、脳もまた他の身体器官同様、多くの別々の細胞からできていると推測するに至った。のちにこの理論を拡張し、細胞間のすき間――彼の命名によれば「接触境界〔contact barriers〕」――が、脳の機能をつかさどる重要な役割を果たしていて、記憶や思考を形成しているのだと提唱している。当時フロイトの結論は、科学的見解のメインストリームの外にあった。当時の医者や学者のほとんどは、脳は細胞から構成されているのではなく、神経線維によって編まれたひと続きの布のようなものだと考えていたのである。また、脳は細胞からできているというフロイトの説に共感する人々のなかでも、細胞間の空間で何が起こっているかに注意を払う者はほとんどいなかった。*03

婚約したことでもっと収入が必要になったフロイトは、学者としてのキャリアをあきらめ、精神分析医として個人的に開業することにした。だがその後の彼の研究も、若き日の思索から生み出されたものである。以前よりも精巧な顕微鏡が登場したことで、個別的な神経細胞の存在を科学者たちは確認した。そしてまた、これらの細胞――ニューロン――が、身体の他の部分の細胞と、似ているところもあればそうでないところもあるということも確認された。ニューロンには細胞体と呼ばれる中心部分があり、これは全細胞に共通する機能を果たしているが、そこにはまた触手のようなかたちの二つの付属体――軸索と樹状突起――も付いていて、それらは電気信号の送受信を行なっている。ニューロンが活性化すると、細胞体から軸索の先端へと信号が伝わり、神経伝達物質と呼ばれる化学物質が放出される。神経伝達物質は、フロイトの言う接触境界――現在ではシナプスと呼ばれている――を伝っていき、近くにあるニューロンの樹状突起にくっつくと、そのニューロンのなかで新たな電気信号を引き起こす（または抑制する）。シナプス内部での神経伝達物質のフローによって、ニューロンは互いに伝達を行ない、細胞の複雑な網目のなかで、電気信号がどのように伝わるべきかを指示しているわけだ。思考も、記憶も、感情も、すべてがシナプスに仲介された、ニューロン間の電気化学的反応から生まれているのである。

二〇世紀に入ると、神経科学者も心理学者も、人間の脳の驚くべき複雑さをより深く理解するようになっていった。たとえば、頭蓋骨のなかにはおよそ一〇〇〇億個のニューロンがあり、それらはかたちも長さもさまざまであること、短いものは一〇分の数ミリ程度、長いものはおよそ数フィートにもなることがわかった。*04 ひとつのニューロンには通常複数の樹状突起があり（軸索はひとつだけ）、樹状突起と軸索は、分岐部やシナプス終末を大量に備えていることがある。平均的なニューロンはシナプス結合部を約千箇所持っているが、なかにはその百倍持っているものもある。われわれの頭蓋骨のなかでは無数のシナプスが、ニューロンを互いに結び合わせて濃密な網の目のような回路を作り上げているのであり、その回路は、いまだわれわれの理解が遠く及ばないような方法で、われわれが何を考えるか、どのように感じるか、われわれが何であるかを形成しているのだ。

前世紀のあいだに、脳の物理的活動についての理解はこのように進んだにもかかわらず、古くからの仮説がひとつ、いまだ根を下ろしていた。生物学者や神経学者のほとんどは、何百年も前から信じられているとおり、成人後、脳の構造はまったく変化しなくなると考えていたのである。ニューロンは、脳が柔らかい子どものころに回路に接続し、この回路は成人になると固定される。広く普及していたこの考えによれば、脳はコンクリート建造物のようなものだ。子どものころに注ぎこまれ、成型されると、あっという間に固まって最終形態になる。二〇歳になってしまえば、もう新しいニューロンが生まれることも、新しい回路が形成されることもない。もちろん、生きているあいだじゅう記憶は新たに蓄積されつづける（古いものについてはいくらか失われつづける）が、成人になってから脳の構造に起こる変化はといえば、身体の老化と神経細胞の死滅にともなう、ゆっくりとした衰えのみである。

成人の脳は変化しないという考えは、広く、かつ深く支持されていたけれど、少数ながら異説もあった。脳の観察・実験結果が急増していくにつれ、生物学者や心理学者の一部は、成人の脳にも柔軟性がある、すなわち「可塑性」〔plasticity〕があると考えはじめたのだ。新たな神経回路の形成は生涯を通じて可能であり、古い回路も強化されたり弱まったり、あるいは完全に萎縮してしまったりすることがあるのだと彼らは提唱した。イギリスの生物学者J・Z・ヤングは、一九五〇年にBBCで放映された連続講義のなかで、脳の構造はじつは絶えず変化しており、要求されるどんな任務にも適応するのだと主張した。彼は言う。「脳細胞は、使用されれば文字どおり発達したり大きくなったりし、使用されなければ退化したり廃棄されたりすることが実証されている。したがって、あらゆる活動が神経組織に対し、ある種の永続的刻印を残すのだと言えるかもしれない」[*05]。

この考えを提起したのはヤングが最初ではない。その七〇年前、アメリカの心理学者ウィリアム・ジェイムズが、脳の適応能力に関して同様のことを直感していた。画期的著作『心理学の根本問題』〔三笠書房〕のなかで、「神経組織には、きわめて大きな可塑性が与えられているように思われる」と彼は書く。他のあらゆる物理的合成物同様、「外向きの力も内向きの圧力も、その構造を一時間ごとに違うものへと変えていく」。そこでジェイムズは、フランスの科学者レオン・デュモンが、習慣が生物にもたらす影響を論じるにあたり、経験が脳に与える効果を、陸上での水の動きになぞらえた文章を引用する。「流れる水は水路を作り、その水路はおのずと広く、深くなっていく。のちに水がもう一度流れるときは、以前に作った水路のあとをたどることになる。それとちょうど同じように、外的な存在による刻印は、よりいっそう適切な道を神経系のなかに作り上げていく。こうした生命の水路は、たとえ長く使用されていなかったとしても、類似した外的刺激が与えられるたびに呼び起こされる」[*06]。フロイトもまた、最終的には反対派の立場を取ることになった。発表されることのなかった一八九五年の論文、「科学的心理学草稿」のなかで彼は、脳が、とりわけニューロン間の接触境界が、その人間の経験に応じて変化しうると主張している[*07]。

こうした説は科学者や医師のほとんどによって、時に冷笑とともに退けられた。脳に可塑性があるのは子どものときだけであり、生命の水路はいったんできてしまえば広がることも狭まることもなく、ましてや作り直されることなどないのだと依然彼らは信じていた。彼らの立場を簡潔に表わしているのが、スペインのすぐれた医師にして神経解剖学者であり、ノーベル賞受賞者であるサンティアゴ・ラモン・イ・カハールが、一九一三年に述べた言葉である。そこで彼は、何ら反駁の隙を与えぬ調子でこう宣言した。「成人の［脳の］中心にある神経回路は、固定され、決着された、変化しえぬものである。すべては死に絶えていくのみであり、再び生まれ出るものは何もない」[*08]。若いころはラモン・イ・カハール自身も、伝統的見解に対する疑念を表明していた――「限界はあるものの、正しく計画された知的訓練を行なえば、思考器官を変化させ、完璧なものにすることは可能だ」と、一八九四年に提唱していた[*09]――のだが、最終的には従来の考えを受け入れ、この考えを最も雄弁に、かつ最も権威をもって擁護するひとりとなったのである。

成人の脳を不変の身体的器具と見なす考え方を生み出し、強化したのが、脳を機械的からくりになぞらえる産業時代のメタファーだった。蒸気エンジンや発電機と同様、神経系はいくつものパーツから成り立っていて、各パーツには定められた特定の役割があり、それぞれが不可欠なものとして、全体の連続的動きに貢献する。パーツの形態や機能が変更されることはない。なぜなら、もし変更されたりすれば、マシンは容赦なくただちに故障することになるからだ。感覚のインプットを処理し、筋肉の動きを指示し、記憶や思考を形成するにあたり、脳の各部分、さらには個々の回路までもが、正確に定められた役割を果たしている。そして、子どものころに確立されるこれらの役割が、変更を受け入れることはない。脳のことに関して言えば、まさにワーズワースが書いたとおり、子どもは大人の父、と考えられていたわけだ。

脳を機械のようなものととらえるこの概念は、ルネ・デカルトが一六四一年に『省察』で展開した有名な二元論を、反映すると同時に否定するものだった。デカルトは、脳と精神〔mind〕は別々の領域に存在すると主張している。すなわち、一方は物質的領域に、他方は霊的領域に。物理的存在である脳は、身体の他の部分がそうであるのと同様、純粋に機械的な器具であり、時計やポンプのように、パーツが動くことによって働く。だが脳の働きは、精神の働きを説明しないとデカルトは言う。自己の本質である精神は、空間の外部、物質の法則の及ばぬ場に存在するのだ。精神と脳は互いに影響し合うこともある（デカルトの考えによれば、それは松果腺の謎めいた働きを通じて起こる）が、やはりまったく別々のものであると受け止められた。科学が急速に進歩し、社会が激動していた時代にあって、デカルトの二元論は一種の慰安として受け止められた。リアリティには物質的側面があり、これは科学の領域である。だがそこにはスピリチュアルな側面もあって、これは神学の領域である――そして二者が出会うことは決してない。

理性が啓蒙主義時代の新たな宗教となるにつれ、観察と実験の埒外に非物質的な精神が存在するという考え方は、だんだんと力を失っていった。科学者たちは、脳を機械と見なすデカルトの理念は支持したものの、デカルト的二元論の「精神」の側は拒否した。思考や記憶、感情は、霊的世界から放出されるものというよりも、脳の物理的働きに由来する当然の論理的産物と見なされるようになっていった。意識とは、脳のそうした働きの副産物に過ぎない。ある有力な神経生理学者は、とうとう次のように宣言した。「精神という言葉は時代遅れだ[*10]」。二〇世紀半ばにデジタル・コンピュータ――「思考する機械」——が登場したことで、脳を機械にたとえるメタファーは拡張され、さらに強化されていく。人間の脳の回路、あるいは人間の行動さえも指して、コンピュータ・チップのシリコン基板に刻まれた微細な回路か何かのように、「がっちりと配線されて《ハードワイアード》」いると科学者や哲学者が言うようになったのは、ちょうどそのころだ。

成人の脳は変化しないという考え方は、強固となり、ドグマになっていくにつれ、精神科医ノーマン・ドイジの言葉を借りれば、ある種の「神経学的ニヒリズム」になっていった。ドイジによると、この考え方は「脳の問題に治療を施したところで効果はない、あるいは効果が認められていないという感覚」を生み出すため、精神疾患を持つ人々や、脳を負傷した人々は、治療の望みをほとんど持てず、ましてや快復することなど望めずにいる。そして、この考え方は「われわれの文化全体に広まっている」ため、「人間の性質全体に対するわれわれの思考を停止させて」しまうことになる。「脳は変化できないのだから、脳から生じるものである人間の性質も、必然的に、固定された変更不可能なものと考えられてしまうのだ」[*11]。再生はない。あるのはただ衰退のみだ。われわれもまた、脳細胞という凝固したコンクリートに閉じこめられている——あるいは少なくとも、受け継がれてきた知という凝固したコンクリートのなかに。

時は一九六八年。わたしは九歳で、家の近くの小さな林で遊ぶ、郊外のごく普通の子どもである。マーシャル・マクルーハンとノーマン・メイラーがプライムタイムのテレビに出演し、「超テクノロジー世界への人間の急速な突入」[*12]とメイラーが呼ぶものの、知的および道徳的意味について議論している。『二〇〇一年宇宙の旅』が封切られ、観客を戸惑わせたり、考えこませたり、あるいは単純にうんざりさせたりしている。そしてマディソンにあるウィスコンシン大学の静かな研究室では、マイケル・マーゼニックがサルの頭蓋骨に穴を開けている。

二六歳のマーゼニックは、ジョンズ・ホプキンズ大学で生理学の博士号を取得したばかりだ。ジョンズ・ホプキンズで彼は、神経科学の草分けであるヴァーノン・マウントキャッスルの下で学んでいた。ウィスコンシンへやって来たのは、ポスドクとして脳機能マッピングの研究を行なうためである。人間の身体のすべての部分が、大脳皮質の特定の部位と対応していることは、かなり前から知られていた。皮膚の特定の神経細胞が刺激されると──たとえば、触れられたりつねられたりすると──この神経細胞は脊髄経由で、大脳皮質上の特定のニューロンの群れへと電気信号を送る。するとこのニューロンの群れは、触れられたことやつねられたことを、意識される感覚へと翻訳する。一九三〇年代、カナダの神経外科医ワイルダー・ペンフィールドは、電極を用いて初めてヒトの脳の感覚マップを描いた。だがペンフィールドの電極はまだ未熟な器具であったため、彼の描いたマップも、当時にあっては画期的だったものの、正確さを欠いていた。マーゼニックが使ったのは新種の電極、髪の毛のように細い微小電極である。これによってもっと詳細なマップを描き、脳の構造について新たな洞察を得たいと彼は考えていた。

サルの頭蓋骨の一部を小さく切り取り、脳の表面の一部が現われると、彼は大脳皮質のうち、サルの一方の手の感覚を受け取る部分へと微小電極を差しこんでいく。サルの該当するほうの手のあちこちを叩くと、やがて、電極の先の近くにあるニューロンが発火する。何日ものあいだ、電極の挿入を何千回も入念に繰り返した結果、サルの脳が手の感覚をどのように処理するかについて、神経細胞ひとつひとつのレヴェルにまで降りて詳細に示す「マイクロマップ」が作成された。この気の遠くなるような実験を、彼はさらに五匹のサルを相手に繰り返す。

マーゼニックは実験の第二段階へと移る。サルの手にメスを入れ、知覚神経を切断した。神経系が局所的に傷つき、治るのを待つあいだ、脳がどう反応するかを調べるのが目的だ。その結果は驚くべきものだった。予想どおり手の神経はでたらめに回復し始め、脳はというと、これまた予想どおり混乱した。たとえばマーゼニックがサルの手の指の根元のほうに触ると、その感覚が指先から来ていると脳は伝えるのだ。信号は混線し、脳のマップはスクランブル状態になった。だが、同じテストを数か月後に行なうと、混乱が完全になくなっていることがわかった。手に何が起こっているかについて脳が伝える内容は、実際に起こっていることと完全に一致していた。脳は自身を再組織したのだとマーゼニックは理解する。サルの神経回路は編成し直され、手の神経の新たな配列に対応する、新たなマップができ上がったのだ。

最初彼は、自分の見たものが信じられない。神経科学者はみなそうだったが、彼もまた、成人の脳の構造は固定されているものと教えられていたのだ。だがたったいま彼は実験室で、六匹のサルの脳が、細胞レヴェルで急速かつ広範に再組織されるのを目の当たりにしたのである。マーゼニックはのちにこう回想することになるだろう。「驚くべき再組織だと思ったが、説明できなかった。いま考えてみれば、自分が目にしたのは神経可塑性の証拠だとわかる。だがそのときはわからなかった。とにかく自分の見ているものがわからなかった。それに、神経科学のメインストリームでは、このスケールで可塑性が生じると考えている者など誰もいなかった」[13]。

マーゼニックは実験結果を学会誌に発表する。[14] ほとんど相手にされない。だが彼は自分が何かをつかみつつあると感じ、続く三〇年のあいだ、さらに多くのサルに対してさらに多くの実験を行なっていく。その結果はどれも、成人後の霊長類の脳に、多大な可塑性があることを証明していた。そうした結果のひとつを報告した一九八三年の論文のなかで、マーゼニックはきっぱりと宣言している。「こうした結果は、完全に配線のなされた機械の連続体のようなものとして感覚システムをとらえる考え方と、真っ向から対立するものである」[15]。最初は軽視されたものの、やがてマーゼニックの詳細な研究は、神経学界で注目を集めはじめる。ついには、脳の機能に関する従来の理論の、抜本的見直しが始まるに至った。研究者たちはウィリアム・ジェイムズやジークムント・フロイトの時代まで実験史をさかのぼり、可塑性の存在を示す結果が出ていたことを突き止める。長く無視されてきた昔の研究が、とうとう真剣に取り上げられたのだ。

脳科学が進歩するにつれ、可塑性の証拠は強化されていく。神経科学者は微小電極などの電極に加え、高感度の新型脳スキャナーも用い、実験動物だけでなく人間も対象にして、さらに多くの研究を行なっていった。どの結果もマーゼニックの結論を保証していた。それだけでなく、ほかにもわかったことがある。脳の可塑性は、触覚を管理する体性感覚野のみにとどまるものではない。全体にあるのだ。実質上、われわれの神経回路のすべてが──感情、視覚、聴覚、運動、思考、学習、認識、記憶のどれに関わるものであろうと──変化しうるのである。受け継がれてきた知はお払い箱になる。

成人の脳は、単に可塑的というだけでなく、ジョージ・メイソン大学のクラスノウ高等研究所所長で神経科学教授のジェイムズ・オールズの言うとおり、「非常に可塑的」[*16]であることが判明した。あるいはマーゼニック自身の言葉によれば、「とてつもなく可塑的〔massively plastic〕」[*17]であることが。加齢とともに可塑性は減少する――やはりそれなりに脳は堅くなっていく――けれど、決してなくなることはない。われわれのニューロンはつねに古い結合を壊して新たな結合を形成しており、新しい神経細胞もいつも誕生している。「脳には自らプログラムを組み変え、機能を変更する能力がある」とオールズは述べる。

脳がみずからプログラムを組み変える方法の詳細はまだわかっていないが、明らかとなってきたのは、フロイトが提唱したとおり、シナプスの濃厚な化学物質スープのなかにこそ秘密が隠れているということだ。ニューロン間のミクロな空間で起こることはきわめて複雑だが、単純化して言えば、そこでは経験を受領し記録する、さまざまな化学反応が起こっている。身体的にであれ精神的にであれ、われわれが何かを行なったり感覚を経験したりするたび、脳内の一定のニューロンが活性化される。近接している場合、それらのニューロンは、グルタミン酸などの神経伝達物質を交換して結合する。[*18]同じ経験が繰り返されれば、ニューロン間のシナプス結合はさらに強化され、さらに豊富になる。その変化は生理学的側面と解剖学的側面の両方で起こる。生理学的にはたとえば、神経伝達物質がより集中的に放出されるようになる。解剖学的には、新しいニューロンが生まれたり、既存のニューロンの軸索や樹状突起から新たな神経終末が伸びてきたりする。シナプス結合は経験に応じて弱まることもある。これもまた、生理学的および解剖学的変化によるものだ。われわれが生きていくうちに学習した事柄は、われわれの頭のなかの、つねに変化している細胞間結合に埋めこまれている。ニューロンの連なる鎖こそが、われわれの頭脳の真の「生命の水路」を成しているのである。神経可塑性の本質的力学を要約する言葉として、科学者たちは今日、ヘッブの法則として知られるこの言葉を引く。「発火をともにする細胞はつながる〔Cells that fire together wire together〕」。

シナプス結合の変化の様子を示した最もシンプルかつ強力な例のひとつは、一九七〇年代前半、生物学者エリック・カンデルが、大きなウミウシに似た生物、アメフラシを対象に行なった一連の実験である（海の生物は神経系が単純で神経細胞が大きいため、神経学の実験にはとりわけ好都合だ）。この研究でのちにノーベル賞を受賞することになるカンデルは、アメフラシの鰓に触ると、どんなにそっと触ったのだとしても、すぐさま反射的に鰓が引っこんでしまうことに気づいた。ところが、アメフラシを傷つけないよう気をつけながら、鰓に触ることを繰り返していくと、鰓を引っこめようとする本能は徐々に弱まっていく。触れられることに慣れ、それを無視することを学習したのだ。カンデルはアメフラシの神経系を観察し、「学習による行動の変化」が、触られたと「感じる」知覚ニューロンと、引っこむよう鰓に命じる運動ニューロンとのあいだの「シナプス結合の漸次的弱まりと、並行関係にある」ことを発見した。通常の状態だと、アメフラシの鰓にある知覚ニューロンのおよそ九〇パーセントは、運動ニューロンと結合している。だが、わずか四〇回鰓に触っただけで、運動ニューロンとのリンクを保っている知覚ニューロンは一〇パーセントに減少した。「相対的にごくわずかな量の訓練を行なうだけで、シナプスの強さが大きく長期的に変化しうる」ことを、この研究は「劇的に示した」とカンデルは書いている。*19

シナプスの可塑性は、数世紀にわたって対立してきた精神に関する二つの哲学、経験主義と合理主義を和解させる。ジョン・ロックなどの経験主義者の考えでは、誕生時の精神は白紙状態、すなわち「タブラ・ラサ」である。われわれの知ることはすべて経験を通じて、生きているうちに学ぶことを通じて獲得される。もっとおなじみの言い方をすれば、われわれは育ち《ナーチャー》の産物なのであって、生まれ《ネイチャー》の産物ではないのだ。他方、イマヌエル・カントなどの合理主義者の考えでは、われわれは世界を認識し、理解するための精神的「テンプレート」を、作りつけられた状態で誕生する。経験はすべて、この生まれつきのテンプレートを通過することになる。生まれ《ネイチャー》が優位にあるのだ。

カンデルの報告によれば、アメフラシの実験が明らかにしたのは、「どちらの考え方にもメリットがある──実際のところ、お互いが補足し合っている」ことだった。遺伝子は「ニューロン間結合」の多くを、つまり「いつ、どのニューロンがどのニューロンとシナプス結合を形成するか」を「特定している」。こうした遺伝子的に決定されている結合こそが、カントの内的テンプレート、脳の基本構造を成している。だが一方、経験は各結合の強さ、もしくは「長期的有効性」を規制する。それはまさにロックが主張したような、精神の絶えざる再形成、および「新たな行動パターンの表現」を可能にする。[20] 経験主義と合理主義という対立し合う哲学は、シナプス上に見解の一致を見出すのだ。ニューヨーク大学の神経科学者ジョゼフ・ルドゥーは、著書『シナプスが人格をつくる──脳細胞から自己の総体へ』〔みすず書房〕のなかで、生まれ《ネイチャー》と育ち《ナーチャー》について次のように論じている。両者は「実際のところ、同じ言語を話している。脳のシナプス組織を形成することによって、どちらも最終的には、自身の精神と行動に影響するのだ」。[21]

脳は、かつて考えられていたような機械ではない。異なる領野は異なる精神機能と結びついているけれど、細胞という構成要素は永久に変わらぬ構造を形成しているわけでもなければ、かっちりと定められた役割を果たしているわけでもない。フレキシブルなのだ。経験や環境、必要性に応じてそれらは変化する。最も大規模かつ飛躍的な変化は、しばしば神経系の損傷にともなって生じる。たとえば研究によれば、人が後天的に盲目になった場合、脳のなかの視覚的刺激を処理していた部分——視覚野——は、機能することをやめてしまうわけではない。その部分はただちに、聴覚処理を行なう回路に乗っ取られることになる。また、その人が点字を読むことを覚えた場合、視覚野は、触覚を通じて得られる情報の処理に再活用されることになる。[*22] MITマクガヴァン脳研究所のナンシー・カンウィッシャーは次のように説明する。「ニューロンはインプットの受け取りを「欲して」いるかのようだ。いつものインプットがなくなってしまうと、二番目によいものに対して反応しはじめる」。[*23] ニューロンの積極的適応性のおかげで、聴覚と触覚が鋭くなり、視覚の喪失による影響が和らげられるのである。脳内の同様の変化は、耳が聞こえなくなった人にも起こる。聴覚の喪失を補うため、他の感覚が強化されるのだ。たとえば、周辺視野〔視界のすぐ外側の部分〕を処理していた領野が成長し、かつては音で認識していた範囲を、目に見えるようにするのである。

事故で手足を失った人々に関する研究もまた、脳がいかに大規模に再組織を行なうかを明らかにしている。そうした患者の脳の、失った手足からの感覚を処理していた部分は、他の身体部分からの感覚を処理する回路にただちに乗っ取られる。カリフォルニア大学サンディエゴ校の、脳・認知センター長である神経学者のV・S・ラマチャンドランは、自動車事故で左腕を失った一〇代の少年に対し、目を閉じてもらった状態で顔のさまざまな部分を触ると、失ったはずの腕が触られているように少年が感じることを発見した。たとえば鼻の下の一点をなでながら「どこを触られていると思う？」とラマチャンドランが尋ねると、「左手の小指。くすぐったいよ」と答えるのだ。少年の脳のマップは再組織の途上にあり、ニューロンが新しい用途に再活用されつつあったのである。[*24] こうした実験の結果、切除手術を受けた患者の「幻肢」感覚は、主に脳内の神経可塑変化に由来するものだと現在では考えられている。

脳の適応性に対する理解が進むにつれて、かつては治らないとされていた病状に対し、新しい治療法が開発されている。[*25] ドイジは二〇〇七年の著作『脳は奇跡を起こす』〔講談社インターナショナル〕のなかで、四四歳のときに深刻な卒中を起こし、左半身の運動をつかさどる部位である右脳を損傷した、マイケル・バーンスタインという人物の例を紹介している。従来の理学療法プログラムによっていくらかの運動機能は回復したものの、バーンスタインの左手は不自由なままであり、歩くのには杖が必要だった。以前なら、話はここで終わりである。だがバーンスタインは、神経可塑性の先駆的研究者であるエドワード・タウブがアラバマ大学で実践していた、実験療法プログラムに参加した。週に六日、一日あたり八時間ものあいだ、バーンスタインは左手と左足を使い、決められた作業を何度も繰り返し行なった。窓ガラスを掃除する日もあれば、アルファベットをなぞる日もあった。同じアクションを繰り返すのは、脳の損傷箇所が実行していた役割を引き継がせるべく、ニューロンやシナプスに新しい回路を形成させるためである。数週間後、彼の手足の機能はほとんど回復し、杖を捨てて日常生活に戻ることができた。タウブの患者の多くが、同様の劇的な回復を体験している。

初めのころ、神経可塑性の証拠の多くは、マーゼニックのサルの例に見られるような神経の切断や、ヒトにおける視覚や聴覚、四肢の喪失など、損傷に対する脳の反応を研究することから得られていた。

それゆえ、成人の脳が変化するのは、極端な状況の場合にのみ限られるのではないかと考える科学者もいた。可塑性はおそらく基本的に、脳や感覚器官の外傷をきっかけに開始される治療メカニズムなのではないかと彼らは考えた。ところがさらなる実験によって、そうではないことが証明される。正常に機能している健全な神経系にも、大規模かつ恒久的な可塑性が認められたのだ。そのため、脳はつねに流動的状態にあり、環境や行動のほんのちょっとした変化にも適応しようとするのだと、指導的立場にある神経科学者たちは結論した。アメリカ国立衛生研究所医学神経学部門の長であるマーク・ハレットは次のように書いている。「神経可塑性は単にありうる状態というだけでなく、絶えず発現している状態であることがわかった。これによってわれわれは環境の変化に適応し、新事実を学び、新たなスキルを伸ばしていくのである」。[*26]

「可塑性は、ライフ・スパンを通じて進行する、神経系の通常状態である」と、ハーヴァード・メディカル・スクールのトップ神経学者、アルヴァロ・パスカル゠レオーネは言う。われわれの脳は、経験や行動に応じて絶えず変化しており、「感覚的インプット、運動行為、連想、報酬の信号、行動プラン、意識［の変化］のひとつひとつ」にともない、回路を改訂しているのだ。神経可塑性は、進化の最も重要な産物のひとつであり、神経系が「自身のゲノムによる制限を逃れることで、環境的圧力や生理的変化、経験に順応することを可能とする」特性であるとパスカル゠レオーネは論じる。[*27] われわれの脳の構造がすぐれているのは、完全にできあがった配線があるからではなく、それが存在していないからなのだ。哲学者デイヴィッド・ブラーは、進化心理学批評である著作『適応する精神［Adapting Minds］』のなかで、次のように書いている。自然淘汰が「生み出したのは、あらかじめ定められた適応例を数多く備えた脳」ではなく、むしろ「個体の一生のあいだに、および時には数日のあいだに、ローカル環境が要求するものを処理することに特化した構造を形成することで、そうした要求に適応」できる脳であった。*28 文字どおり、考え＝精神《マインド》を変えることのできる——しかも何度も——脳を、進化はわれわれに与えたのである。

　われわれの思考や知覚、行動が、全面的に遺伝子に決定されているわけではないことを、現在のわれわれは知っている。子ども時代の経験が全面的に決定するわけでもない。われわれは思考や知覚、行動を、どんな人生を送るかによっても変化させていくのだ——および、ニーチェが感じ取っていたとおり、どんな道具を使うかによっても。アラバマ大学にリハビリテーション・クリニックを開く数年前、エドワード・タウブは、右利きのヴァイオリニストの一団に対する有名な研究を行なった。彼は神経活動をモニタリングする機械を用い、ヴァイオリニストたちの脳の知覚領野のうち、弦を押さえる側の手である左手から来る信号を処理する部分を観測した。それと同時に、右利きで一度もヴァイオリンを弾いたことのないボランティアの一団に対しても、同じ部分の観測を行なった。ヴァイオリニストたちの当該領野は、ボランティアたちのそれよりもはるかに大きいことがわかった。それから彼は、被験者の右手の感覚を処理する領野についてもサイズを観測した。するとこちらについては、両集団間に違いはなかった。ヴァイオリンを、すなわち音楽の道具を操ることは、脳に相当な物理的変化をもたらすのである。成人になってからこの楽器を始めた者についても結果は同じだった。

　脳がテクノロジーにどれほど深く影響されるかは、霊長類などの動物に、単純な道具の使用を教える実験から明らかになっている。たとえば、手の届かないところにある食べ物を取るために、熊手とペンチを使うようサルに教えたことがあった。訓練中のサルの神経活動を観察していたところ、視覚野と、道具をつかむ手のコントロールに関わる運動野に、かなりの成長が見られた。だが、もっと驚きだったのは次のことである。熊手とペンチが、サルの脳のなかの手に関する部位に、実際に組みこまれてしまったのだ。サルの脳にとってこれらの道具は、身体の一部分と見なされるものになったのである。この実験を行なった研究者たちは、「あたかもペンチが手の指であるかのように」サルの脳が活動しはじめたと報告している。*29

脳の配線を組み変えるのは、身体的活動の繰り返しだけではない。純粋な精神活動も、時に大規模なかたちで神経回路を変更することがある。一九九〇年代後半、イギリスの研究者グループが、職歴二年から四二年にまでわたるロンドンのタクシー運転手一六名の脳をスキャンしたことがあった。対照群のスキャン結果と比較すると、空間表象の蓄積と操作において重要な役割を果たす海馬後部が、タクシー運転手のほうがきわめて大きいことがわかった。さらに、職歴が長ければ長いほど、海馬後部が大きくなる傾向があった。また、運転手たちの海馬前部の割合は平均よりも小さかったが、これは、拡大した後部を限られた空間に収容しようとした結果だと思われる。さらに調査すると、海馬前部の萎縮にともない、他の記憶活動への適性が下がっている可能性のあることが判明した。ロンドンの複雑な街路を走り回るため、絶えず空間処理を要求されたことにより、「海馬内における灰白質の相対的再分配」が導かれたのだと研究者グループは結論した。*30

パスカル＝レオーネがアメリカ国立衛生研究所の研究員だったころに行なった、また別の実験は、脳構造に対する思考パターンの影響を、きわだったかたちで証明している。彼はピアノの演奏経験のない人たちを集め、短い音の連なりからなるシンプルなメロディの弾き方を教えた。それから参加者を二つのグループに分ける。一方のグループには、続く五日間のあいだ、一日二時間鍵盤に向かってこのメロディを弾く練習をさせた。もう一方のグループには、同じ長さの時間鍵盤に向かって座り、この曲を弾くイメージだけを思い浮かべるようにさせた——鍵盤にはまったく触らずに。パスカル＝レオーネは、経頭蓋磁気刺激法〔transcranial magnetic stimulation〕、またはTMSと呼ばれる技術を用い、実験前、実験中、実験後の被験者の脳をマッピングした。実際に鍵盤を叩いていたグループとまったく同じ変化が、曲を弾くことをイメージしていただけのグループの脳にも現われていることがわかった。[*31] 彼らの脳は、純粋に想像のなかだけで起こっていたアクションに応じて変化していたのである——つまり、彼らの思考に応じて。デカルトの二元論は間違っていたかもしれないが、思考が脳に物理的影響を及ぼしうる、あるいは少なくとも物理的反応を引き起こしうると考えた点では、彼は正しかったように思われる。神経学的に言えばわれわれは、自分の考えるものへと変化するのだ。

マイケル・グリーンバーグは、二〇〇八年に『ニューヨーク・レヴュー・オヴ・ブックス』に掲載されたエッセイのなかで、神経可塑性に詩学を見出している。彼の考えによると、「枝と伝達物質、見事に橋を架けられたギャップ」を備えたわれわれの神経系は、「思考それ自体の予測不可能性を反映するかのような、即興的特質を持っている」。それは「われわれの経験とともに変化する、つかの間の空間」である。[*32] われわれの精神的ハードウェアがかくもたやすく経験に適応できること、年を取った脳でさえ新しい技を覚えられることには、感謝すべき理由が山ほどある。脳の損傷や脳の病気に苦しむ人々に、新たな治療法、新たな希望を与えたというだけではない。それはわれわれ全員に、精神的フレキシビリティ、知性のしなやかさを与え、新しい状況に適応すること、新しいスキルを学ぶことを可能にし、われわれの地平全般を広げてくれている。

だが、これは全面的によいニュースというわけではない。神経可塑性は遺伝子決定論からわれわれを解放し、自由な思考、自由な意志へといざなってくれるけれど、それ独自の決定論をわれわれの行動に課すものでもあるのだ。身体的あるいは精神的活動の繰り返しによって、脳内の特定の回路が強化されると、今度はそれらの活動が習慣へと変化しはじめる。ドイジの考えによれば、神経可塑性のパラドクスは、それが保証してくれる精神的フレキシビリティとは裏腹に、最終的には「厳密に定められた行動」へとわれわれを閉じこめてしまうことにある。[33] 化学的作用でニューロンをつなぐシナプスは、実際のところ、自身が形成した回路の活動状態を保とうとするよう、われわれをプログラムしている。いったん脳内に新しい回路が形成されると、「われわれはそれを活性化しつづけたいと願う」とドイジは書く。[34] そうして脳は活動を微調整する。お決まりの活動はいっそうすみやかに、いっそう効率よく実行されるようになり、かたや使用されない回路は取り除かれていく。

言い換えれば、可塑的《プラスティック》であるとは弾力性《イラスティック》があるということではないのだ。われわれの神経ループは、輪ゴムのように元に戻ったりはしない。変化したあとの状態にしがみつく。そして、新しい状態は必ず望ましい状態であると、保証してくれるものは何もない。悪しき習慣も、よい習慣と同じくらい容易にニューロンにしみつきうる。パスカル＝レオーネの言葉によれば、「可塑的変化は、所与の主体にとって必ずしも行動の改善につながるものではない」。可塑性は「発達と学習のメカニズム」であるだけでなく、「病理の原因」ともなりうるのだ。[*35]

鬱状態から強迫神経症、耳鳴りにまで至るさまざまな精神的苦痛と、神経可塑性が結びつけられてきたのは驚くべきことではない。患者が症状を気にすればするほど、症状は神経回路に深く刻みこまれる。最悪の場合、精神がみずからを病気に追いこんでしまう。依存症が深刻化するのも、脳内の可塑的回路が強化されることによってである。常用性のある薬物は、ほんのわずかな量であっても、シナプス内の神経伝達物質の流れを劇的に変えてしまい、ついには脳の回路や機能を長期的に変更してしまうことになる。場合によっては、ある種の神経伝達物質、たとえばアドレナリンに似た快楽生産物質であるドーパミンなどが増強されることで、特定の遺伝子の活動が引き起こされたり止められたりし、薬物に対するいっそう強い渇望が生み出されることもあるようだ。生命の水路が、死をもたらすものになるのである。

神経可塑性による適応が望ましくない結果をもたらす可能性は、精神の日常的機能のなかにも存在している。実験によれば、身体的もしくは精神的実践によって、脳が新しい回路、あるいはより強い回路を築き上げられるのと同様、これらの回路は、無視されることによって弱まったり消滅したりすることがある。「知的スキルの活用をやめた場合、それらは単に忘れられるのではない。そうしたスキルのために使われていた脳の部位が、代わりに実践しているスキルによって乗っ取られてしまうのである」とドイジは言う。[*36] UCLAメディカル・スクールの精神医学教授、ジェフリー・シュウォーツは、このプロセスを「多忙者生存」と呼ぶ。[*37] 犠牲にされた精神的スキルは、新たに獲得された精神的スキルと同じくらい、または、もっと価値のあるものかもしれない。思考の質ということになると、われわれのニューロンやシナプスはまるで無関心だ。知的衰退の可能性は、脳の可変性ゆえ避けられないのである。だからといって、神経信号の向きを元に戻したり、失ったスキルを再構築したりすることが、努力しても不可能だというわけではない。右のことが意味しているのは、われわれの脳の生命の水路が、ムッシュー・デュモンの言葉に登場したところの、最も抵抗の少ない水路になるということだ。これらの路は、われわれがほとんどの場合に選択する路である。そして、進めば進むほど戻るのが難しくなる路なのだ。

脳の役割は身体のオーヴァーヒートを防ぐことだとアリストテレスは考えていた。解剖学と生理学を論じた『動物誌』には、「土と水を混ぜ合わせたもの」である脳の素材は「心臓の熱と沸騰を和らげる」と書かれている。血液は胸の「燃えさかるような」部分から頭部へと上昇し、そこで脳が血液の温度を「適温へ」下げる。冷却された血液は下りていき、からだの各部分をめぐることになる。アリストテレスの示唆するところによると、このプロセスは「驟雨が生じるときの」プロセスに近い。「熱の影響で地面から上がった蒸気は上方へと運ばれていき、冷たい大気に達すると、冷却効果で凝縮されて再び水となり、雨となって大地に降り注ぐ」。人間が「からだのサイズに比する割合において最大の脳」を持っている理由は、「他の動物よりも心臓や肺のある部位の温度が高く、血液が豊富」だからである。ヒポクラテスらは脳が「感覚器官」であると推測したが、アリストテレスにとってそれは明らかにありえないことだった。なぜなら脳は「触れられても、何の感覚も生み出さない」からだ。この無感覚性において「脳は血液などの分泌物に似ている」と彼は書く。*01

今日、アリストテレスの誤りを笑うのは易しい。だが、この偉大な哲学者がどうしてこうも的外れなことになったかを、理解することもまた簡単だ。頭蓋骨という骨の枠にきっちりと収まっている脳は、その存在を知覚信号で訴えたりしない。心臓は鼓動を、肺は拡がる感じを、胃はむかつきを訴える――だが、運動性も知覚神経の末端も持たない脳は、われわれにとって認識不可能な存在でありつづけている。意識の源が、意識の届かない場にあるわけだ。古代ギリシア・ローマ時代から啓蒙主義の時代に至るまで、医師や哲学者は、人間の遺体や死んだ動物の頭蓋骨のなかから取り出した灰色の組織の塊を、観察したり解剖したりすることで脳の機能を推測するほかなかった。彼らの見解はたいてい、人間の性質、あるいはもっと一般的には世界の性質に関する、みずからの前提を反映している。ロバート・マーテンセンが『脳は形を取る〔The Brain Takes Shape〕』で書いているように、彼らは脳の視覚的構造を自分の好む形而上学的メタファーにはめこみ、「自身の言葉で描写できるよう」脳の各部位を配列し直していたのだ。[*02]

アリストテレスからおよそ二〇〇〇年後、デカルトは脳の機能を説明するにあたり、これまた水に関係するメタファーを編み出している。デカルトの考える脳は、精巧な水力「機械」の一部品であり、この機械の動きは「王宮の庭にある噴水」のそれに似ている。心臓が血液を脳へ送ると、松果体のなかで血液は、熱と圧力によって「動物精気」へと変化し、それから神経の「パイプ」をめぐっていく。脳にある「空洞や孔」は、動物精気が身体をめぐる流れを調節する「絞り」の役目をしているのだ。[*03]脳の機能についてのデカルトの説明は、自身の機械論的世界観にぴったりと当てはまっている。マーテンセンの記述によれば、この世界観においては「あらゆる身体」が、自足したシステム内部での「光学的・幾何学的割合に応じて、力学的に動かされる」のである。[*04]

現代の顕微鏡やスキャナー、センサーのおかげで、脳の機能に関する昔の奇想天外な考え方から、われわれは自由になっている。だが、脳の奇妙に離れた感じのする性質――われわれの一部であると同時に、われわれと分離しているかのような感覚――は、われわれの認識にいまなお微妙な影響を与えている。脳は完全な孤立状態にあり、その基本的性質は、日常的発想では想像もつかないようなものだとわれわれは感じている。脳が経験に対するきわめて敏感なモニターであるとわかっていながら、脳が経験の影響の及ばぬものであってほしいとわれわれは思っている。われわれが感覚として記録するもの、記憶として蓄積するものが、脳の構造自体に物理的刻印を残してほしくはないとわれわれは望んでいる。もしそうではないとしたら、自己の一貫性が揺らいでしまうように思えるからだ。

脳の情報処理法が、インターネットの使用によって変化しているかもしれないと思いはじめたとき、わたしが感じたことがまさにこれだった。最初はこの考えに抵抗した。単なる道具であるコンピュータを操っているだけで、脳内で起こることが長期的かつ深刻に変化しうると考えるなど、ばかげたことのように思われた。だが、そんなふうに思うのは間違いだった。神経科学者が発見したとおり、脳は――および、脳が生み出す精神は――永遠に製作中の作品なのだ。それはわれわれ個々人だけでなく、われわれという種全体についても言えることである。

第3章　精神の道具

ひとりの女の子がクレヨンの箱から黄色のクレヨンを出し、画用紙の隅にぐりぐりと円を描く。これは太陽だ。また別のクレヨンを出し、中心を横切ってたどたどしく緑色の線を描く。これは地平線。地平線から茶色の線を二本描き、線がぶつかったところをぎざぎざにする。これは山。山の隣に傾いた黒い長方形を描き、てっぺんに赤い三角形を載せる。これは彼女の家。少し大きくなって学校へ行くと、教室で彼女は記憶を頼りに、ノートに自分の国の輪郭を描く。それをだいたいの感じで区切って州に分ける。それからその州のひとつのなかに、自分の住む町を示す星型のマークを描きこむ。彼女はさらに大きくなり、測量技師になる勉強を始める。器具を一式買いそろえ、敷地の境界や輪郭を測量する。その情報から彼女は土地の正確な図面を描く。図面はそののち青写真となって、誰かに使用されることになる。

個人としてのわれわれの知的成熟は、自分の環境をどのように絵に描くか、あるいはどのような地図にするかを通じてたどることができる。目に見えるとおりに土地の特徴を写し取る原始的な段階から始まり、地理的およびトポグラフィー的空間の、より正確で、より抽象的な表象へとわれわれは進んでいく。言い換えれば、見えるものを描くことから、知っているものを描くことへと進歩するのだ。アメリカ議会図書館と共同で著書を出している地図学者、ヴィンセント・ヴァーガは、地図作成能力の発達段階が、二〇世紀のスイス人心理学者ジャン・ピアジェが示したところの、子どもの認知能力の発達段階と並行関係にあると考える。われわれは、子ども時代の自己中心的で純粋に感覚的な世界の知覚から、少年時代のもっと抽象的で客観的な経験分析へと進んでいく。子どもたちの地図の描き方がどのように進歩するかを説明した文章で、ヴァーガは次のように書いている。「最初、知覚と表象能力は一致していない。視点も距離もなく、単純なトポグラフィー的関係性が提示されるだけだ。それから知的「リアリズム」が育ちはじめ、知っているものすべてを、芽生えたばかりの比例的関係性でもって描くようになる。そして最後に視覚的「リアリズム」が登場し、科学的計算を使ってこれを達成する」[*01]。

この知的成熟のプロセスを経験するとき、われわれは同時に、地図作成の歴史全体をも追体験している。地面を棒で引っかいたり、石をまた別の石で引っかいたりして描かれた、人類最初の地図たちは、幼児のいたずら書きと同じくらい初歩的なものだった。やがて描画はもっとリアリスティックになり、空間の実際の比率を反映するようになるのだが、その空間はしばしば、目で見える以外の範囲をもカヴァーするようになっていく。もっと時間が経過すると、このリアリズムは、正確さという意味でも抽象性という意味でも科学的なものになる。地図作成者は、方位測定用のコンパスや、角度を計測するセオドライトのような精密な器具を使いはじめ、科学的知識や公式を用い出す。そしてとうとう、高度に知的な地図が実現される。地図はもはや、地上や天空の広い範囲を詳細に表象するだけでなく、思考をも表現するものになる――戦略地図、伝染病の伝播分析図、人口成長予想図など。「空間内での経験を、空間の抽象化へと転換した知的プロセスは、思考モードにおける革命である」とヴァーガは書いている[*02]。

地図作成の進歩の歴史は、単に人間の知性の発達を反映していただけではない。それは、地図が記録している知的進歩そのものを、促進し、導いてもいた。地図は情報を蓄積し、伝達する媒体というだけでなく、特定の視覚モード、思考モードを体現するものでもある。地図作成が進歩すると、地図の普及により、地図作成者特有の世界認識、世界理解もまた広まっていった。より頻繁に、より熱心に地図を使うにつれ、人々の知性は、現実を地図的なやり方で理解するようになる。地図の影響は、所有地の境界を画定したり、経路を導き出したりといった実用的用途以外にも及んだ。「現実空間の代わりに、圧縮された空間、代替的な空間を使用することは、それ自体影響力のある行為である」と、地図作成史研究者のアーサー・ロビンソンは言う。だが、さらに影響力を持っていたのは、社会全体における「抽象的思考の進歩」を、地図がどのように「促進した」かだった。「現実の圧縮と、アナロジー的空間の構築とが結合したことにより、抽象的思考が実際のところ、きわめて高いレヴェルで達成されたのである。なぜならそれは、地図に描かれなければ未知のままであったろう構造を、発見できるようにしたのだから」とロビンソンは書く。[*03] 地図のテクノロジーは、より理解力のある新しい知性を人類に与えた。これにより人類は、みずからを取り巻く環境およびみずからの存在を形成している、見えざる力をよりよく理解できるようになったのだ。

地図が空間に対して行なったこと――自然現象を、その現象の人工的・知的概念へと翻訳すること――を、もうひとつのテクノロジーである機械時計は、時間に対して行なった。人類は、その歴史においてずっと長いこと、連続的で循環的なフローとして時間を体験していた。時間が「測られて」いる場合、計測はこの自然プロセスを強調するような器具を用いて行なわれていた。たとえば、円を描いて影が回る日時計。砂が流れ落ちる砂時計。水が流れていく水時計。時間を正確に測る必要も、一日を細かい単位に分割する必要もなかった。ほとんどの人々にとっては、太陽と月、星々の動きさえあれば、時計などなくとも事足りた。フランスの中世史学者ジャック・ル・ゴフの言葉によれば、生活は「農業的リズムに支配されており、急ぐこともなく、正確さには無頓着で、生産性にも無関心であった」。[*04]

これが中世後期に変わりはじめる。正確な時間計測を最初に求めた人々は、厳密な祈祷スケジュールを中心に生活が展開するキリスト教の修道士たちだった。六世紀の聖ベネディクトゥスは、一日七回決まった時間に祈るよう弟子たちに命じた。その六〇〇年後、シトー修道会士たちは時間的正確さをさらに強調して、一日をいくつかの活動に厳密に分割し、時間の浪費や遅れをすべて神に対する侮辱と見なした。時間的正確さの必要性に迫られて、修道士たちは時間計測テクノロジーの進歩を先導していくことになる。重りの動きによって制御される機械時計が初めて組み立てられたのは修道院でのことであり、初めて時を知らせたのも教会の鐘だった。この鐘の音を元に、人々は自分たちの生活を区分していくことになる。

正確な時間計測を求める動きは、修道院の外へも広がっていった。富があふれ、最新の精巧な仕掛けを重んじていたヨーロッパの王族の宮廷は、時計を切望し、その製作と洗練に投資しはじめる。人々が田舎から都会へと出てきて、農地ではなく市場や工場で働くようになると、一日はいっそう細かく分けられ、各部分の開始は鐘の音で告げられた。時間計測の歴史を描いた『時間の革命〔Revolution in Time〕』でのデイヴィッド・ランドの記述によると、「鐘は仕事の開始を、食事休憩を、仕事の終了を、閉門を、市場の開場を、市場の閉場を、集会を、緊急事態を、議会の召集を、ドリンク・サーヴィスの終了を、道路清掃の時間を、消灯を、それぞれの町特有のきわめて多様な音色によって告げていた」。[*05]

労働や輸送、信仰、さらには余暇に至るまで、より厳密にスケジュールを管理し、シンクロニゼイションを行なう必要性が生じたことが、時計テクノロジーの急速な進歩の推進力となる。町や教区がそれぞれの時計に従っているだけでは、もはや充分ではなかった。いまや時間は、どこでも同一でなければならなくなっていた――さもなくば、商業も工業も立ち行かなくなってしまうのだ。時間の単位は――秒、分、時は――標準化され、時計のメカニズムは、これらの単位をいっそう正確に計測できるよう微調整されていった。一四世紀にもなると、時計はどこにでもあるものになっていて、新しい都市社会の複雑な仕組みを調整する、ほとんど普遍的な道具となっていた。タウン・ホール、教会、あるいは宮殿の塔に、各都市は競って手の混んだ作りの時計を設置した。歴史家リン・ホワイトは次のように述べる。「街の中心で天体が、円や周転円を描いて回っていないかぎり、そして時を告げる音が鳴るたび、天使がラッパを吹き鳴らし、オンドリが鳴き、使徒たちと王たち、預言者たちが行進したり回れ右したりしないかぎり、胸を張ることができないかのようにどのヨーロッパ都市も思っていた」。[*06]

時計は正確になり、装飾的になったというだけではない。小さく、安くなったのである。縮小化が進んだことにより、庶民の家の部屋にも合う手ごろな価格の時計や、持ち歩くことのできる時計さえもが登場した。公共の時計が増殖したことで、労働、消費、余暇のあり方が変わり、管理された社会の構成員として人々が振る舞うようになったのだとすれば、もっと個人的な時間計測器具――室内時計、懐中時計、そしてもう少し時代が下れば腕時計――の普及は、もっと私的な影響をもたらした。ランドの記述によれば、個人時計は「つねに見ること、聞くことのできる、同伴者にして監視者」となったのである。「使われた時間、費やされた時間、浪費された時間、失われた時間」を、絶えず所有者に思い起こさせることで、個人時計は「個人的達成と個人的生産性を促進するものであると同時に、それらの鍵であるもの」になった。正確に計測された時間の「個人化」は、「西洋文明の最も重要な側面である個人主義を、大きく推進するもの」だった[*07]。

機械時計は、みずからに対するわれわれの見方を変えた。そして地図同様、思考の方法をも変えた。長さの等しい単位の連続として時計が時を再定義すると、われわれの知性は、分割と計測という組織化機能に重点を置きはじめたのだ。あらゆる事物や現象のなかに、全体を構成する部分が見えるようになり、次に、その各部分を構成するそのまた部分が見えはじめた。物質世界の目に見える表層の裏から、抽象的パターンを見出すことに重点を置くという意味で、われわれの思考はアリストテレス的になっていった。われわれを中世から連れ出し、ルネサンスへ、さらには啓蒙主義時代へと押しやっていく上で、時計は決定的な役割を果たしたのである。テクノロジーが人間にもたらした影響を論じた一九三四年の著作『技術と文明』のなかで、ルイス・マンフォードは、時計がいかに「数学的に計測可能な連続体からなる独立した世界という概念を生み出すことに寄与」したかを述べている。「分割された時間という抽象的枠組みは、行動と思考の両方にとっての参照点」となったのだ[*08]。時間計測機械の創造を触発し、その日常的使用をつかさどった実際的関心とは別に、秩序化の力を持った時計のチクタクという音は、科学的知性と科学的人間の誕生にも貢献したのである。

テクノロジーはみな、人間の意志の表現である。われわれは道具を用いて、環境に対する自分たちの力とコントロールを拡張しようとする——自然に対する、時間と距離に対する、お互いに対する力とコントロールを。テクノロジーは、われわれ本来の能力を補ったり増幅したりするその方法に応じ、おおまかに四つのカテゴリーに分けることができる。ひとつめのカテゴリーは力や器用さ、回復力を拡張するもので、鋤、かがり針、戦闘機が含まれる。二つめのカテゴリーは感受性や感覚の範囲を広げるもので、顕微鏡、アンプ、ガイガーカウンターが含まれる。第三のカテゴリーはわれわれの必要性や欲求に合うよう自然を仕立て直すもので、貯水槽や避妊用ピル、遺伝子組み換えトウモロコシが含まれる。

地図や時計は第四のカテゴリーに属している。このカテゴリーを最もよく言い表わす言葉は、多少違う意味でではあるが、社会人類学者ジャック・グッディと社会学者ダニエル・ベルが用いた言葉で、「知的テクノロジー〔intellectual technologies〕」というものだ。このカテゴリーには、知的能力の拡張や支援に用いられる道具すべてが含まれる——情報を見つけたり分類したり、考えを定式化したり分節化したり、ノウハウや知識を共有したり、計測したり計算したり、記憶力を増強したりするのに用いられる道具のことだ。タイプライターは知的テクノロジーである。そろばんや計算尺、六分儀や地球儀、本や新聞、学校や図書館、そしてコンピュータやインターネットもそうである。どんな道具でも、使用すれば思考や見方は影響を受ける——鋤は農夫の収穫見とおしを変え、顕微鏡は科学者の知的探究に新たな世界を開いた——けれど、われわれが何を考え、どのように思考するかに対して、最も長期的かつ最大の力を及ぼすのは知的テクノロジーだ。それらはわれわれにとって最も私的な道具である。自己表現のために、個人的および公的アイデンティティの形成のために、他者との関係性の育成のために用いられる道具なのだから。

ライティングボールに固定された紙に、言葉をタイプしつつニーチェが感じ取っていたこと――われわれが書いたり、読んだり、その他さまざまなかたちで情報を操るときに用いる道具は、われわれの精神に使われるものであると同時に、われわれの精神に働きかけるものでもあること――は、知性の歴史、および文化の歴史において、中心的なテーマである。地図や機械時計の歴史が示しているように、知的テクノロジーは広く使用されるようになると、しばしば新たな思考法を普及させたり、以前は小規模のエリート集団にのみ限られていた既存の思考法を一般にまで広めたりする。言い換えればあらゆる知的テクノロジーは、知的倫理を、すなわち、人間の精神がどう働いているか、そしてどう働くべきであるかについての前提群を体現しているのだ。地図と時計は同じ倫理を共有している。どちらも計測と抽象化を新たに強調し、感覚にとって自明なものではない形態やプロセスを、知覚し、定義することに重きを置いている。

テクノロジーの知的倫理が、そのテクノロジーの発明者に認識されていることはまれだ。彼らは特定の問題を解決したり、何か厄介な科学的ないし工学的ジレンマを解消したりすることに追われていて、自分の仕事が持つより大きな意味が見えていない。テクノロジーのユーザーもまた、たいていこの倫理には気づいていない。彼らもまた、その道具を使うことで得られる実際的恩恵にしか関心がないのだ。われわれの先祖が地図を開発したり使ったりしたのは、概念的思考能力を高めたり、世界の隠された構造に光を当てたりすることが目的ではなかった。機械時計を作ったのも、科学的思考法を身につけるのが目的ではなかった。それらはテクノロジーの副産物だった。だが何という副産物であったことか！最終的にわれわれに最も深い影響を与えるのは、その発明品が持つ知的倫理なのだ。知的倫理とは、メディアないし道具が、そのユーザーの精神と文化に送りこむメッセージなのである。

歴史学者と哲学者は何世紀にもわたって、文明の形成におけるテクノロジーの役割をたどり、かつ論争してきた。たとえば、社会学者ソースティン・ヴェブレンの言う「テクノロジー決定論」を主張する者たちがいる。彼らによれば、テクノロジーの進歩は人間のコントロールの及ばぬ自律的な力であり、これが人類史に影響を与える第一のファクターであった。カール・マルクスの次の記述は、この見方に言葉を与えたものだったと言える――「風車は封建領主のいる社会を与え、蒸気機関による製粉所は産業資本家のいる社会を与える」。*[09] ラルフ・ウォルドー・エマソンの言い方はもっと辛辣だ。「物は鞍にまたがり／人類を乗りこなす」。*[10] こうした決定論が最も極端な見方を取った場合、人間は、マクルーハンが『メディア論』の「ガジェット好き」の章に書いたように、「機械世界の生殖器官」にすぎないものとなる。*[11] われわれの本質的役割は、さらに精巧な道具を生み出していくこと――ミツバチが植物に受粉させるように、機械に「受粉」させていくこと――なのであり、ついにはテクノロジーは、みずからの力で繁殖していくことになるだろう。そうなればわれわれは用なしである。

その対極にいるのが道具主義者《インストゥルメンタリスト》だ――デイヴィッド・サーノフのようにテクノロジーの力を軽視して、道具は単なる中立的人工物なのであり、ユーザーの意識的欲望に完全に従属するものだと考える人々である。道具はわれわれが目的を達成するために使う手段であって、それ自体で目的を持つわけではない。道具主義は、最も広く支持されているテクノロジー観だ。その理由は、そうであってほしいとわれわれが願う考えであるからというのが大きい。自分が道具によってコントロールされているという考えは、ほとんどの人にとって呪わしいものだ。メディア評論家のジェイムズ・ケアリーは宣言する。

「テクノロジーはテクノロジーだ。空間を越えてコミュニケーションし、輸送するための手段なのであって、それ以上のものではない」。[*12]

決定論者と道具主義者の論争は、多くのことを明らかにしてくれる。どちらの側の主張も強力だ。特定の時点における特定のテクノロジーを見れば、確かに道具主義者の言うように、道具は完全にわれわれの制御下にあるように見えるだろう。毎日われわれはみな、どの道具を使い、どのように使うかについて、意識的な決定を行なっている。社会もまた、さまざまなテクノロジーをどのように配置するかについて、意識的な選択をしている。日本人は伝統的サムライ文化を保存しようと、二世紀にもわたって火器の使用を禁止したものだ。いくつかの宗教共同体、たとえば北米のアーミッシュなどは、自動車を始めとする近代テクノロジーの使用を避けている。どの国も何らかの道具について、法的なものを含めた何らかの規制を行なっているものだ。

しかし、歴史的・社会的にもっと幅広い視野で見れば、決定論者の主張の信用性が増してくる。どの道具を使うかについて、個人や社会がさまざまな決定を行なっているとしても、テクノロジーの進歩の方向性とペースを、われわれが充分にコントロールしてきたことにはならない。地図や時計を使うことを、われわれが「選んで」きたのだと主張するのは無理な話だ（あたかもそうしないことを選ぶことができたかのようではないか）。また、そうしたテクノロジーの副作用を、われわれが「選んだ」と考えるのはなおさら無理なことである。そうした副作用の多くは、すでに見てきたとおり、そのテクノロジーが使用されはじめたときにはまったく予想されていなかったのだから。政治学者ラングドン・ウィナーは次のように言う。「近代社会の経験がわれわれに何かを教えてくれるとしたら、それはテクノロジーが人間の活動に対する単なる補助ではなく、その活動、およびその意味を再形成する、強力な力でもあるということだ」。[*13] 自覚されることはほとんどないが、われわれの生活のルーティンの多くは、われわれが生まれるずっと前から使われはじめたテクノロジーに規定されているのである。テクノロジーが自力で進歩すると言うのは言いすぎだが――どの道具を採用し、使用するのかは、経済的・政治的・人口学的配慮に強く影響されるのだから――、テクノロジーの進歩にはそれ独自のロジックがあり、そのロジックは必ずしも、道具作成者や使用者の、意図および望みとは一致しないと言うのは言いすぎではない。道具は、命じられたことを行なうこともある。だが一方、道具の要求にわれわれのほうが適応しなければならないこともある。

決定論者と道具主義者の衝突が解消されることはないだろう。つまるところここには、人類の運命と自然に対する、二つの劇的に異なる考え方が表われているのだから。この論争は理性的思考に関するものというだけでなく、信念に関するものでもあるのだ。だが一点だけ、決定論者と道具主義者が合意できる点がある。テクノロジーの前進はしばしば、歴史におけるターニングポイントをなしているという点だ。狩猟や農業における新しい道具は、人口成長や定住、労働のパターンに変化をもたらしてきた。輸送における新形態は、交易や商業を拡大し、その配列を変えてきた。新兵器は国家間の権力バランスを変化させてきた。医学、冶金学、磁気学など、いろいろな分野におけるいろいろなブレイクスルーが、人々の生活を、数えきれないほどさまざまなかたちで変えてきた――そして今日もなお変化させている。長い目で見れば、文明が現在あるようなかたちになったのは、人々が使用してきたテクノロジーのおかげなのだ。

識別しがたかったのは、とりわけ人間の脳に対する知的テクノロジーの影響である。思考の産物——芸術作品、科学的発見、文書上に保存された文字たち——は目に見えるが、思考そのものは目に見えない。身体は化石になるが、精神は化石にならない。一八四一年にエマソンは書いている。「できるものならわたしは喜んで、冷静に、知性の自然史を展開するだろう。だが、そのような透明なものの進展の段階と境界を、誰が見極められるというのか」。[*14]

今日、テクノロジーと精神とのあいだの相互作用を見えにくくしていた霧は、少なくとも晴れつつある。神経可塑性に関する近年の発見のおかげで、知性の本質はより可視的になり、その進展段階と境界もわかりやすくなっている。そうした発見は、神経系の補助と拡張に用いられてきた道具たちが——われわれが情報をどのように発見し、蓄積し、解釈してきたか、どのように注意を向け、感覚を使用してきたか、どのように記憶し、どのように忘却してきたかに対し、歴史を通じて影響を及ぼしてきたあらゆるテクノロジーが——人間の精神の物理的構造と機能とを、形成してきたのだと教えてくれる。そうした道具を用いることで、強化された神経回路もあれば衰退したものもあり、強調された精神活動もあれば消え失せてしまったものもあった。情報メディアを始めとする知的テクノロジーが、われわれの文明の発達に対してどのように影響力を行使してきたか、そして生物学的レヴェルにおいて、人類の意識の歴史をどのように導いてきたか、これらに関するわれわれの理解のミッシング・リンクとなるのが神経可塑性なのである。

この四万年のあいだ、人間の脳の基本構造がほとんど変わっていないことはわかっている。[*15] 遺伝子レヴェルでの進化は、少なくとも人間の時間意識で計測するかぎり、繊細なゆるやかさで進んできた。とところが一方、人間の思考方法と行動方法が、この数千年のあいだに原形をとどめないほど変化したこともわかっている。たとえばH・G・ウェルズは人類について、一九三八年の著書『世界の頭脳』のなかでこう考えている。「その社会生活や習慣は完全に変化し、逆転や反転すらこうむっているのに対し、その遺伝形質は、石器時代以来ほとんど変わっていない」。*16 神経可塑性という新たな知により、この難問はさらにややこしくなっている。われわれが一本の道をドライブしているとすれば、その道は、知性と行動に関して遺伝子コードが定めたガードレールにはさまれているのだが、道幅はかなり広いものである。何を行ない、それをどう行なうか――日ごと、瞬間ごと、意識的にであれ無意識的にであれ――によって、シナプス内での化学物質の流れが変わり、脳が変化していく。そして、われわれの示す実例、提供する学校教育、使用するメディアによって、子どもたちに思考習慣が手渡されるとき、それと同時に脳構造に対する改変も手渡されたことになる。

人間の灰白質の働きは、いまだ考古学者の把握できないところにあるけれど、知的テクノロジーの使用によって脳内の回路が形成され、変化しているだろうことをいまやわれわれは知っている。それだけでなく、そうした変化が必然であることも。どんな経験であれ、繰り返されればシナプスに影響を及ぼすのだから、神経系の拡張ないし補助のために道具を繰り返し使えば、それは必ず変化として表われる。そして、遠い過去に起こった思考の変化を身体レヴェルでたどることはできないとしても、現在の例を代わりに引くことはできる。たとえば、盲目になった人が点字を読めるようになる際、脳内に起こる変化は、知的再生や知的退歩の直接的証拠である。点字というのは要するにテクノロジーであり、情報メディアなのだ。

ロンドンのタクシー運転手のことからすると、次のようなことが考えられる。ナヴィゲートするにあたって、自分の記憶よりも地図に頼るようになるとき、人は空間モデリングや記憶に関わる脳の部位、たとえば海馬などにおいて、解剖学的および機能的な変化を経験しているに違いない。空間表象の維持を担当する回路が収縮するのに対し、複雑で抽象的な視覚情報を解読するのに用いられる部位は拡大し、強化されるだろう。地図使用によって促進された脳内の変化が、他の目的にも活かされうることもわかっている。このことは、地図作成者の技能が広まるにつれ、抽象的思考一般が広まっただろうことの説明になる。

新たな知的テクノロジーに対して、人間が精神的および社会的に適応していく過程を反映し、また強化しているのは、自然の働きの描写や説明の際に使われるメタファーの変化である。地図がありふれたものになると、人々は自然や社会のあらゆる関係を、地図のようにして、つまり現実的ないし比喩的な空間における固定された配列として思い描くようになった。生活を、社会的圏域を、さらには思考までをも「マッピング」しはじめたのである。機械時計が普及すると、人々は自分の脳や身体を――それどころか宇宙のすべてを――「時計仕掛けで」動くものと考えるようになった。時計のなかで緊密に組み合わされ、物理法則に従って動き、明確で長大な因果の鎖を成しているギアのなかに、人々は機械論的メタファーを見たのだ。それはあらゆる事物の働きを、およびそれらの相互関係を説明してくれるように思われた。神は大いなる時計工となったのである。その創造物は、謎として受け入れねばならないものではもはやなくなった。パズルとして解かれるべきものとなったのである。デカルトは一六四六年、「ツバメは必ず春にやって来る。時計のように動いているのだ」と書いた。[*17]

自然現象を描写する新たなメタファーを提案することで、地図と時計は言語を間接的に変化させた。他の知的テクノロジーは、われわれの話し方、聞き方、読み書きの仕方を実際に変えることで、いっそう直接的に、かついっそう深部から、言語を変化させている。それらは語彙を拡大したり収縮したり、語の配列の規範に変化を加えたり、シンタクスを単純化したり複雑化したりする。人間にとって言語は、意識的思考、とりわけ高度な思考形態の第一の容器であるから、言語を組み替えるテクノロジーは、われわれの知的生活に最大の影響を及ぼす傾向にある。古典学者ウォルター・J・オングの指摘によれば、「テクノロジーは外部からの補助というだけではなく、意識の内部からの変革でもあり、そのことが最もよく表われるのは言葉への影響においてである」。[*18] 言語の歴史は精神の歴史でもある。

言語自体はテクノロジーではない。人間という種本来のものだ。われわれの脳と身体は、言葉を聞いたり話したりできるよう進化してきた。飛ぶことをひな鳥が覚えるがごとく、子どもは教えられなくとも話すようになる。読み書きが、われわれのアイデンティティと文化にとって中心的なものとなっているため、これもまた内部に元から備わっていた才能だとわれわれは思いがちである。だがそうではない。読み書きは、アルファベットなどのさまざまなテクノロジーを意図的に発達させることで可能となった、生まれつきではない行為なのである。シンボルである文字を、自分の知る言語にどう翻訳するかは、教えられる必要がある。教育と練習を、脳の意図的な形成を、読み書きは必要とするのだ。

この形成プロセスの証拠は、神経学における多くの研究に認められる。識字能力のある者とない者とでは、さまざまな点で脳が異なっていることが、実験によって明らかになっている――その違いは言語理解の方法だけでなく、視覚記号の処理方法、推論の方法、記憶形成の方法にまで及ぶ。「読むことを学ぶことが、成人の神経心理システムを強力に形成している」と、メキシコの心理学者フェギー・オストロスキー＝ソリスは報告している。[*19] また、漢字のような表語文字言語を書いている人々と、表音文字であるアルファベットを用いた言語を書いている人々とでは、脳内の回路の発達の様子がかなり異なっていることを脳スキャンは明らかにしている。読むことの神経科学に関する著作『プルーストとイカ』のなかで、タフツ大学の発達心理学者メアリアン・ウルフは次のように説明する。「どの言語であっても読む行為は、言葉の音と意味を分析したり、計画を立てたりする前頭葉と側頭葉の一部を使用するものであるけれど、なかでも表語システムの場合、そうした領野のなかでも非常に独特な部分、とりわけ運動記憶能力に関わる部分を活性化するようだ」。[*20] さらに、アルファベット言語どうしであってさえ、読む言語が異なれば、脳の活動も異なることが報告されている。たとえば英語読者はイタリア語読者よりもはるかに、視覚的形態の解読に関わる部分に頼ることがわかっている。この違いは、英語の単語の多くが発音ときわめて異なる外見〔つづり〕であるのに対し、イタリア語の単語は、発音されるとおりにつづられる傾向にあることから来ていると考えられている。[*21]

　読み書きの最古の例は何千年もさかのぼることができる。早くも紀元前八〇〇〇年、家畜などの品物のやり取りを記録するため、人々は小さな粘土板でできた代用貨幣《トークン》にシンプルな記号を刻みつけていた。このような初歩的な記号を解釈するのでさえ、新しい神経回路が脳内で大規模に発達し、視覚野を近くにある認識関連の領野と結びつける必要がある。意味のないいたずら書きではない、意味のある記号を見ると、こうした回路の神経活動が二倍、三倍になることが、現代の科学からわかっている。ウルフによれば、「われわれの先祖が代用貨幣に刻まれたものを読めたのは、基本的な視覚野である第一次視覚野と、より精密な視覚処理や概念処理に関わる近接する脳領域とを接続できたからだ」[*22]。こうした接続が、代用貨幣の読み方を教えた際に子どもたちへと受け継がれ、読みのための基本的配線を作り上げたのである。

書くことのテクノロジーは、紀元前四世紀末ごろ、重要な一歩を踏み出した。チグリス川とユーフラテス川にはさまれた地域、現在のイラクにあたる地域に住んでいたシュメール人が、楔形文字を用いた記法を始め、その数百マイル西では、エジプト人が象形文字を抽象化して、物や概念を表象するようになったのである。楔形文字と象形文字はさまざまな表語文字を組み合わせ、物だけでなく音をも意味するシステムであるため、単純な計算の記号よりも、脳に対してはるかに多くのことを求めるものである。読み手は、文字の意味を解釈するより前に、文字を分析してその用いられ方を解明せねばならない。シュメール人とエジプト人は、ウルフの言葉を借りれば、大脳皮質上で文字どおり「交差する」神経回路を発達させることを余儀なくされた。見ることに関わる領野と認識関連の領野を結ぶだけでなく、聞くこと、空間分析、決定に関わる領野をも接続させねばならなかったのである[*23]。こうした表語文字システムに含まれる文字の数は何百にもなるため、文字を記憶し、解釈することはたいへんな重労働となる。したがって、こうした文字を使用できる人々は、時間と脳の力に恵まれた知的エリートに限られていただろう。書くことのテクノロジーが、シュメール的・エジプト的モデルより先へ進歩するためには、つまり少数ではなく多数に使われる道具になるためには、はるかに単純化される必要があった[*24]。

古代ギリシアのアルファベットは、今日われわれが使っているローマ式アルファベットを含め、のちに西洋で生まれるアルファベットのほとんどにとっての原型となった。これが登場したことにより、知性の歴史における最も大規模な革命のひとつが開始される。その革命とはすなわち、知が主に話し言葉によって交換される音声文化から、文字が思考表現の主要媒体となる文字文化への移行である。この革命は最終的に、地球上にいるほぼ全員の生活と脳を変化させることになるのだが、その変化は全員に歓迎されたわけではなかった。少なくとも最初は。

早くも紀元前四世紀、書く行為がまだ論争の対象となる珍しいものであったギリシアにおいて、プラトンは『パイドロス』のなかで、「恋」「美」「修辞」に関する対話を展開した。この本では、その名が題名となっているアテネ市民が、偉大なる弁論家ソクラテスと田園地帯を散歩し、小川のほとりの木の下に二人で座って、ぐるぐると回る長い会話を交わす。弁論の方法、欲望というものの性質、さまざまな狂気、不滅の魂の旅などについて話し合ったのち、話題は言葉を書くことへと移る。「書くことには、適切さと不適切さという問題が残っている」とソクラテスは語り、パイドロスも同意する。[*25] そこでソクラテスは、エジプトの多才な神、アルファベットを発明するなどしたトート神と、エジプトの王タモスが出会ったときの話を語りはじめる。

トートはタモス王に文字を披露し、この恩恵をエジプトの民に共有させるべきだと主張する。文字は「記憶と知恵の秘訣」を授けるものであるから、「エジプトの民を賢くし、記憶力を高めるだろう」と彼は言う。タモスは同意しない。彼は神に対し、発明者は自身の発明品について、必ずしも信頼に足る判断を下さないものだと述べる。「人類にはさまざまな才があるが、物を生み出す才が与えられている人と、その物がどんな損害や利益をもたらすかを判断する才が与えられている人とは別である。そしてそのため、あなたはみずからが生み出した文字をいとおしく思うがあまり、文字の実際の効能と正反対のことを言われた」。エジプトの民は文字を知るべきか。タモスは続けて言う。「文字は人々の魂に忘れっぽさを植えつけるだろう。人々は文字に頼り、記憶力の行使をやめてしまうだろう。みずからのなかから物事を思い出すのではなく、外に記されたものから呼び起こそうとするようになるだろう」。書かれた文字は「記憶の秘訣ではなく、想起させるものだ。文字を学ぶ者たちにあなたが与えるのは真の知恵ではなく、知恵のように見えるものでしかない」。文字に頼って知を得ている人は「多くのことを知っているように見えるが、たいていの場合は何も知らない」人になる。その人々は「知ではなく、知を有しているといううぬぼれに満たされる」ことになるだろう。

ソクラテスがタモスの考えを共有しているのは明らかだ。書かれたもののほうが「それを知っていたり思い出したりすることよりもずっとよい」と考えるのは「単純な人間」だけだろうと彼はパイドロスに言う。インクという「液体」で書かれた言葉などよりはるかによいのは、話し言葉を通じて「学ぶ者の魂に刻まれた知的な言葉」である。人間の思考を文字のかたちで把握することに実際的利点があることは認めながらも、アルファベットというテクノロジーに依存することは人間の精神を変えてしまうだろう、しかもよくない方向へだ、とソクラテスは主張する。文字は、内なる記憶を外なる記号に置き換えることによって、より浅い思考をする者へとわれわれを変える恐れがある。そうすれば知的深みへの到達はさまたげられ、知恵や真の幸福にたどり着くこともなくなるだろうと彼は言う。

弁論家だったソクラテスとは違い、プラトンは書き手である。だから、読むことが記憶の代替物になれば、内的深みが失われるかもしれないというソクラテスの憂慮を、彼が共有していたことは確実である一方で、書き言葉には話し言葉にはない利点があると、彼が認識していたこともまた明らかだ。『パイドロス』と同時期に書かれたとされる対話篇、『国家』の結末部にある有名な意味深い一節で、プラトンはソクラテスにあえて「詩」を攻撃させ、自分の考える完全な国家では詩人を禁止すると宣言させている。詩は文学の一形態であり、文字で書かれたものだと今日のわれわれは考えているが、プラトンの時代はそうではなかった。詩は、記述されるよりも朗唱されるもの、読まれるよりも聞かれるものであったのであり、音声表現という太古からの伝統を代表するものであった。この伝統は古代ギリシアの教育システムの根幹を成しており、古代ギリシア文化一般にとってもまたそうだった。詩と文学は、知的生活における対立概念をそれぞれ代表していたのである。ソクラテスの声を借りて語られるプラトンの詩人論が批判した相手は、韻文ではなく、音声的伝統——詩人ホメロスだけでなく、ソクラテス自身も属していた伝統——と、この伝統が反映すると同時に促進していた思考方法だった。イギリスの学者エリック・ハヴロックは『プラトン序説』〔新書館〕のなかで、「精神の音声状態」がプラトンの「主たる敵」だったと述べている。[*26]

詩に対するプラトンの批判に暗示されていたのは、ハヴロックやオングらの古典学者によれば、書く行為という新しいテクノロジー、およびそれが読者のなかに生み出す精神状態——論理的で、厳密で、自己信頼的な——の擁護だった。プラトンは、アルファベットが文明にもたらしうる多大な知的恩恵を見据えていた——その恩恵は、彼自身の書くもののなかにすでに表われていた。「プラトンの哲学における分析的な思考は、書くことが心的過程に及ぼしはじめていた影響があってこそ、初めて可能となったのだ」とオングは書いている。[*27] 文字に対する価値観が、『パイドロス』と『国家』とで微妙に矛盾していることは、音声文化から文字文化への移行が生み出していた緊張状態の表われと見ることができる。この移行は、プラトンとソクラテスの両者ともがそれぞれに異なるかたちで認識していたとおり、アルファベットという道具の発明によって開始されたものであり、われわれの言語と精神に深い影響をもたらすことになるものであった。

純粋な音声文化においては、思考は人間の記憶能力によって制御される。知とは人が想起するものであり、想起するものは、精神のなかに保持しておけるものに限られる。[*28] 文字文化以前の数千年間、言語は、複雑な情報を個々人の記憶のなかに蓄積することを補助すべく進化し、また、話すことを通じてその情報を交換しやすくすべく発達していた。「複雑な内容の思考」は必然的に「記憶システムとより合わされる」とオングは述べる。[*29] 語の選択と配列、シンタクスは、耳で覚えやすいよう高度にリズミカルになり、記憶の助けになるよう、情報は頻繁に使われる言い回し——今日言うところのクリシェ——へとコード化された。知はプラトンの言う「詩」に植えこまれ、詩人学者という特殊な階層の人々が、いわば道具人間、血と肉を持った知的テクノロジーとなって、情報の蓄積と検索、伝達を行なったのである。法、記録、取り引き、決定、伝統——今日であれば「文書化」されるだろうものたち——は、音声文化においては、ハヴロックの言うように「定型詩のかたちにし、歌ったり朗唱したりすることで」広められねばならなかった。[*30]

われわれの遠い先祖が暮らしていた音声文化世界には、われわれがもはや味わうことのない情動的・直感的深みがきっとあったろう。マクルーハンは、文字文化以前の人々は世界に対し、ある種の強烈な「感覚的関わり」をしていたに違いないと考えている。読むことを覚えたことでわれわれは、「無文字社会やそこに暮らす人間たちが経験していただろう感情、ないし情動的関わりから、相当に離れて」しまったのだと彼は言う。[*31] だが知的な面で言うと、われわれの先祖の音声文化は、さまざまな点でわれわれの文化より浅い。文字は個々人の記憶という制限から知を解放し、記憶や朗唱をサポートするのに必要とされたリズミカルで定型的な構造から言語を自由にした。それは精神に、思考と表現の広大なフロンティアを開いたのである。「西洋世界の達成は、文字文化の莫大な価値を明らかに証明している」とマクルーハンは書いた。[*32]

オングもまた、広く影響を与えている一九八二年発表の著書『声の文化と文字の文化』〔藤原書店〕のなかで、同様の見解を取っている。「高度な芸術的・人間的価値を持つ、力強く美しい音声パフォーマンスを音声文化は生み出すことができるだろうが、書くことがいったん人の心を奪ってしまうと、もはやそれは可能ですらなくなる」と彼は言う。だが文字は「科学の発展のみならず、歴史や哲学の発展、文学やさまざまな芸術の解釈と理解の発展、さらには言語それ自体（そこには話し言葉も含まれる）の説明の発展のためにも、絶対的に必要なものである」。[*33] 書く能力は「きわめて価値があり、実際のところ、人間の内的ポテンシャルをより十全に実現するために不可欠なものだ」。そしてオングは結論する。「書くことは、意識を高める」。[*34]

プラトンの時代、およびその後数世紀のあいだ、この高められた意識はエリートだけのものだった。アルファベットによる知的恩恵が大衆へと広まる前に、また別の知的テクノロジーたち――書かれたものの転写、生産、配布に関わるものたち――が、発明される必要があった。

第4章　深まるページ

何かを書き留めるということを始めたとき、人類はまず、たまたま周りにあるものの表面を引っかくことをした――つるっとした石や、木のかけら、樹皮、布切れ、骨、陶器の破片などを。こうした些細な物たちが、書かれた言葉の最初の媒体となったのである。これらには安くて豊富だという利点があったものの、小さく、かたちが不ぞろいで、なくしたり壊れたりしやすいという欠点があった。印を刻みこんで何かの札《ふだ》にしたり、ちょっとしたメモや知らせを書きつけるのには向いていたが、それ以上のものではなかった。陶片や小石相手に、深い思索や長い議論を行なおうとする者はいないだろう。

書きつけるための専用媒体を初めて用いたのはシュメール人だった。彼らは、メソポタミアに豊富であった粘土で板を作り、そこに楔形文字を刻みこんだのである。粘土を洗って薄いブロックに成型し、先をとがらせたアシで文字を刻むと、太陽光もしくは製陶用のカマで乾燥させた。政治の記録、ビジネスのやり取り、領収記録、法的契約はみな、こうした耐久性のある粘土板に書きつけられた。それだけでなくもっと長くて文学性の高い内容のもの、たとえば歴史や宗教に関わる物語、同時代の出来事の記録などもである。長い文章を収めるため、シュメール人は粘土板に番号を振り、近代の書物の形態を予期するかのような、粘土板の「ページ」を創出した。粘土板は何世紀にもわたり、記述媒体として広く用いられたが、成型と運搬、所蔵が難しいため、公式書記が記述する公式記録のために使われる傾向にあった。読み書きはいまだ秘儀的な才能であった。

紀元前二五〇〇年ごろ、エジプト人は、ナイル・デルタに生えていた植物、パピルスから巻物を作ることを始めた。繊維を剥き、互い違いに交差させて織物にすると、叩いて脱水する。樹脂によってシート状に固まった織物を、表面がなめらかになるようさらに叩いていくと、今日われわれが使用している紙と何ら変わらないものが出来上がる。二〇枚ものシートがつなぎ合わされて巻物になる。この巻物は、初期の粘土板がそうであったように、番号を振られて順番に並べられることもあった。柔軟で持ち運びしやすく、所蔵も容易である巻物は、重たい粘土板よりもはるかに便利だった。古代ギリシアやローマも、書くための媒体として巻物を採用したが、やがてその原料として、ヤギやヒツジの皮でできた羊皮紙が、パピルスに取って代わることになる。

巻物は高価だった。パピルスはエジプトから持って来なければならず、皮を羊皮紙に加工することは、かなりのスキルを必要とする時間のかかる作業だった。書く行為が当たり前のこととして広まっていくと、学童がノートを取ったり作文を書いたりするのに使えるような、もっと安いオプションの需要が高まってくる。この需要から新しく開発されたのが、ロウ板という筆記用具だ。厚みのあるロウの板を、シンプルな木枠が取り囲んでいる。ロウの部分を尖筆で引っかいて文字を書いていくわけだが、この尖筆は、文字を書くためのとがった部分の反対側が丸みを帯びたかたちになっていて、こちらはロウを削って表面をなめらかな状態に戻すのに使う。文字を消すことが簡単にできたため、学生や書き手たちはこれを何度も繰り返し使うことができた。そのためこれは、巻物よりもはるかに経済的な道具であった。精巧な道具というわけではなかったが、ロウ板は、専門的でフォーマルな技術であった読み書きを、カジュアルな日常的活動へと変える重要な役割を果たしたのである——そうはいっても、識字能力のある市民にとってだけの話だが。

ロウ板は別の理由からも重要だった。古代の人々は、長いテクストを割安なやり方で保存したり配布したりしようとするとき、何枚かの粘土板を革紐や布紐で縛ったものだった。縛られた粘土板の束というこの形態は、それ自体広く流通したものであるが、キリスト登場後まもなくのこと、名も定かでないあるローマ人職人がこれをモデルにして、羊皮紙数枚を縫い合わせて束にし、革製の頑丈な長方形の板二枚ではさんで、初めての本を作り出したのである。このように装丁された本、あるいは写本が、巻物に取って代わるにはあと数世紀が必要であったものの、このテクノロジーの利点は、最も初期のユーザーにとってさえ明らかだったに違いない。本はページの両面に文字を記せるのだから、片面しか使えない巻物よりもパピルスや羊皮紙が少なくてすみ、大きなコスト削減につながった。また、はるかにコンパクトなものであったため、持ち運んだり隠したりが容易だった。聖書など、論争の対象となっていたものを刊行する際のフォーマットとして、たちまち本が選択されるようになる。本は読み進めるのも簡単だった。特定の一節を探そうとすると、長い巻物だと面倒なことになるが、本の場合はページをぱらぱらめくって、行きつ戻りつしさえすればよい。

本というテクノロジーが加速していく一方で、ページ上の言葉をどう読み書きするかは、音声文化世界の遺産がなお規定していた。古代世界に黙読の習慣はほとんどなかった。新しく登場した写本も、それに先立つ粘土板や巻物がそうであったように、読者が集団であろうとひとりであろうと、つねに音読されていた。聖アウグスティヌスは『告白』の有名な一節で、西暦三八〇年ごろ、ミラノ司教アンブロジウスが黙読しているのを目にしたときの驚きを書いている。「読みながら、彼の目はページ上の文面をたどり、彼の心は意味を探索していた。しかし声は沈黙し、舌も動いていなかった。彼に会いに行くと、そのように黙って読書しているのをしばしば見かけた。というのも彼は、決して音読することがなかったのだ」。この奇妙な行動に戸惑ったアウグスティヌスは、アンブロジウスは「声をからしがちだったので、発声を控える必要があった」のだろうかと考える。*01

今日のわれわれには想像しづらいが、初期の書き言葉には単語どうしを分けるスペースがなかった。筆写者が書き写した本は、どのページ、どの行を見ても、まったく切れ目なしに言葉が続いていて、この書き方は現在では「続け書き《スクリプトゥラ・コンティヌア》」と呼ばれている。単語どうしが分かれていないのは、言語の起源が話し言葉にあるのを反映してのことだ。話すときわれわれは、単語のあいだに休止を置いたりはしない——長い音節を切れ目なしに発声している。単語のあいだにスペースを入れるという考えなど、初期の書き手たちの頭にはよぎることさえなかっただろう。彼らは自分の耳に命じられるまま、聞こえたことを書き写していたにすぎない。（今日でも、書くことを始めたばかりの小さな子どもは、単語をくっつけて書くものだ。初期の筆写者同様、子どもたちは聞こえたとおりに書いているのである）。筆写者はまた、語順もあまり気にしていなかった。話し言葉では、意味は主に抑揚によって、話し手がどの音節に強勢を置くかによって伝えられるが、この音声文化の伝統が、書き言葉をも支配していたのだ。中世初期の本に書かれた内容を解釈するにあたっては、語順に頼るわけにはいかない。そのルールはまだ発明されていなかったのだから。*02

単語が分かれていなかったこと、および語順の決まりがなかったことにより、古代の読者には「余分の認知的負荷」がかかっていたと、写本史書『単語間のスペース〔Space between Words〕』で著者ジョン・ゼンガーは言う。[*03] 読み手の目はテクストの各行を、たどたどしくゆっくり追わざるをえない。頻繁に立ち止まり、ときに文頭に戻っては、各単語がどこで始まりどこで終わっているのか、文中でどんな意味を成しているのか、頭を相当使って解明せねばならないからだ。読書とは、パズルを解くようなものだった。問題解決と意思決定に関わる部分である前頭葉を始めとして、大脳皮質はブンブンうなりを上げていたことだろう。

時間をかけ、認知能力を集中的に用いてテクストを区分せねばならないため、本を読むことは骨の折れる作業になっていた。アンブロジウスのようなまれな例を除いて、誰も黙読しなかったのはそのためでもある。音節を発声することが、書かれたものを解読するには必須であった。今日のわれわれには耐えがたいもののように思えるこの拘束も、いまだ音声に基づいていた文化においてはさして問題ではなかった。ゼンガーは次のように書いている。「スムーズに読もうとする現代の読者であれば、古代ギリシア語やラテン語の単語間スペースの不在は、効率よい読書を妨害するものと思うであろうが、当時の読み手たちは、発声テクストの韻律とアクセントの甘美さを味わっていたので、そのように感じてはいなかった」。[*04] それに、識字能力のあるギリシア・ローマ人のほとんどは、本を奴隷に読み上げてもらって楽しんでいたのである。

書き言葉が音声文化の伝統をようやく離れ、読み手独特の需要に応えるようになったのは、ローマ帝国崩壊からしばらく経ってのことだった。中世が深まるにつれ、識字能力のある人々――修道士、学生、商人、貴族――の数は順調に増え、本の入手可能性が増大した。新しく出る本の多くは実用的内容で、余暇や学問のために読むのではなく、何かを行なうときに参照するものだった。すばやく、そして個人的に読むことを、人々は欲し、必要とするようになった。読むことは行為というよりも、個人的知識の獲得と改善のための手段になったのである。この移行は、表音アルファベットの発明以来、最も重要な変革を書くことにもたらす。西暦一〇〇〇年を越えたころから、書き手たちは語順のルールを文章に課すようになり、予想可能な標準的シンタクス・システムに言葉を当てはめはじめた。それと同時に、アイルランドとイングランドで始まり、それから西欧全体に広がっていったこととして、筆写者は単語のあいだにスペースを空け、個々の単語へと文を区切るようになったのである。一三世紀になるころには、ラテン語のテクストにおいてもそれ以外の言語においても、続け書きはおおむね時代遅れになっていた。読み手をさらに楽にするものである句読記号も普及しはじめる。書くことは初めて、耳だけでなく目をもターゲットとするものになったのだ。

こうした変化の意義は、どれだけ主張してもしすぎることにはならないだろう。語順の基準の誕生は、言語構造に革命をもたらした――ゼンガーの言葉によれば、「韻律とリズムの雄弁さを求める古代からの姿勢に、性質上対立する」革命である。[*05] 単語のあいだにスペースを置くことで、テクスト解読にともなう認知上のストレスは軽減され、黙ってすみやかに、そしてはるかにわかりやすく読むことが可能となった。そのような流暢さは学習して身につける必要があった。子どもの読書に関する現代の研究が明らかにしているように、これには脳の回路の複雑な変化が要求されるのである。メアリアン・ウルフの説によると、読書の達人の脳は、テクストのすばやい解読に特化した領野が発達している。この部分は「重要な視覚的・音韻的・記号的情報を表象し、この情報を稲妻のごときスピードで検索する」よう配線されている。たとえばそうした人の視覚野は、「文字、文字パターン、および単語の視覚的イメージ」を、ミリ秒単位で認識することに特化したニューロン集合体の「真のコラージュ」を発達させている。[*06] 脳がテクスト解読に熟達していき、かつては骨の折れる問題解決行為だったものを、基本的に自動的であるプロセスへと変えてしまうと、意味解釈のほうにもっとリソースを使えるようになる。今日のわれわれの言う「深い読み」が可能となるのだ。単語の区切りは、「読書の神経生理学的プロセスを変える」ことで、「読み手の知的能力を解き放った」とゼンガーは言う。「そこそこの知的能力しかない読み手ですらもっとスムーズに読めるようになり、本来難しいものであるテクストも、だんだん理解できるようになったのである」。[*07]

　読み手は能率よくなっただけではなかった。注意深くもなっていた。長い本を黙って読むには、長時間集中すること、現代のわれわれの言い方によれば、本のページに「没頭する《ルーズ・》＝自分を失う《ワンセルフ》」ことが要求される。そのような心的規律を発達させることは容易ではない。人間の脳の自然状態は、動物界におけるわれわれの親戚たちのほとんどがそうであるように、注意散漫の状態〔distractedness〕である。性質上われわれは視線を動かす傾向にあり、したがってわれわれの注意の対象も次々と移り変わる。周囲で起こっていることをもできるかぎり認識しようとするのだ。人間の脳には原始的な「ボトムアップ・メカニズム」があることを、神経科学者は発見している。このメカニズムは、二〇〇四年に『現代生物学〔Current Biology〕』誌に発表された論文によると、「感覚的インプットによって始動し、重要である可能性のある目立った視覚的特性へと、自動的かつすみやかに注意対象を移行させる」ものだ。[08] われわれの注意を最も惹きつけるものは、どんな程度のものであれ、自分の周囲で起こる変化である。ハワード・ヒューズ医学研究所のマヤ・パインズは次のように述べている。「われわれの感覚は変化に合わせて微調整される。静止しているもの、変化しないものは風景の一部となってしまい、たいていの場合不可視となる」。しかし「周囲の何かが変化する」やいなや、「注意を払う必要が生じる。というのも、それが危険を――もしくはチャンスを――意味するかもしれないからだ」。[09] 急速かつ反射的な焦点シフトは、かつてわれわれの生存にとって決定的に重要なものだった。天敵に不意をつかれたり、近くにある食料を見落としたりする可能性を減らしてくれるからだ。歴史のほとんどの期間を通じ、人間の思考筋道は通常、直線的以外の何ものでもなかった。

本を読むということは、単一の静止した対象に向かい、切れ目なく注意を持続させねばならない、不自然な思考プロセスを実行することである。それは読者を、T・S・エリオットが『四つの四重奏曲』で言うところの「回転する世界における不動の点」に置くものである。周囲で起こっていることすべてを無視するよう、次々異なる感覚的キューに注目しようとする衝動に抵抗するよう、読者は自分の脳を訓練しなければならない。注意散漫という本能に対抗するのに必要な神経リンクを作り出す、ないし強化することを行ない、みずからの注意力に「トップダウン・コントロール」を課さねばならないのだ。[10] キングズ・カレッジ・ロンドンの心理学者、ヴォーン・ベルによれば、「相対的に中断することなく単一の作業に集中できる能力」は、「われわれの心理の発達史において、奇妙に異常な状態」であると言える。[11]

もちろん本が登場する以前から、あるいはアルファベットが登場するよりも前から、注意持続能力を開拓していた人々は大勢いた。猟師、職人、修道士――こういった人々はみな、みずからの注意力をコントロールし、集中できるよう脳を鍛える必要があった。読書の何が画期的だったかと言えば、高度に活動的で能率的なテクスト解読と意味解釈が、深い集中と組み合わさっていたことである。印刷されたページを読み進めていくことは、著者の言葉から得られる知だけでなく、そうした言葉が読み手の精神のなかで知的振動を引き起こすことからも価値あることだった。注意をそらすことなく、長時間本を読むことで開かれる静かな空間において、人々は自力で連想し、自力で推論や類推を行ない、自分独自の思考を育てていったのである。深く読むにつれ、考えも深まった。

本のページに没入することで、自分の意識に大きな変化が起こっていることは、最も初期の黙読者たちでさえ気がついていた。中世の主教、シリアのイサアクは、黙読しているときのことを次のように書いている。「夢を見ているときのような、感覚と思考の集中状態へとわたしは入る。それからこの沈黙が続くうちに、渦巻いていた記憶が心のなかで静まり、内的思索によって喜びの波がとめどなく打ち寄せ、思いがけず突然、心の喜びへと至る」[*12]。本を読むことは思索行為であったが、精神を空にすることではなかった。精神を満たすこと、あるいは再度満たすことが、これにはともなったのである。読者は自分の注意を外界の刺激のフローから切り離し、言葉や思念、情動の内なるフローに対して、いっそう深く関わろうとした。これこそが、「深い読み」独自の心的プロセスにおけるエッセンスだったのであり、現在もなおそうである。われわれの心理の発達史において、この「奇妙に異常な状態」を可能にしたのは、本というテクノロジーだったのだ。本を読む者の脳は、単なる識字能力《リテラット》のある脳ではない。それは文学《リテラリー》の脳であった。

書き言葉の変化は、読み手だけでなく書き手をも自由にした。続け書きは解読者にとってわずらわしいものだっただけでなく、書き手にとっても試練だったのだ。この面倒な作業を逃れるため、著者たちは通常、自分の作品を専門の筆写者に読み上げて口述筆記させていた。単語間スペースが発明され、書くことが容易になるやいなや、著者たちはみずからペンを取り、自分の言葉を私的にページに書きつけはじめた。作品はただちに、もっと個人的で冒険的なものになった。非因習的な思想、懐疑的な思想、さらには異教的思想や扇動的思想にまでも声が与えられ、知と文化の領域が押し広げられていった。ベネディクト会修道士、ギベール・ド・ノジャンは、自室でひとりで執筆していたからこそ、聖書の非正統的な解釈や、見た夢の生き生きとした記述、あるいはエロティックな詩までも、自信を持って書くことができたのだった。いずれも、筆写者に対して読み上げねばならなかったとしたら、絶対に書くことのできなかったであろう事柄である。のちに視力を失い、口述筆記に戻らざるをえなくなったとき、「手も目も使わず、声だけで」書かねばならないのかと彼は嘆いた。[*13]

著者たちはまた、作品を熱心に推敲するようになった。口述筆記では、たいていあらかじめ排除されていた行為である。このこともまた、書かれるものの形式と内容を変化させた。ゼンガーによれば、書き手は初めて「草稿全体を見ることが可能となり、相互参照を行なうことによって、テクスト内部の相互関係を発展させ」、中世初期の「口述筆記作品に広く見られた冗長性を削除できる」ようになったのである。[*14] 書き手たちが思想と論理を意識的に磨き上げていこうとするにつれ、本で展開される議論は、長く明確なものになっただけでなく、もっと複雑で挑戦的なものにもなっていった。一四世紀末ごろには、書かれた文章は段落や章に分けられるようになっていた。どんどん精密になっていく構造が読み手にわかりやすくなるよう、目次をつけた本も登場した。[*15] プラトンの対話篇がエレガントに提示したような、繊細で自覚的な昔ながらの散文や韻文の文体家ももちろん存在していたが、書くことにおけるこの新たな習慣は、文学作品の生産量を大きく伸ばすことになる。とりわけ、ラテン語以外の言語で書かれた作品のそれを。

本というテクノロジーの進歩は、読み書きの個人的体験を変化させた。社会的影響もあった。より広い意味での文化が、黙読という習慣に沿うように、あるときは繊細なやり方で、またあるときはあからさまなやり方で、仕立て直されることになったのだ。教室での講義を補うものとして、大学が個人的読書の重要性を強調するようになると、教育や学問の性質も変わっていった。図書館が大学生活で、そしてもっと一般的には都市生活で、中心的役割を果たしはじめた。図書館の建築構造も変化する。音読に合うよう作られていた個人回廊や個人閲覧室は取り壊され、学生や教授などの利用者たちが長テーブルに向かって黙読する、大きな集団閲覧室に取って代わられた。辞書、用語集、用語索引といった参考図書が、読書の手引きとして重要になった。貴重書はしばしば、閲覧テーブルに鎖でつながれていた。本の需要の増大に応えるべく、出版業がかたちを取りはじめる。長きにわたり、聖職者である筆写者が働く修道院の筆写室、という宗教的領域に属していた書籍製造が、世俗の工房に集中化され、オーナーの指示の下、専門の筆写者が賃金を得て働くようになった。中古本市場も形成され、活況を呈した。歴史上初めて、本の価格が定められた。[*16]

書くことのテクノロジーは何世紀にもわたり、自身が誕生した場である音声文化の知的倫理を、反映し、補強していた。粘土板や巻物、初期写本の読み書きは、共同体の発展と知の伝播に重きを置いていた。個人のクリエイティヴィティは、集団のニーズよりも下位に置かれていた。書くことは、何かを構成する手段というよりも、記録手段だった。それがいまや、新たな知的倫理を身につけ、広めはじめたのである。その倫理とはすなわち、本の倫理であった。他者の文章から伝えられた思考と情報を、各読者が自分の頭のなかで個人的に組み合わせていくにつれ、知の発展は徐々に私的行為となっていく。個人であることとの感覚が強化された。作家・歴史家であるジェイムズ・キャロルは指摘する。「黙読は、自意識の表われであると同時にその手段でもある。知る事柄について、知る者は責任を負うことになるのだ」[*17]。沈黙のうちに行なわれる孤独な調査が、知的達成にとって必須のものとなる。思考のオリジナリティと表現のクリエイティヴィティが、模範的精神のしるしとなる。弁論家ソクラテスと書き手プラトンとの衝突が、とうとう解決を見たのだ――プラトンの勝利で。

だが、その勝利は不完全なものだった。手書き写本はいまだ高価で数少ないものであったため、本の知的倫理、および「深い読み手」の精神は、特権的市民という相対的少数集団になお限定されていたのだ。言語の媒体であるアルファベットは、書くことの媒体である本を、理想的媒体として見出した。けれども本は、いまだその理想的媒体を見出していなかった――安く、速く、大量に生産し、普及してくれるテクノロジーを。

一四四五年ごろ、ドイツの金属加工職人ヨハネス・グーテンベルクは、数年間暮らしていたストラスブールを離れ、ライン川を北上して生地マインツへと向かう。彼は秘密をたずさえていた――それも大きな秘密を。それまで少なくとも一〇年のあいだ、彼はいくつかの発明にこっそりと取り組んでいた。それらは彼の考えでは、組み合わさることで新種の出版業の基礎となるだろうものだった。由緒ある筆写者に代わって最新式の印刷機を使い、本などの文章製品の生産を自動化しようとしていたのである。近隣に住む富裕者、ヨハン・フストからかなりの額の資金を二度に分けて借り、グーテンベルクはマインツに店を構えると、道具と材料を買い集め、事業を始めた。金属加工のスキルを用い、サイズ調節可能な小さな型を作ると、高さは均一だが幅はまちまちであるアルファベットを、溶かした合金から鋳造していった。鋳造された文字は可動性があり、印刷したいページのかたちにすばやく並べることができ、印刷が終わったあとは、すぐばらばらにして新しいページに組み直すことができた。*18 グーテンベルクはまた、当時ワイン製造でブドウをしぼるのに用いられていた木製の圧搾機を改良し、文字をにじませることなく羊皮紙や紙に写し取ることを可能とした。そして、この印刷システムにとって決定的に重要な、三つめの発明も行なった。金属製活字にぴたりとくっつく油性インクである。

活版印刷機が完成すると、グーテンベルクはただちにこれを使ってカトリック教会の免罪符を刷りはじめた。よいもうけになったが、これは彼が新しい機械で行なうこととして思い描いていたことではなかった。もっと大きな野心があったのだ。フストの資金に頼って、彼は最初の大事業に取り掛かる。それは彼の名前を冠した、壮麗な二巻本の聖書だった。各ページは一列四二行の二列組み、総ページ数が一二〇〇にも及ぶグーテンベルク聖書は、ドイツ最良の筆写者たちの筆跡に極力近づくよう、重々しいゴシック体で印刷されている。製作に少なくとも三年かかったこの聖書は、グーテンベルクの試みが大成功したことを物語っていた。同時にそれは転落にもつながった。一四五五年、わずか二〇〇部刷ったところで、資金が尽きてしまったのである。借金の利子が払えなくなった彼は、印刷機と活字、インクをフストに引き渡し、印刷業を廃業することを余儀なくされた。グーテンベルクは機械に精通していたが、商人として財産を築いていたフストは、印刷業にも精通した人間であることを、やがて証明することになる。グーテンベルクの下にいた、グーテンベルクよりも才能のある（そして彼自身筆写者だったことのある）職人、ペーター・シェーファーと協力し、フストはこの事業を軌道に乗せると、販売部と製造部とを組織して、ドイツ・フランス全域でさまざまな本を販売したのである。[19]

グーテンベルク自身は報われなかったものの、彼が発明した印刷機は、歴史上最も重要な発明のひとつとなる。フランシス・ベーコンは一六二〇年、『ノヴム・オルガヌム』で次のように書いている。可動式活字による印刷は、少なくとも中世の基準からすれば驚くべきスピードで、「全世界の事物の外見と状況を変化」させたのであり、「その結果、これよりも大きな力と影響を人間に対して与えることは、どんな帝国にも、宗派にも、星座にもできなくなったように思われる」。[20]（印刷機と同じくらい大きなインパクトを与えたと、ほかにベーコンが考えている発明品は、火薬と方位磁針だけである）。手作業を機械産業に変えたことで、グーテンベルクは印刷と出版の経済を変えた。大著を完璧に複製し、すばやく大量生産することが、ごく少数の労働者だけで可能となったのである。高価で希少な商品だった書籍は、買い求めやすく、豊富にある商品となった。

一四八三年、サン・ジャコポ・ディ・リポリ修道院の修道女たちが経営していたフィレンツェの印刷所は、プラトンの『対話篇』新訳一〇二五部の印刷代として、フロレンス金貨三枚を請求した。筆写者であれば一枚しか請求しないところだが、その場合製造される本は一冊だけである。[21]書籍製造代の削減は、高価な羊皮紙に代えて、中国からの新たな輸入品、紙を使うことでさらに加速された。本の価格が下がれば需要は増大し、再び供給が拡大する。新刊が次々ヨーロッパの市場にあふれた。ある見積もりによると、グーテンベルクの発明から五〇年のあいだに生産された本は、それ以前の一〇〇〇年間にヨーロッパ全土の筆写者たちが作り出していた本と同じ数であるという。[*22] かつて希少なものであった本が突然急増したことは、「超自然的発明にも等しい驚き」として当時の人々には受け止められたと、『変化の動因としての印刷機〔The Printing Press as an Agent of Change〕』のエリザベス・アイゼンステインは書いている。[*23] ヨハン・フストは営業を始めたばかりのころ、印刷した本を大量に持ってパリ入りしたところ、悪魔と結託しているのではと疑う憲兵によって、街を追い出されたという話だ。[*24]

悪魔の影響を恐れる気持ちは、印刷機による安価な製品に人々が群がり、購入して読みあさるようになると、あっという間に消え失せた。一五〇一年、イタリアの印刷工アルドゥス・マヌティウスが、それまでのフォーマットだった二折版や四折版よりもずっと小さく、ポケットに入るサイズである八折版を発表すると、本はいっそう購入しやすく、持ち運びやすく、個人的なものになった。時計の小型化がすべての人を計時係にしたのと同様、本の小型化は、読書を日常生活のなかに織りこんだのである。静かな部屋に座って本を読むのは、もはや学者と修道士だけではなくなった。そこそこの収入の人であっても何冊かの蔵書を集められるようになり、幅広く読書できるようになっただけでなく、さまざまな本を比較できるようにさえなったのだ。ラブレーの一五三四年のベストセラー、『ガルガンチュア物語』のタイトル・キャラクターは感嘆する。「ものを知っている人間、非常に博識な教師、大きな図書館が世界中にあふれている。プラトンやキケロ、あるいはパピニアヌスの時代にも、今日見られるような学びやすい環境はなかったに違いないと思える」。[25]

喜ばしいサイクルが開始されていた。本が入手しやすくなったことで識字能力を求める人々が増え、そして識字率が上がるにつれ、本の需要がさらに高まったのだ。印刷業は活況を呈した。一五世紀の終わりには、ヨーロッパのおよそ二五〇の都市に印刷所があり、そこからおよそ一二〇〇万部の本がすでに送り出されていた。一六世紀には、グーテンベルクの発明はヨーロッパからアジア、中東へと飛び火し、一五三九年にスペイン人が印刷所をメキシコシティに開いたことで、とうとうアメリカにも上陸した。一七世紀の初めになると、印刷機はもうどこにでもあり、本だけでなく新聞や科学雑誌など、さまざまな定期刊行物をも印刷していた。文学出版の最初の黄金時代は、シェイクスピアやセルバンテス、モリエール、ミルトンといった巨匠たちの文学――および言うまでもなく、ベーコンやデカルトの著作――とともに訪れ、これらは書店の目録や読書家の蔵書をにぎわすことになる。

刊行されたのは同時代の作品だけではなかった。印刷業者は、安価な読み物を求める民衆の要求に応えようと、古典を数多く刊行した。古代ギリシア語やラテン語といった原語版でのこともあれば、翻訳版で刊行されることもあった。印刷業者のほとんどは、たやすく利潤を上げようとする動機に動かされていたとはいえ、このようにして古いテクストが普及したことにより、誕生しつつあった書籍中心文化には、知的深みと歴史的連続性がもたらされたのだった。アイゼンスティンの言葉によれば、「古色蒼然たるものに見えていた既刊書を復刻した」印刷業者たちは、たっぷり金もうけをしたのかもしれないが、その過程において彼は読者に「筆写者が提供していたよりもっと豊かで、もっと多様な食事」を与えたのである。[26]

志の高いものだけでなく、低いものも登場した。安手の小説、いんちきな理論、扇情ジャーナリズム、プロパガンダ、それから言うまでもなく大量のポルノが市場に押し寄せ、それらには社会のどこでも熱心な買い手がついた。一六六〇年、聖職者と政治家たちは、イングランド初の公式書籍検閲が述べたところによると、「活版印刷の発明によって、キリスト教世界には利点よりも損害のほうが生じている」のではないかと懸念していた。[*27] スペインの劇作家、かのロペ・デ・ベガは、一六一二年作の戯曲『すべての市民は兵士である』のなかで、多くの高官が持っていた気持ちを次のように書き表わしている。

あまたの本——あまたの混乱!
まわりは本の海だが
そのほとんどはあぶくのよう。[*28]

だが、あぶく自体も重要だった。それは、本が作り出した知的改革をくじくどころか、拡大したのである。粗雑で、粗野で、取るに足らない内容であったこれらの本は、民衆文化における本の広がりを加速し、読書を余暇時間の柱とする役割をも果たしていたのだから、「注意力を持った深い読書」という本の倫理を、これまた普及させていたのである。アイゼンステインは以下のように書く。「かつて純粋にスピリチュアルな献身と結びついていたのとまったく同種の静寂、孤独、思索的態度は、スキャンダラスな紙面や、「みだらなバラッド」「イタリアの好色本」などの「紙とインクで描かれた堕落の物語」

を、熟読する際にもともなっている」[29]。コルセットを脱がせる話に夢中になっているのであろうが、聖詩集に没頭しているのであろうが、シナプスの効果はおおむね同じということだ。

もちろん誰もが読書家になったわけではない。グーテンベルクの革命に対して、多くの人たち――貧しい者、識字能力のない者、孤立していた者、無関心な者たち――は、少なくとも直接的には参加することがなかった。そして、きわめて熱心な読書家たちのなかでも、かつての音声による情報交換の習慣は、まだ一般的なこととして残っていた。いまなお人々はおしゃべりをし、議論をし、講義や演説、討論、説教に参加していた[30]。こうした限界性は指摘に値する――新テクノロジーの採用と使用については、どんな一般化も完璧ではないだろう――けれど、可動式活字による印刷の登場が、西洋文化史、ならびに西洋精神の発達史において、中心的出来事であるという事実は動かない。

J・Z・ヤングによれば、「中世的タイプの脳にとって、真意を言えるかどうかは、感覚による経験を、宗教的象徴と一致させられるかどうかにかかっていた」。印刷機はこれを変えたのである。「本が普及するにつれ、人間はお互いの考えをより直接的に見ることができるようになり、伝わる情報の正確性と内容は、大幅に増大した」[31]。読者は自分の考えや体験を、象徴に埋めこまれたものであれ聖職者から聞いたものであれ、宗教的規範と比較するのではなく、他者の考えや体験と比較できるようになったのだ[32]。社会的・文化的影響は、深いというだけでなく、広範囲にわたるものでもあった。その範囲は、宗教的・政治的激変から、真実を規定し、存在を理解する中心的手段として、科学的方法を優位に置くようになったということにまで及ぶ。新たな「文字の共和国」と見なされるものが登場し、「市民の主たる二つの属性、読むことと書くこと」を、少なくとも理論上は誰もが行使できるようになったのだと、ハーヴァード大学の歴史学者、ロバート・ダーントンは述べている。[*33] かつて修道院の回廊や大学の塔に閉じこめられていた文学の精神《リテラリー・マインド》が、一般的精神となったのである。ベーコンが認識したとおり、世界は作り変えられたのだ。

読むことにはさまざまな種類のものがある。デイヴィッド・レヴィは、現代のわれわれの印刷文書から電子文書への移行に関する著作、『スクローリング・フォワード〔Scrolling Forward〕』のなかで、識字能力のある人々は「一日中、ほとんど無意識のうちに、「読み」を行なっている」と指摘する。われわれは道路標識を、メニューを、ニュースの見出しを、買い物リストを、店内では製品のラベルを目にしている、「こうした形式の「読み」は、時間的に短く、内容的に浅い傾向にある」と彼は言う。これは、小石や陶片に引っかかれた記号を解読していた、われわれの遠い先祖と同じタイプの「読み」だ。しかし、とレヴィは続けて言う。「われわれは持続性をもって非常に集中して読むこともある。長時間にわたって読み、それに没入していることもある。実際のところ、われわれのなかには、このように読むだけでなく、自分を読者だと考える者もいる」。[*34]

ウォレス・スティーヴンズは極上の二行連《カプレット》「家は静かで、世界は穏やかだった〔The House Was Quiet and the World Was Calm〕」のなかで、レヴィの言う種類の「読み」に関し、とりわけ忘れがたく感動的な描写を行なっている。

家は静かで、世界は穏やかだった。

読者は本になった。そして夏の夜は
本が意識を持った存在のようだった。
家は静かで、世界は穏やかだった。

言葉は本など存在しないかのように語られていた、
読者はひたすらページの上にかがみこみ、

ページに近づき、できることなら
本を体現したかのような学者になろうとし、この夏の夜が
その思考の完成形だという人間になろうとしていた。
家が静かだったのは、そうでなければならないからだった。

その静けさは意味の一部、精神の一部だった。
ページの完成へと近づくための。

スティーヴンズのこの詩は、「深い読み」を表現しているというだけではない。「深い読み」を要求する

ものでもあるのだ。詩を味わうには、その詩が表現している精神が必要とされる。「深い読み手」の注意力が持つ「静けさ」と「穏やかさ」がこの詩の「意味の一部」となり、思考と表現の「完成形」がページにたどり着くための道を成す。全面的に没頭している知性の隠喩である「夏の夜」のなかで、書き手と読み手は溶け合い、「本が意識を持った存在」をともに作り出し、共有する。

「深い読み」が持つ神経学的効果についての最近の研究は、スティーヴンズの詩文に科学のツヤを付け足している。ワシントン大学動的認知研究所が行ない、二〇〇九年に『心理科学〔Psychological Science〕』誌に発表された注目すべき研究では、小説を読む際に脳内で何が起こるかが、脳スキャナーを用いて調査されている。その結果、次のことがわかった。「物語内で出会う新しい状況を、読み手は心的にシミュレートしている。テクストから把握された行動や感覚の詳細が、過去の経験から得られた個人的知識と統合される」。脳のなかで活性化される領野は、「現実世界で同様の活動を、行なったり想像したり、観察したりする際に使われる部分」であることが多い。「深い読み」は、この研究のリーダーであった研究員、ニコル・スピアの言葉によると、「受動的行為ではまったくない」[*35]。読者は本になるのだ。

本の読み手と書き手とは、つねに高度に共生的な関係にあり、その関係は知的・芸術的交流の手段となっている。書き手の言葉は読み手の精神のなかで触媒として働き、新たな洞察、連想、知覚、およびときには啓示をも触発する。そして、批判的で注意深い読み手がいるからこそ、書き手の意欲は刺激される。だからこそ作家は自信を持って、新しい表現形式を探究し、困難で厄介な思考の道を切り開き、ときに危険でさえある海図なき領域へと飛びこんでいくことができるのだ。「偉大な者たちはみな、弁明しようなどと考えることなく、誇りをもって書いていた。やがて知的な読み手が現われて、自分たちに感謝してくれるだろうことを彼らは知っていたのだ」とエマソンは書いている。[*36]

われわれの豊かな文学的伝統は、本というるつぼのなかで生じる、読み手と書き手との親密な交流抜きでは考えられない。グーテンベルクの発明ののち、洗練され、要求が多くなっていく読み手たちの目をとらえようと、書き手たちがいっそうの明晰さ、優雅さ、オリジナリティをもって思考や感情を表現しようとするにつれ、言語の領域は急速に拡大していった。かつて数千語しかなかった英語の語彙は、本が急増すると一〇〇万語にも跳ね上がった。[*37] 新語の多くは、以前は存在すらしなかった抽象概念を表わすものだった。書き手たちは語順とシンタクスの実験を行ない、思考と想像力の新たな道を開いた。読み手たちはこの道を熱心にたどり、優美で精巧で個性的な散文や韻文に、遅れることなくついていった。さまざまな議論が、それぞれ何ページにもわたって直線的に進んでいくにつれ、書き手たちが表現し、読み手たちが解釈できる思考は、いっそう複雑で繊細なものになった。言語が拡張するにつれ、意識は深まったのである。

この深まりはページ上だけにとどまるものではなかった。本を読み、書くことは、生《せい》と自然についての人々の経験を高め、磨き上げたと言っても過言ではない。アイゼンスティンは次のように書く。「新たな文学芸術家たちは、味や手触り、匂いや音を、言葉だけで複製できてしまう驚くべき妙技を持っていたが、これは、読み手に伝えるべき感覚的体験を、高度に意識し、綿密に観察しなければできないことであった」。画家や作曲家と同様、作家には「知覚を変える」能力があったのだが、その変更は「外的刺激に対する感覚的反応を、さまたげるのではなく豊かにし、人間のさまざまな経験に対する共感的反応を、狭めるのではなく拡大する」方向に向かうものだった。[38] 本のなかの言葉は、人々の抽象的思考能力を強化しただけではない。物理的世界、本の外にある世界についての人々の経験を、豊かにするものでもあったのである。

神経可塑性に関する研究から得られる最も重要な教訓のひとつに、あるひとつの目的のために発達した精神的キャパシティ、すなわち神経回路は、他の目的にも用いられうるということがある。印刷されたページをめくることで、議論や物語のラインをたどっていくという規律をみずからの精神に教えこんだとき、われわれの先祖は、以前より思索的で、反省的で、想像力ある存在になった。メアリアン・ウルフは次のように言う。「読むときに自分をどのように配列したらいいか、すでに学んでいた脳には、新しい思考がたやすく入ってきた。以前より洗練された知的スキルが読み書きによって促進され、われわれの知的レパートリーに付け加わったのである[39]」。「深い読み」のもつ静けさは、スティーヴンズの理解したとおり、「精神の一部」となったのだ。

印刷機が発明されたのちに人間の意識が変化したのは、本だけが理由ではない――他のさまざまなテクノロジーや、社会的・人口学的傾向も、重要な役割を果たしている――けれど、本はこの変化のまさに中心に位置していた。本が知識や洞察を交換する第一の手段になると、その知的倫理がわれわれの文化の基礎となった。ワーズワースの『プレリュード』やエマソンのエッセイに見られる、繊細でニュアンスに富んだ自己認識も、オースティンやフローベール、ヘンリー・ジェイムズの小説に見られる、社会的・個人的関係に対する同じくらい繊細な理解も、本がなければ存在しえなかった。ジェイムズ・ジョイスやウィリアム・バロウズによる、非直線的物語という二〇世紀の偉大な実験も、注意深く辛抱強い読み手の存在を、作家が前提としていなければ、なされえなかったものであるだろう。ページに書き写されれば意識の流れは、文学的かつ直線的なものとなる。

文学的倫理が表現されるのは、われわれが通常文学と見なすものにおいてだけではない。それは歴史家の倫理にもなって、たとえばギボンの『ローマ帝国衰亡史』のなかにきらめいている。哲学者の倫理にもなり、デカルトやロック、カント、ニーチェの思想を形成している。そして重大なことに、科学者の倫理にもなったのである。一九世紀の最も影響力ある文学作品をひとつ選ぶなら、それはダーウィンの『種の起源』だと言うこともできるだろう。二〇世紀になると文学的倫理は、アインシュタインの『一般相対性理論』、ケインズの『雇用・利子および貨幣の一般理論』、トマス・クーンの『科学革命の構造』、レイチェル・カーソンの『沈黙の春』など、さまざまな本を貫くことになる。長い文章を効率よく印刷し、複製することで促進された、読むことと書くことにおける——および、知覚と思考における——変化がなければ、これらのきわめて重大な知的達成は、どれも不可能であったことだろう。

中世後半を生きていた先祖たち同様、今日のわれわれは、二つのテクノロジー世界のはざまに暮らしている。五五〇年を経て、印刷機とその製品たちは、われわれの知的生活の中心から周縁部へと押し出されつつあるのだ。この移行が始まったのは二〇世紀半ば、安価で豊富できりなく楽しませてくれる、電気的・電子的産品の第一波に対して、われわれがより多くの時間と注意力を割くようになったときのことだった——すなわち、ラジオ、映画、レコード、テレビに対して。だがこれらのテクノロジーには、書かれた言葉を伝達できないという限界がつねにあった。本を追いやることはできても、本の代わりになることはできなかったのである。文化のメインストリームは、なお印刷機とともにあった。

だが、いまやメインストリームは、急速かつ決定的に、新たな水路へ流れこもうとしている。コンピューター——デスクトップ、ラップトップ、携帯型の——が、つねにわれわれに同伴し、インターネットが、テクストを含めたあらゆる形態の情報を蓄積し、処理し、共有するための媒体として選択されるに至り、電子革命は頂点を迎えつつある。新たな世界ももちろん、アルファベットという見慣れたシンボルの詰まった、識字的世界でありつづけるだろう。時計のない時代へ時計を戻せないのと同様、失われた音声文化世界へ戻ることはできない。[*40]「書くことと印刷とコンピュータはみな、言葉をテクノロジー化する方法である」とウォルター・オングは述べている。そしていったんテクノロジー化されてしまえば、言葉は二度と脱＝テクノロジー化されることはない。[*41]だがスクリーンの世界は、われわれがすでに理解しつつあるとおり、ページの世界とはきわめて異なる場所だ。新たな知的倫理が確立されようとしている。われわれの脳内の水路も、掘り直されつつある。

われわれの近代的メディアはあるひとつの源から生まれている。それは今日ではほとんど話題にのぼることのない発明品だが、内側で燃えさかるエンジンのごとく、あるいは白熱電球のごとく、社会の形成において決定的な役割を果たしている。その発明品の名はオーディオン〔Audion〕、初の電子的音響増幅器。発明者の名はリー・ド・フォレストという。

アメリカの奇人天才発明家たちの奇人ぶりは高水準にあるが、その基準に照らしても、ド・フォレストは相当な変わり者だ。性格も外見も感じが悪く、たいていの人から嫌われていた——ハイスクールでは「クラスでいちばんいやな奴」に選ばれた——彼は、巨大なエゴと、同じくらい巨大な劣等感に突き動かされていた。*01 結婚手続きや離婚手続きの最中でなくとも、同僚と仲たがいしているときでなくとも、あるいは事業に失敗しつつあるときでなくとも、彼はいつも法廷にいて、詐欺罪や特許権侵害の告発に対する弁明を行なっていた——もしくは、数多くいる敵のうちの誰かに対して訴訟を起こしていた。

ド・フォレストは校長の息子としてアラバマで育った。一八九六年にイェール大学で工学博士号を取得すると、その後一〇年間は、何とかして有名になり、金持ちになれないかと、最新のラジオ・電報テクノロジーをあれこれいじり回していた。一九〇六年、その瞬間がやって来る。一方の電極（フィラメント）から別の電極（プレート）へと電流を流す構造の、標準的な二極真空管を手に取ると、その試みの意義を自分でもよくわかっていないまま、そこに第三の電極を付け足して、ダイオード〔二極〕をトリオード〔三極〕に転じたのだ。第三の電極（グリッド）に少量の電荷をかけると、フィラメントとプレートのあいだに流れる電流が格段に強くなるとわかった。特許申請書で彼は、この装置は「微弱な電流を増幅する」のに適用できると説明した。[*02]

ささやかなものと見えたド・フォレストのこの発明品は、やがて世界を変えるものとなる。電気信号の増幅に使えるのであれば、電波のかたちで送受信される音声の増幅にも使えるはずだ。それまでラジオの使用が限定的なものにとどまっていたのは、信号があっという間に衰微してしまうからだった。信号を増幅してくれるオーディオンのおかげで、長距離無線通信が可能となり、これがラジオ放送開始にもつながっていく。オーディオンはまた、新たな電話システムの重要構成要素にもなり、国の両端、あるいは地球の反対側にいる人どうしが、互いの話を聞くことをも可能としていく。

当時のド・フォレストには知る由もなかったが、彼は電子の時代を開幕させたのだ。電流は簡単に言えば電子の流れであり、オーディオンはこの流れの強さを、正確にコントロールできる初の装置だった。二〇世紀が進むにつれ、トリオードは近代コミュニケーション、近代エンタテインメント、近代メディア産業における、テクノロジー上の心臓部となっていく。それはラジオ送受信機にも、ハイファイのオーディオ・セットにも、拡声装置にも、ギター・アンプにも使われた。初期のデジタル・コンピュータの多くにおいては、データ処理ユニットやデータ蓄積システムとしても用いられた。草創期のメインフレーム・コンピュータには、これが何万本も使われている。一九五〇年ごろ、もっと小さくて安価で信頼性の高い、半導体が真空管の代わりに使われるようになると、電子製品の人気は爆発的に高まった。リー・ド・フォレストの発案した三極構造は、トランジスタという極小化されたかたちを取って、われわれの情報時代の馬車馬となったのだ。

自分の力があってこそ生まれた世界について、喜ぶべきなのか当惑すべきなのか、ド・フォレストは最後までわからずにいた。一九五二年、『ポピュラー・メカニクス』誌に寄せた「電子時代の夜明け〔Dawn of the Electronic Age〕」という文章で、彼はオーディオンを「巨大なオークの木から生まれ落ち、今日世界を席捲している、この小さなドングリ」と呼び、その誕生を讃えている。しかし同時に、商業放送メディアによる「道徳的堕落」を彼は嘆く。「今日の大多数のラジオ番組の低脳ぶりを見ると、わが国の知的レヴェルについて憂鬱にならざるをえない」。

電子工学の将来の適用例となると、話はいっそう暗鬱になって来る。彼の考えでは、やがて「電子生理学者」が登場し、「思考や脳波」の観察と分析を行なって、「喜びや悲しみが、はっきりとした量的単位で計測」されるようになるだろうとのことである。最終的に、彼はこう結論する。「二一世紀には、やる気のない学生たちの脳に、教授が直接知識を植えつけるようになるかもしれない。そこには何と恐ろしい政治的危険が潜んでいることか！　そんなことが起こるのは後代のことであって、われわれの時代ではないことに感謝しよう」[*03]。

第5章　最も一般的な性質を持つメディア

最初のデジタル・コンピュータが大量生産されはじめたころである一九五四年春、イギリスのすぐれた数学者、アラン・チューリングは、青酸入りのりんごで服毒自殺した。知識の樹からこの果実をつみ取ったことで、われわれは計り知れないほどの代償を支払ったのだと、この場合は思わざるをえない。その生涯を通じ、ある伝記作者の言によれば「この世のものとは思えない純粋さ」というものを持ちつづけていたチューリングは、第二次世界大戦中、エニグマの暗号の解読で重要な役割を果たした。*01 エニグマとは、ナチス・ドイツが軍事命令などの機密メッセージを暗号化し、解読することに使用していた精巧なタイプライターである。エニグマの解読は、戦況を有利に導き連合国側の勝利を確実なものとする英雄的な行為であったのだが、それはチューリングを恥辱から救うことにはならなかった。数年後、男性と性行為を行ったことで、チューリングは逮捕されてしまったのだ。

今日、アラン・チューリングは、現在のコンピュータを予兆し、その青写真となった計算機械の考案者として、最もよく記憶されている。のちにチューリング・マシンと呼ばれるようになるその計算機械の概念を、一九三六年の論文「計算可能数、ならびにそのヒルベルトの決定問題への応用」で彼が発表したのは、ケンブリッジ大学の特別研究員になったばかりの二四歳のときだった。チューリングがその論文を書いたのは、論理的あるいは数学的に完全なシステムというものは存在しない――真とも偽とも決定できない「計算不可能な」命題が必ず存在する――ということを論証するためであった。この論点を証明するため、コード化された命令に従い、記号の読み取り、書きこみ、消去を行なうことのできる、シンプルなデジタル計算機の概念を彼は生み出した。彼の証明に従えば、そのようなコンピュータは、いかなる情報処理機器としての機能も果たすようプログラムすることが可能である。それは「汎用《ユニヴァーサル》マシン」であったのだ。[*02]

のちに発表した論文「計算機械と知性〔Computing Machinery and Intelligence〕」において、チューリングは次のように説明している。プログラム可能なコンピュータの存在は「重要である。スピードの問題を別にすれば、多様な計算プロセスを実行するために、新たに多種のマシンを設計する必要がなくなるのだから。それらの計算プロセスは、個々のケースに応じて適切にプログラムされた、一種類のデジタル・コンピュータで実行できるのだ」。それが意味することは、「あらゆるデジタル・コンピュータが、ある意味、同等のものだ」ということだと彼は結論する。[*03] プログラム可能なコンピュータというものを想像したのは、チューリングが最初ではない――その一世紀以上も前、やはりイギリスの数学者であるチャールズ・バベッジが、「最も一般的な性質を持つ機械」となるであろう「解析機関」のプランを考案していた[*04]――が、デジタル・コンピュータの無限の適応可能性を理解していたのは、チューリングが最初だったように思われる。

彼に予想できなかったのは、彼の死後わずか数十年で、彼の考案したユニヴァーサル・マシンが、われわれの誰もが用いるユニヴァーサル・メディアとなったことだ。言葉、数字、音声、図像、動画といった、伝統的メディアの分配するさまざまな種類の情報は、すべてデジタル化可能であるため、すべて「コンピュータ処理」が可能である。ベートーヴェンの第九交響曲からポルノ映画に至るまで、あらゆるものが1と0の連なりへと変換でき、コンピュータによって処理され、伝達され、表示され、プレーされうるのである。今日、インターネットの発達とともに、チューリングの発見が持っていた途方もない意味を、われわれは目の当たりにしている。相互接続された何百万台ものコンピュータとデータバンクから構築されているインターネットは、計り知れない力をもつチューリング・マシンであり、例のごとく、他の知的テクノロジーのほとんどを飲みこみつつある。それはわれわれのタイプライター、印刷機、地図、時計、計算機、電話、郵便局、図書館、ラジオ、そしてテレビになりつつある。他のコンピュータの機能すら取りこみつつある。ソフトウェアの多くが、家庭のコンピュータに内蔵されるのではなく、インターネットを介して提供されるようになっているのだ――シリコン・ヴァレー関係者に言わせれば、「クラウド」化しているのである。

チューリングが指摘したように、ユニヴァーサル・マシンを制限する要因はスピードだった。最初期のデジタル・コンピュータでさえ、理論上は、あらゆる情報処理作業を行なうことができたのだが、複雑な作業――たとえば写真を視覚的に表示することなど――はきわめて多大な時間とコストを要するため、実際に実行することは不可能であった。そういった作業は、暗室でトレイ入りの化学薬品を扱っている人間にやらせた方が、ずっと迅速かつ安価に行なうことができたろう。けれども、コンピュータ処理におけるスピード上の制約は、一時的な障害でしかなかった。最初のメインフレーム・コンピュータが組み立てられた一九四〇年代以来、コンピュータとデータ・ネットワークの速度は異常とも言えるペースで加速しており、データの処理と伝達にかかるコストも同様に急速に減少している。過去三〇年で、コンピュータ・チップが一秒あたりに処理可能な命令の数は、およそ三年ごとに二倍になっており、他方、それらの命令を処理するのに要するコストは、一年ごとにおよそ半分に減少している。全体として、典型的なコンピュータ作業に必要なコストは、一九六〇年代の一〇〇〇分の一となっている。[*05] ネットワークの回線容量も同様に急速な勢いで増加していて、WWWが開発されて以来、インターネットのトラフィックは毎年平均で二倍になっている。[*06] チューリングの時代には想像もできなかったコンピュータ・アプリケーションが、現在では当たり前のものとして存在している。

メディアとしてウェブが進歩していくさまは、現代のメディアの歴史全部を、まるで低速度撮影のフィルムに収めたかのような速い動きで繰り返したものである。何百年もの年月が二、三〇年に圧縮されているのだ。ネットが最初に再現したのはグーテンベルクの印刷機である。テクストはソフトウェア・コードに翻訳することも、ネット上で共有することも、非常に簡単に行なうことができた――保存のためのメモリも、情報伝達のための大規模な回線容量も、スクリーンに表示するための処理能力もさほど必要としなかった――ので、初期のウェブサイトは印刷記号でのみ構築されるのが普通であった。われわれがオンライン上で目にするものを表わすまさにその用語――ページ――が、印刷された文書とのつながりを強調している。歴史上初めて、大量のテクストがラジオやテレビ番組のように送信されるのだと認識した雑誌や新聞の発行元は、オンラインに販路を設けた最初の業種のひとつとなり、記事や抜粋などの文書をオンライン・サイトで公開した。言葉が容易に伝達されうるものであることは、メールが広範かつきわめて急速に採用され、手紙が古臭いものとなるという結果も生んだ。

メモリと回線容量のコストが減少するにつれて、写真や図像をウェブ・ページに組みこむことが可能になった。しばしばそれらに付随していたテクストと同じように、それらのイメージは最初白黒であり、画面の低解像度のためぼんやりとしたものだった。それはまるで、一〇〇年前に初めて新聞で印刷された写真のようだった。だが、インターネットの能力が拡大すると、カラー写真も扱われるようになり、イメージのサイズと画質は大幅に向上した。キネマトグラフとも呼ばれ、一九世紀末に人気を博したパラパラマンガのギクシャクした動きを模した、簡単なアニメーションがネット上でまもなく流れるようになる。

次にウェブは、伝統的な音声処理機器――ラジオ、レコード、カセットデッキ――に取って代わりはじめる。人がオンラインで耳にした最初の音声は話された言葉であったが、まもなく音楽の断片が、次に一曲まるまるが、ついにはそして交響曲さえもが、ウェブサイトを経由してストリーム配信されるようになり、その音質はどんどん向上した。ネットワークがストリーム配信を行なえるようになったのは、ソフトウェア・アルゴリズムの発展のおかげだった。たとえば、MP3ファイルの作成に用いられ、人間に聞こえにくい音を音楽などの録音音声から消去するアルゴリズムがその例である。それらのアルゴリズムによって、音質はわずかに犠牲になるものの、音声ファイルをずっと小さなサイズに圧縮することが可能になった。通話も、従来の電話回線を迂回し、インターネットの光ケーブルを経由して送信されはじめた。

最後に、映画やテレビのテクノロジーをネットが取りこんでいくのにしたがい、動画がオンライン上で配信されるようになった。動画の送信や表示はコンピュータやネットワークにかかる負担が大きいため、初期のオンライン動画はブラウザ内の小さなウィンドウに表示された。動画はつっかえながら表示されたり、途中で消えてしまうことがしばしばだったし、音声とシンクロしていないことが普通だった。だが動画の配信においても、ネットの進歩の恩恵は急速に生じた。わずか二、三年のあいだに手のこんだ3Dゲームがオンラインで楽しめるようになり、ネットフリックス〔ネット上でDVDレンタルをしたり、映像配信したりしている企業〕やアップル社などが、高解像度の映画やテレビ番組をネットワーク上に、あるいは顧客の家庭のスクリーンに配信するようになった。ウェブカメラがコンピュータおよびネット接続されたテレビの標準装備となり、一般的なインターネット電話サーヴィスを行なうスカイプがビデオ・トランスミッションを内蔵するようになって、長らく実現されていなかった「テレビ電話」でさえ現実のものとなったのだった。

ネットと、それが取って代わったメディアの大部分のあいだには、明白かつ重要な違いがある。ネットは双方向的なのだ。われわれはネットを通じてメッセージを受信することも、送信することもできる。このことがネットのシステムをよりいっそう有用なものとしている。オンライン上で情報をやり取りする、すなわち、ダウンロードのみならずアップロードも可能であることによって、ネットは企業と商取り引きにとって目抜き通りに相当するものになった。何度かクリックするだけで、ヴァーチュアルなカタログから望みのものを探して注文し、商品の配送状況を確認し、企業データベースの情報を更新することができる。だが、ネットはビジネスの世界にわれわれを結びつけるだけではない。われわれひとりひとりを互いに結びつけるのだ。ネットは商業的なメディアであるだけでなく、私的発信のメディアでもある。何百万もの人々が、パーソナル・コンピュータで作り出したものを、ブログ、ビデオ、写真、歌、ポッドキャストのかたちで配信するためにネットを用い、他人が作り出したものに批評、編集、あるいは変更を加える目的でもネットを使用する。ボランティアによって作成される巨大なオンライン百科事典のウィキペディアや、大部分がアマチュアの投稿によるYouTubeのビデオ配信、大規模な写真共有コミュニティのFlickr、そして広範な範囲をカヴァーするブログ一覧コミュニティのHuffington Post――これらの人気サイトはすべて、ウェブの登場以前には想像できなかったものだ。その双方向性によってネットはいわば世界の公会堂となった。人々はフェイスブック、ツイッター、マイスペースなど、あらゆる種類のソーシャル（そしてときには反社会的《アンチソーシャル》）ネットワーク上に集い、チャットや噂話を楽しみ、議論をたたかわせ、何かを見せびらかしたり、ナンパしたりするのである。

ネット接続がより高速になると、ログオン時に多くのことを行なうことが可能となったが、インターネットの用途が増大するにつれ、われわれがネットに費やす時間はますます長くなっている。二〇〇九年までに、北米に住む成人は平均で週一二時間をネットに費やすようになっており、これは二〇〇五年にネットに費やしていた平均時間の倍である。*07 インターネットにアクセス可能な成人だけに絞れば、オンライン上にいる時間はかなり増えることになり、週一七時間以上に達する。*08 若年層の数字はさらに大きなものであり、二〇代の若者がネットに費やす時間は週一九時間以上となる。二歳から一一歳までのアメリカの子どもは、週およそ一一時間をネットに使っており、これは二〇〇四年以来六〇パーセント以上の増加である。*09 二〇〇九年に、典型的なヨーロッパの成人は、週八時間近くをネット上で過ごしているが、これは二〇〇五年からおよそ三〇パーセントの増加である。ヨーロッパの二〇代の若者は、平均で週およそ一二時間を費やしている。*10 一八歳から五五歳までの成人二万七五〇〇人に対して行なわれた国際調査では、人が余暇時間の三〇パーセントをネット上で費やしていること、中国人が最も熱心なネット・サーファーで、非就労時間の四四パーセントをネットにあてていることが明らかになった。[*11]

これらの数字には、携帯電話などの携帯コンピュータでメールを交換する時間は含まれていないが、この時間も急速に増大している。メールのやり取りは、特に若者にとって、コンピュータの最も日常的な用途のひとつである。二〇〇九年初めまでに、平均的なアメリカの携帯電話使用者は月四〇〇通近くのメッセージを送受信しており、これは二〇〇六年の数字の四倍となっている。平均的な一〇代のアメリカの若者は、信じがたいことに、月二二七二通のメッセージを送受信している。[*12]世界中で携帯電話間を行き来するメールの数は、一年あたりゆうに二兆通を超えており、通話の数をはるかに凌駕している。[*13]いつでも手元にあってメッセージを送受信してくれるシステムとデヴァイスのおかげで、「決してネット接続が断たれることはない」と、マイクロソフト社で働く社会科学者のダナ・ボイドは語っている。[*14]

ネットにあてられる時間は、テレビの視聴に費やされていたはずの時間から都合されていると考えられることがしばしばである。だが、統計が示唆するのはその仮定とは別のことだ。メディア活動研究の大部分が示すのは、ネット使用時間が増大するとき、テレビ視聴時間は横ばいのままであるか、増加するかだという事実である。ウェブ時代を通じてアメリカ人のテレビ視聴時間は増加しつづけているということが、ニールセン社が実施した、長期にわたるメディア追跡調査によって明らかになっている。テレビの前でわれわれが過ごす時間は、二〇〇八年から二〇〇九年の間に二パーセント増え、月一五三時間に達した。これはニールセン社がデータ収集を一九五〇年代に始めて以来の最高水準である（しかもこの時間には、コンピュータでテレビ番組を見ている時間は含まれていない）。[*15] ヨーロッパでも同様に、これまでと同じようにテレビが視聴されつづけている。二〇〇九年、平均的ヨーロッパ人は週一二時間以上テレビを見ているが、二〇〇四年の視聴時間よりもこれは一時間近く長い。[*16]

二〇〇六年にジュピター・リサーチ社によって行なわれた研究によれば、テレビの視聴者層とネット・サーフィンをする層の「重なりの度合いはきわめて大きな」もので、最も熱心なテレビの視聴者（週三五時間あるいはそれ以上テレビ番組を観る）は最もヘヴィーなネット・ユーザー（週三〇時間あるいはそれ以上をオンラインで過ごす）でもあるのだという。[*17] 言い換えれば、オンラインで過ごす時間の増大は、スクリーンの前で費やす時間の拡大につながったということである。ボール州立大学付属メディア・デザイン・センターによって二〇〇九年に行なわれた大規模な研究で明らかになったのは、年齢を問わず大部分のアメリカ人は、一日八時間半以上を、テレビ、コンピュータ・モニター、携帯電話画面を見るのに使っているということだ。しかも、これらのデヴァイスのうち二つ、あるいは三つを同時に使用していることさえ頻繁にあるという。[*18]

ネット使用が増えるにつれて確実に減少していると思われるのは、印刷物を読むのに使われている時間だ――特に新聞や雑誌であるが、本についても当てはまる。私的メディアの四つのカテゴリーのうち、印刷物はいちばん使われていないメディアで、テレビ、コンピュータ、ラジオに大きく水をあけられている。アメリカ労働統計局によれば、二〇〇八年までに、一四歳以上の平均的アメリカ人が印刷物を読むのに用いる時間は週一四三分まで落ちこんでおり、二〇〇四年に比べて一一パーセント減少している。最も熱心なネット・ユーザーである二五歳から三四歳の若年成人層では、二〇〇八年時点で印刷物を読むのにあてる時間はわずか四九分にすぎず、二〇〇四年に比べて二九パーセントという急激な減少を見せている。[*19]小規模ではあるが示唆することの多い、『アドウィーク』誌によって行なわれた二〇〇八年の研究は、四人の典型的アメリカ人——美容師、科学者、小学校校長、不動産業者——を追跡調査して、各人のメディア使用状況を記録している。『アドウィーク』誌によれば、これらの人々の使用習慣は大きく異なっていたが、共通点がひとつあったという。「観察していた時間に印刷物を開いた人は四人のうち誰もいなかった」。[*20]ネットや電話の画面など、至るところにテクストが存在しているので、二〇年前に比べて多くの文字を読んでいることはほとんど確実なのだが、紙に印刷された文字を読むということにわれわれが割く時間はずっと少なくなっているのだ。

その前に登場したパーソナル・コンピュータがそうであったように、インターネットは多くの点で非常に有用であると判明したので、そのカヴァー領域の拡大は歓迎された。家庭、職場、学校といったわれわれの周囲で起こっているこのメディア革命は、疑問視されることはおろか、落ち着いて考察されることさえほとんどない。ネットの登場以前、メディアの歴史は、ばらばらな個々のメディアについての物語だった。さまざまなテクノロジーが異なる経路をたどって発達し、それ用のツールの普及につながった。本や新聞はテクストや図像を提示することができたが、音声や動画を扱うことはできなかった。映画やテレビのような映像メディアは、少量である場合を除いて、テクストを表示するのには不向きであった。ラジオや電話、レコード再生機、テープ再生機の機能は、音声の伝達に限定されていた。数字を足し合わせるのには計算機が用いられた。調べ物をするのであれば、百科事典や『ワールド・アルマナック』にあたってみただろう。ビジネスの消費の末端が細分化されているのと同様、生産の末端も細分化されたものだった。ある会社が言葉を販売したいと考えたなら、紙に印刷する必要があった。映画を売りたいと思ったなら、フィルムをリールに巻き取らねばならなかった。曲を販売したいなら、レコードや磁気テープに録音する必要があった。テレビ番組やコマーシャルを配信したければ、大きなアンテナから発信するか、黒色の太い同軸ケーブルを通じて送信せねばならなかった。

いったん情報がデジタル化されれば、メディア間の境界は消滅する。特定の用途のツールは、万能ツールに取って代わられる。デジタル情報の生産と分配は、デジタル化以前のそれらよりも経済的に効率的であることがほとんどであったので——電子化された製品を生産し、ネット経由でそれを配信するコストは、かたちをもった商品を生産し、倉庫を経て小売店へと配送する費用に比べれば小さなものである——情け容赦のない資本主義のロジックに従い、デジタル化への移行はきわめて急速に行なわれた。現在、ほとんどすべてのメディア企業がデジタル版の製品を配信しており、メディア製品の消費が増大しているのは、ほとんど完全にオンラインの領域においてである。

伝統的なかたちのメディアが姿を消してしまったということではない。われわれはいまでも本を購入し、雑誌を購読している。映画館にも足を運ぶし、ラジオにも耳を傾ける。なかにはいまだにCDやDVDを買う人だっている。少数ではあるが、ときおり新聞を手に取る人だっている。古いテクノロジーが新しいテクノロジーに取って代わられたあとも、古いテクノロジーが引きつづき用いられることはしばしばあるし、ずっと使われつづけることだって時にはある。可動式の活字が発明されたのち何十年も、多くの本が筆写者によって書き取られたり、木版で印刷されたりしていた——現在でも、最も美しい本の何割かは、このような方法で発行されている。非常に数は少ないが、レコードを聴く人だっているし、写真を撮るのにフィルム・カメラで撮影する人もいるし、電話番号を調べるのにイエローページの冊子を使う人だって存在する。だが、古いテクノロジーは経済的・文化的な勢力を失ってしまった。発展の袋小路に行き当たったのである。生産と消費を支配するのは新しいテクノロジーであり、それがわれわれの行動に影響を与え、知覚を形成している。それゆえ、本、新聞、テレビ番組、ラジオ番組、レコード、CDのなかに、知識や文化の未来はもはやない。ユニヴァーサル・メディアを光の速さで移動するデジタル・ファイルのなかに、その未来は存在するのだ。

「新しいメディアというものは決して古いメディアへの付加ではなく、古いメディアをそのまま放置するものでもない。古いメディアにとっての新しいかたち、新しい位置が見つかるまで、それらに圧力を加え続けるのだ」とマクルーハンは『メディア論』で述べている。[*21] 彼の所見はとりわけ今日にあっては、真実味をもって聞こえる。伝統的メディアは、たとえ電子メディアであっても、オンライン配信へ移行すれば、かたちと位置を変更される。ネットはメディアを吸収するとき、自身の姿に似せてそのメディアを再創造する。そのメディアの物理的形態を解体するだけではない。コンテンツにハイパーリンクを挿入し、コンテンツを検索可能な塊に分割し、すでに取りこんだ他のメディアのコンテンツでそのコンテンツを包みこむのだ。コンテンツの形状におけるこうした変化は、われわれがコンテンツをどう使用し、どう経験し、さらにはどう理解するかまで変化させる。

コンピュータ・スクリーンで見るオンライン・テクストのページは、印刷されたテクストのページと同じように見えるかもしれない。だが、ウェブ文書をスクロールしたりクリックしたりすることには、本や雑誌のページをめくるときとは非常に異なる動作、非常に異なる感覚刺激がともなう。読むという認知行為は、視覚のみならず触覚をも用いる行為であることが、研究によって明らかになっている。それは視覚的であるだけでなく触覚的でもあるのだ。読み書きに関する研究を行なっているノルウェーの教授、アン・マンゲンは次のように言う。「読むという行為はすべて複数の感覚に関わるものである」。書かれたものの「物質性を感覚運動的に経験すること」と「テクストの内容を認知的に処理すること」のあいだには、「重要なリンク」が存在している。[*22] 紙からスクリーンへの移行は、書かれたものをいかに読み進めるかを変化させるだけではない。テクストに対する注視の程度や、テクストへの没頭の深度にも影響を与えるのである。

ハイパーリンクはわれわれのメディア経験も変容させる。ある意味リンクというのは、文書の共通要素となって久しい、他のテクストへの言及、引用、脚注のヴァリエーションである。だが、われわれが読むときに与えられる効果は、紙の場合と同一ではまったくない。リンクは関連作品、あるいは補足的作品を、単に指し示しているわけではなく、そこへ向かうようわれわれを急き立てているのだ。どれかひとつのテクストに継続的注意を払うよりも、あれこれのテクストを拾い読みするようリンクは促す。ハイパーリンクは、われわれの注意を惹くようデザインされている。そのナヴィゲーション・ツールとしての有用性は、それが引き起こす注意散漫状態と切り離せない。

オンライン上のテクストの検索可能性も、目次、索引、用語集のような、既存のナヴィゲーション・ツールのヴァリエーションだ。だが、ここにおいてもわれわれに与えられる効果は異なっている。リンクの場合と同じく、検索が容易に行なえることで、デジタル・テクストは印刷されたテクストよりも、文書間のジャンプがはるかに簡単になった。どんなテクストであれ、ひとつのテクストに対するわれわれの結びつきは、より希薄で一時的なものとなる。検索はまた、オンライン・テクストの断片化をも導く。検索エンジンは、テクストの特定の断片――そのとき検索しているものと強い関連性をもつ単語や文――にわれわれの注意を向けるが、テクスト全体に没頭するように働きかけたりはしないのだ。ウェブを検索するときわれわれは森を見ない。木さえ見ていない。枝や葉を見ているのだ。グーグルやマイクロソフトなどの企業が、ビデオやオーディオ・コンテンツに適した検索エンジンを完成するにつれ、書かれたものにおいてはすでに特徴となっている断片化処理を、こうむる製品は増えていくだろう。

ひとつのスクリーン上に多くの異なる情報を組み合わせて表示することで、ネットというマルチメディアはさらにコンテンツを断片化し、われわれが集中するのをさまたげる。たとえばひとつのウェブページのなかに、いくつかのテクストの塊、ビデオあるいはオーディオのストリーミング、ナヴィゲーション・ツールいくつか、さまざまな広告、「ウィジェット」と呼ばれる小さなソフトウェア・アプリケーションが、それぞれウィンドウに囲われたかたちで並んでいるということもある。この刺激の不協和音が見る者の注意をいかに散漫にするか、われわれはみな知っている。いつも冗談にしているぐらいだ。ある新聞のサイトで最新のヘッドラインを見ていると、新着メールがアナウンスされる。その数秒後には、お気に入りのブロガーがブログの記事を更新したことを、RSSリーダーに教えられる。すると間髪入れず、今度は携帯電話の受信音が、メールの到着を知らせてくる。そのあいだ、スクリーン上ではフェイスブックやツイッターのアラートが点滅していたりするのだ。ネット上を流れるあらゆる情報に加え、われわれはコンピュータで動作しているソフトウェア・プログラムにも直接アクセスできる

——これらもまた、競ってわれわれの精神の平穏を乱す。コンピュータのスイッチを入れるたび、ブロガー兼SF作家のコリー・ドクトロウが「中断テクノロジーの生態系」と呼ぶもののなかへ、われわれは没入することになるのだ。[*23]

　双方向性、ハイパーリンク、検索可能性、マルチメディア——ネットの持つこれらの特質は、すべて魅力的な恩恵をもたらす。かつてない量の情報がネットで入手可能になったことだけでなく、これらの特質もまた、われわれの大部分がネットに惹きつけられる主たる理由を成している。別の電化製品のスイッチを入れたり、雑誌やCDの山を掘り起こしたりといったわずらわしい作業なしで、読んだり、聴いたり、視聴したりを自在に切り替えて楽しめるなら、それはわれわれにとって好ましいことだ。大量の無関係な情報の中から苦労して探し出すよりも、関連データが簡単に見つかり、入手できるほうが好ましい。友人、家族、同僚と連絡を取り合っている状態も好ましい。われわれは接続している状態を好み、接続していない状態を嫌う。インターネットは、われわれの意に反して知的習慣を変化させているのではない。だが変化させているのは確かだ。

　われわれの生活におけるネットの存在感は増しているのだから、ネット使用は増加の一途をたどり、その影響も強まる一方であるだろう。時計や本が以前にそうであったように、テクノロジーの進歩とともにコンピュータはますます小型化し、安価になっていく。安価なラップトップ・コンピュータのおかげで、オフィスや家の外にいてもインターネットへのアクセスが可能になった。だがラップトップ自体はわずらわしいデヴァイスで、インターネットへの接続は必ずしも容易ではない。小さなネットブックが、さらにはもっと小さなスマートフォンが登場したことで、この問題は解決された。アップル社の

iPhone、モトローラ社のDroid、そしてグーグル社のNexus Oneのような高性能のポケットサイズ・コンピュータは、インターネット接続とセットで登場している。車のダッシュボードから、テレビ、飛行機の座席にまで至る、すべてのものにインターネット・サーヴィスが内蔵されたこととあいまって、これらの小型デヴァイスは、ウェブが日常生活にさらに深く組みこまれることを約束し、われわれのユニヴァーサル・メディアを、さらに普遍的《ユニヴァーサル》なものにしていくのだ。

ネットの勢力が拡大するにつれ、他のメディアの影響力は縮小していく。生産と分配に関わる利益構造を変化させることによって、ネットは、ニュース、情報、エンタテインメント関連企業——ことに、かたちのある製品を生産しつづけていた企業——の収益を減少させた。この一〇年のあいだに音楽CDの売り上げは下降を続け、二〇〇八年だけで二〇パーセントも減少している。[*24] 近年ハリウッドの映画スタジオの主たる収入源であった映画DVDの販売枚数も減少しており、二〇〇八年に六パーセント、つづく二〇〇九年上半期には、さらに一四パーセントの落ちこみを見せている。[*25] グリーティング・カードやハガキの販売枚数も減少している。[*26] 二〇〇九年、郵便総量の減少率は、史上最も急激なものとなった。[*27] 大学は学術論文や学術誌の印刷版を廃止し、電子版の配信のみを行なう方向へ移行しつつある。[*28] 公立学校は、カリフォルニア州知事アーノルド・シュワルツェネッガーが「古臭く、重くて高価な教科書」と呼ぶものに代えて、オンラインの参考資料を用いるよう生徒に推奨している。[*29] 情報のパッケージとフローにおいて、ネットの支配力が高まっていることのしるしが、至るところに見出される。

ネットの影響によって、新聞業界ほど動揺した業界はない。読者と広告主がネットをみずからのメディアとして重視するようになり、新聞業界はことに深刻な財政上の問題に直面している。今から数十年前、ラジオとテレビが人々の余暇時間を蚕食するようになった頃からアメリカ人の新聞離れは始まっていたが、インターネットはこの傾向に拍車をかけた。二〇〇八年から二〇〇九年のあいだに新聞の発行部数は七パーセント以上も減少し、その一方で新聞のウェブサイトの閲覧は一〇パーセント以上増加した。[*30] 二〇〇九年初め、アメリカで最も長い歴史をもつ日刊新聞のひとつである『クリスチャン・サイエンス・モニター』紙は、創刊後一〇〇年にして輪転機を止めると発表した。ウェブがニュース配信の主な経路になるとのことだった。その新聞の発行主ジョナサン・ウェルズによれば、この動きは他の新聞をも待ち構える運命の最初のものであるという。ウェルズはこう説明する。「新聞業界における変化――ニュースのコンセプトにおける変化と、業界の基盤となっていた経営構造における変化――は、わが『モニター』紙を最初に襲ったのである」。[*31]

彼の言葉が正しかったことがまもなく証明された。数か月のうちに、コロラド州で最も古くから発行されていた『ロッキー・マウンテン・ニューズ』紙が廃刊し、『シアトル・ポスト・インテリジェンサー』紙は印刷版を廃止してスタッフの大部分を解雇し、『ワシントン・ポスト』紙はアメリカ国内の支局をすべて閉鎖し、一〇〇人をこえる記者を解雇した。『ロサンゼルス・タイムズ』紙、『シカゴ・トリビューン』紙、『フィラデルフィア・インクワイアラー』紙、『ミネアポリス・スター・トリビューン』紙を含む三〇余りのアメリカの新聞社社主が、破産申請を行なった。イギリスで『ガーディアン』紙と『インディペンデント』紙を発行する、ガーディアン・ニューズ・アンド・メディア社の最高経営責任者ティム・ブルックスは、社の投資は今後すべて、ウェブサイトを中心に配信されるマルチメディアのデジタル製品に投入されることになると発表した。「言葉のみを売っていればいいという時代は過ぎ去った」と業界団体の会議でブルックスは語った。[*32]

ウェブ・コンテンツのごちゃごちゃした混成状態に人々の精神が順応するにつれて、メディア企業は閲覧者の新たな期待に対応せねばならなくなっている。検索エンジンでの検索結果を上位にするためだけでなく、オンライン消費者の注視する時間が短くなったことに対応するために、コンテンツをこま切れにするコンテンツ製作者が増えている。YouTubeやHuluなどの動画配信サーヴィスを通じ、テレビ番組や映画の断片が配信されている。ラジオ番組の一部はポッドキャストやストリーム配信というかたちで提供され、雑誌や新聞の個々の記事がばらばらに配布されている。本の何ページかがアマゾンやグーグルブック検索で表示される。音楽アルバムは分割され、それぞれの曲がiTuneで売られたり、Spotifyを介してストリーム配信されたりしている。曲自体も断片に分割され、曲のリフやフック〔サビとなる部分〕が着メロとして販売されたり、ビデオゲームで用いられている。エコノミストがコンテンツの「バラ売り」と呼ぶこの現象について、語るべきことは多い。バラ売りによって購入の際の選択肢は増え、不必要なものを購入することがなくなる。だがバラ売りは、ウェブの促進するメディア消費パターンの変化がいかなるものかを示し、またその変化を促進するものでもある。エコノミストのタイラー・コーエンが述べるように、「[情報に]アクセスすることが容易である場合、短く、感じが良く、断片的なものが好まれる傾向がある」のだ。[*33]

ネットの影響はコンピュータ画面内に限られたものではない。メディア企業は、オンラインで経験されるものに似た外観を持つように、従来の製品の形状を作り変えている。ウェブ草創期のオンライン出版が印刷物から着想を得た（グーテンベルクの聖書のデザインが筆写本から着想を得たように）とすれば、現在その着想は逆の方向に向かっている。ウェブサイトの外観や印象をコピーすべく、あるいは少なくとも似たようなものにしようと、多くの雑誌がレイアウトに調整を加えてきた。記事を短くし、要約を付け、ざっと目をとおしやすいようにキャッチやキャプションを誌面に散りばめた。かつてはハンター・S・トンプソンのようなライターによる、壮大で冒険的な特集記事で知られた『ローリング・ストーン』誌は、現在その種の長い特集記事を控え、短い記事やレヴューを雑然と掲載している。発行者のジャン・ウェナーが説明するように、『『ローリング・ストーン』誌が七〇〇〇語の特集記事を掲載していたころ、インターネットは存在しなかった」のだ。主要雑誌の大部分で、誌面が「カラー文字、大きなヘッドライン、グラフィック、写真、本文からの抜粋で満たされる」ようになったと、マイケル・シェーラーは『コロンビア・ジャーナリズム・レヴュー』で述べている。「かつて雑誌の中心であった白黒のテクストページは、ほとんど誌面から追放されている」。[*34]

新聞のデザインも変化している。『ウォール・ストリート・ジャーナル』紙や『ロサンゼルス・タイムズ』紙のような大新聞を始めとする多くの新聞が、記事を短くし、内容にざっと目をとおしやすくするため要約の数を増やしている。この種のフォーマット変更は、新聞業界が「インターネット時代、つまりヘッドライン時代」に適応した結果であると、ロンドンで発行されている『タイムズ』紙の編集者は説明する。[*35] 二〇〇八年三月、『ニューヨーク・タイムズ』紙は、毎号紙面の三ページを、記事の要約と他の短い読み物にあてると発表した。こういったかたちの「ショートカット」のおかげで、多忙な読者は、その日のニュースの「雰囲気」を手短に感じ取り、紙面をめくって記事を読むという「あまり効率的ではない」方法を採らずに済ますことができると、紙面構成責任者のトム・ボドキンは説明した。[36]

この種の物真似戦略は、印刷物からオンライン・テクストへと読者が流出するのを止めることに、それほど成功していない。一年後——そのあいだも発行部数は減少を続けたのだが——『ニューヨーク・タイムズ』紙は、紙面刷新の大部分をひっそりと取りやめ、記事の要約の分量を一ページ以内に収めるようになった。ウェブと同じやり方でウェブに対抗するのは勝ち目のない戦いだと理解し、逆の戦略を採用することにした雑誌もいくつか出てきた。シンプルでまとまりのあるデザインで、比較的長い記事を掲載するやり方に戻ったのである。二〇〇八年、『ニューズウィーク』誌は誌面を徹底的に見直し、エッセイとプロの写真に重点を置き、厚く高価な用紙を使用するようにした。ウェブの慣例と相容れないやり方を採ることで、さらに読者の数が減少することとなる。『ニューズウィーク』は新しい誌面構成を発表すると同時に、広告主に約束した二六〇万部から、一五〇万部へ発行部数を削減すると宣言していた。[37]

出版物がそうしたように、テレビ番組や映画もウェブに近づこうと努力している。テレビ・ネットワークは画面に文字情報を加え、情報画像《インフォグラフィクス》やポップアップ広告を番組中に流すことも当たり前になっている。NBCネットワークの『レイト・ナイト・ウィズ・ジミー・ファロン』〔深夜トーク・ヴァラエティ番組〕のような比較的新しい番組のなかには、明らかにテレビ視聴者だけでなくネット・サーファーにおもねる構成を採っているものもあって、YouTubeで配信されやすいよう、番組を短時間のセグメントに分割することに力点が置かれている。ケーブルテレビ局や衛星テレビ局は、複数の番組を同時に視聴できるチャンネルを提供しており、視聴者はリモコンをマウスのようにクリックして音声を切り替えることができる。ソニーやサムスンといった大手製造業者がテレビの設計に変更を加え、インターネットと従来のテレビ放送とを組み合わせたテレビを生産するようになったことで、ウェブ・コンテンツはテレビからも直接提供されはじめている。映画スタジオも、販売するディスクにソーシャル・ネットワークの導入を開始した。ディズニーの『白雪姫』のブルーレイ版では、視聴者は、七人のこびとが仕事へと行進するのを見ながら、ネットを介して相互にチャットすることができる。『ウォッチマン』のディスクはフェイスブックのアカウントに自動的に同調し、この映画に関する「ライヴ・コメンタリー」を「友人たち」[*38]と交換するよう視聴者を促す。ユニヴァーサル・スタジオ・ホーム・エンタテインメント社社長クレイグ・コーンブラウは、映画鑑賞を「双方向的経験」に変えるため、この種の機能をさらに導入するつもりだと語っている。[*39]

録音された演奏をどう聴くかだけでなく、ライヴ演奏をどう聴くかということをもネットは変化させつつある。劇場やその他のライヴ会場に強力なモバイル・コンピュータを持っていくとき、われわれは同時に、ウェブにアクセス可能なあらゆるコミュニケーション・ツールや、ソーシャル・ネットワーク・ツールを持ちこんでいる。携帯電話のカメラを用いてライヴの一部を撮影したり、友人に流したりすることは、かなり前から普通のことになっている。いまや、新世代のネット浸けの観客にアピールするひとつの方法として、モバイル・コンピュータが意図的にライヴ・パフォーマンスに導入されはじめている。二〇〇九年にヴァージニア州のウルフ・トラップ・パフォーミング・アーツ・センターで開催された、ベートーヴェンの交響曲『田園』の公演で、ナショナル・シンフォニー・オーケストラは、指揮者のエミール・ド・コウが書いた、交響曲の音楽的な意味を説明するツイートを配信した。[*40]ニューヨーク・フィルハーモニックやインディアナポリス・シンフォニー・オーケストラは、携帯メールを用いてアンコールの演目を投票するよう、観客に働きかけはじめている。最近のニューヨーク・フィルの公演を聴きに行ったある人は、「単に席に座って音楽に耳を傾けているより能動的な行為だ」とコメントしている。[*41] ツイッターなどのマイクロブログ・サーヴィスを用いて神からのメッセージを交換するために、ラップトップやスマートフォンを礼拝に持ちこむよう勧めるアメリカの教会も増えている。[*42] 劇場などで行なわれるイヴェントにソーシャル・ネットワークが組みこまれていくことは、インターネット企業にとっては新たな刺激的ビジネス・チャンスである、とグーグル社CEOのエリック・シュミットは考えている。「ツイッターの利用が最も目立ったものとなるのは、上演中に観客がみな、芝居についてあわただしくツイートしている」ような場合だと彼は述べている。[*43] 現実世界での経験さえ、ネットワークにつながったコンピュータに媒介されはじめているのだ。

メディアに対するわれわれの期待を、ネットが作り変えていることを如実に示す実例は、あらゆる図書館で見ることができる。われわれは図書館をメディア・テクノロジーであるとはあまり考えないが、じつはそうなのだ。それどころか公共図書館は、これまで作られた情報メディアのなかでも最重要、かつ最大の影響を与えるものである——そして、黙読と可動性活字による印刷が登場して、初めて普及したメディアである。コミュニティがどういった態度で情報に接し、どういった情報を好むかという傾向は、図書館のデザインとサーヴィスのなかに具体化される。最近まで公共図書館は、きちんと配架された書棚で本を探したり、個別閲覧席で静かに本を読んだりできる、本好きのための静謐なオアシスだった。現在、図書館の姿はずいぶんと異なるものになっている。インターネット・アクセスが、最も利用されるサーヴィスになりつつあるのだ。全米図書館協会が行なった最近の調査によれば、アメリカの公共図書館の九九パーセントがインターネットへのアクセスを提供しており、一館あたり平均で一一台のコンピュータを保有している。四分の三以上の図書館は、Wi-Fi ネットワークを来館者に提供している。*44 現在の図書館で最もよく聞こえる音は、ページをめくる音ではなく、キーを叩く音であるのだ。

由緒正しきニューヨーク公立図書館の最新支所、ブロンクス・ライブラリー・センターの建築構造は、図書館の役割が変化しつつあることの証拠となっている。『戦略とビジネス〔Strategy and Business〕』誌の記事で、この建物のレイアウトを三人の経営コンサルタントは次のように描写している。「書架は四つのメイン・フロアの隅に配置されており、各フロアの中央に空けられた広いスペースには、コンピュータの置かれたテーブルがある。そのコンピュータの多くは、インターネットにブロードバンド接続されている。コンピュータを使用しているのは若者たちで、必ずしも学術目的で使用しているわけではない――ハンナ・モンタナ〔ディズニー・チャンネルとABCで放映されているテレビドラマのヒロイン〕の画像をグーグル検索する人もいれば、フェイスブックのページを更新する人もいるし、The Fight for Glorton などのビデオゲームに興じる子どもたちもいる。図書館員は利用者の質問に答えるだけでなく、オンラインゲーム・トーナメントの開催もする。そして、静かにするよう注意する図書館員はひとりもいない」。*45 ブロンクス支所のケースは、将来を見据えた図書館が、「新たなデジタル戦略を行なうことで利用者のニーズに応え」、その「重要性」を維持しようと努めている例のひとつなのだと、このコンサルタントたちは指摘している。図書館のレイアウトもまた、われわれの新たなメディア風景の強力な象徴であるのだ。中央にはインターネット接続されたコンピュータのスクリーンがそびえ立ち、印刷された言葉たちはマージンへと追いやられる。

第6章　本そのもののイメージ

それでは本自体はどう変化したのか？　すべてのポピュラー・メディアのうち、おそらく本はネットの影響力に最も抵抗してきたものであるだろう。読むという行為が、印刷されたページからスクリーンへと移行することで、出版社はかなりの商業的損失をこうむったが、本の形態はこれまでさほど変化していない。二枚の堅いカヴァーで綴じられたひと続きの印刷された紙、という形状をもつ本は、堅牢なメディアであることがわかり、五〇〇年以上ものあいだ、有用で一般的なメディアとして存在しつづけている。

本がなかなかデジタル時代へと飛躍しない理由を理解するのは難しくはない。コンピュータ・モニターとテレビ・スクリーンとのあいだにさほど大きな違いはなく、コンピュータとラジオのいずれから発信された音でも、スピーカーから聞こえる音はほとんど同じようにわれわれの耳に届く。しかし、読むためのデヴァイスとして、本はコンピュータに対して圧倒的な優位性を持っている。本は、砂が入るなどと気にせずにビーチへ持っていくことができる。ベッドに持ちこんでも、うとうととして床に落としたらどうしようなどと思うことはない。読みかけのページを開いてテーブルの上に置けば、数日後そのままの状態でそこにある。コンセントを探したり、バッテリーが切れてしまうのではとやきもきすることもまったく不要だ。

読むという経験は、本を用いたほうが快適である。黒インクでページの上に刻印された文字は、ピクセルで構成され、バックライトで照らされているスクリーン上の文字よりも読みやすい。一〇ページでも一〇〇ページでも、印刷されたものなら目の疲れに悩まされることなく読むことができるが、オンライン上のものだと、短時間読んだだけでも目の疲れが頻繁に生じる。ソフトウェア・プログラマーが言うように、本の内容を追うというのはシンプルで直観的な行為なのだ。ヴァーチュアルなページよりも実際のページの方が、ずっとすばやく柔軟にパラパラめくることができる。余白に書きこみができ、感動したりひらめきを得たりした一節に、マーカーで印をつけることもできる。そのうえ、タイトル・ページに著者のサインをもらうことだってできるのだ。読み終えたら、本棚の空いたスペースを埋めるのに使えばいい――あるいは友だちに貸したっていい。

何年ものあいだ電子書籍は喧伝されているが、ほとんどの人たちはあまり興味を持っていない。従来の形式の本を買ったり読んだりすることの容易さと楽しみからすると、数百ドル使って専用の「デジタル・リーダー」を購入するのは、ばかげたことのように思われる。だが、本もデジタル・メディア革命に巻きこまれずにはいられないであろう。デジタル生産・分配の経済的利点――インクや紙を大量に購入せずに済み、印刷代金もゼロ、トラックに重い箱を積んだりする必要もなく、返本も生じない――は、あらゆる点で、他のメディア企業の場合同様、出版社や取次業者にとっても抵抗しがたい魅力である。また、コストが下がるということは、販売価格が下がるということだ。リーダーの生産業者からの資金援助のおかげで、電子書籍は印刷版の半値であることも珍しくない。これだけ割安であるのなら、紙からピクセルに移行しようと思う人も出るだろう。

この数年で、デジタル・リーダーの性能もおおいに向上した。従来の本の利点は以前ほど明確なものではなくなっている。マサチューセッツのイー・インク社の開発した荷電粒子感応フィルム、Vizplexなどの素材で作られる高解像度のスクリーンによって、いまやデジタル・テクストは、印刷されたテクストにほとんど匹敵するくらい明瞭なものになっている。最新のリーダーはバックライトが不要なので、直射日光の下でも使用可能であり、目の緊張を大幅に軽減している。リーダーの機能も強化され、クリックしてページをめくり、ブックマークを付け、テクストを強調したり、隅に走り書きを行なうことさえ容易になった。電子書籍の場合、視力の弱い人が文字サイズを拡大することだって可能である――印刷された本では不可能なことだ。また、コンピュータのメモリの価格が下がるにつれ、リーダーの容量は増加する。いまや何百冊もの本を収めることができるのだ。平均的な人の音楽コレクションがすべてiPodに収まるのと同じように、いまや一台の電子書籍リーダーに、個人の蔵書がすべて収まるのである。

電子書籍の販売額が書籍全体の販売額に占める割合はまだごくわずかであるが、増加ペースは印刷された書籍のそれよりもずっと速い。二〇〇九年初めのアマゾン社の報告によれば、従来の形式の書籍とデジタル書籍の合計販売数二七万五〇〇〇冊のうち、電子書籍は販売額全体の三五パーセントを占めており、一〇パーセントに満たなかったほんの一年前と比べると、急激な増加を示している。長らく横ばい状態を続けていたデジタル・リーダーの売り上げは、現在非常に好調で、二〇〇八年の一〇〇万台から、二〇一〇年には一二〇〇万台の売り上げが見こまれている。*01 ブラッド・ストーンとモトコ・リッチが『ニューヨーク・タイムズ』で最近報告したように、「電子書籍は市場を席捲しはじめた」のだ。*02

新型のデジタル・リーダーで人気のあるもののひとつに、そのアマゾン社のキンドルがある。二〇〇七年に鳴り物入りで発表されたこのガジェットは、最新のスクリーン・テクノロジーと読書機能、および完全なキーパッドを備えている。だが、これをいっそう魅力的にしている機能がほかにもうひとつある。キンドルには、無線によるインターネット常時接続が内蔵されているのだ。接続料金はキンドルの価格に組みこまれていて、追加料金が発生することはない。すると当然、その接続を介してアマゾン・ストアで本を購入し、その本を即座にダウンロードすることもできるわけだ。しかし、可能となることはそれだけではない。デジタル版の新聞や雑誌を読み、ブログを探し、グーグル検索を行ない、MP3ファイルを聴き、専用のブラウザを用いて他のウェブサイトを閲覧することもできる。本を待ち構える運命に思いをめぐらす場合、キンドルの最もラディカルと言える特徴は、表示されるテクストにハイパーリンクをつけている点だ。キンドルは本のなかの語をハイパーテクストに変える。単語やフレーズをクリックすれば、関連する辞書の見出し語や、ウィキペディアの記事、あるいはグーグル検索の結果一覧へと導かれるのである。

キンドルはデジタル・リーダーの未来を指し示している。その特徴、さらにはそのソフトウェアまでもが、iPhoneやパーソナル・コンピュータに組みこまれつつあり、リーダーは高価な専用デヴァイスから、チューリングのユニヴァーサル・マシンで作動する、単なる安価なアプリケーションのひとつへと変わりつつある。そしてまた、あまり喜ばしいものではないが、キンドルは本の未来をも指し示している。二〇〇九年の『ニューズウィーク』誌の記事で、電子書籍の将来にかつては懐疑的であったジャーナリスト・編集者のジェイコブ・ワイスバーグは、キンドルは「文化的革命の到来を知らせるマシン」であり、その過程で「読むことと出版とが乖離していく」と述べている。ワイスバーグは続けて次のように言う――「人間文明の生んだ最も重要な人工物である印刷された書籍は、新聞や雑誌とともに衰退への道を歩むだろう」ことを、キンドルはわれわれに告げているのだ、と。かつて『ニューヨーク・タイムズ・ブック・レヴュー』誌の編集者だったチャールズ・マグラスもキンドルの信者になって、「この魅惑的な白いガジェット」を、書籍と読書の未来の「先触れ」と呼んでいる。*03「驚くべきことだが、人は簡単に便利さに屈してしまう。かつてあれほど大事に思っていた活字やデザインの美しさがなくなっても、みなさんはほとんどさみしいとは思わないだろう」。印刷された本がすぐに姿を消すとは考えていないが、「将来われわれは本を、いわばお気に入りだった前時代の遺品としてかたわらに置き、読書というものがかつてどういうものであったかを思い出すのだろう」と彼は感じている。*04

かつて本で読んでいたものをデジタル・リーダーで読むということは、どういう意味を持つのだろうか？　キンドルのような、ネットワークに接続されている操作の簡単なリーダーによって、「人は注意持続時間を取り戻し、本を偉大な存在としているもの、すなわち言葉とその意味を、拡大することができる」と、『ウォール・ストリート・ジャーナル』紙のL・ゴードン・クロヴィッツは述べる。*05これはたいていの文学好きが共有している気持ちだ。しかしそれは希望的観測である。クロヴィッツは、マクルーハンが警告した盲目性に陥っているのだ――メディアの形式の変化が同時にメディアの内容の変化でもあることを、彼は理解できていない。大手出版社、ハーパーコリンズ社のインプリント〔出版社が用いるブランドのようなもの」である、ハーパースタジオ社の上席副社長は次のように語る。「電子書籍は、単に印刷の本を電子的に配信しただけのものであってはならない。そのメディアを最大限に利用し、読書経験を高めるダイナミックなものを生み出すべきだ。リンク、電子版だけの特典情報、ナレーション、ビデオ、会話を組みこみたいとわたしは考えている」[*06]。本にリンクを挿入し、ウェブに接続するやいなや――本の機能を「拡大」し、「強化」し、「ダイナミック」なものにするやいなや――それが何であるかは変化し、それを読むという経験も変化する。オンライン版の新聞が新聞でないのと同様、電子書籍は本ではないのだ。

新しいキンドルで電子書籍を読みはじめてすぐに、作家のスティーヴン・ジョンソンは次のように実感した。「デジタル領域に本が移行することとは、単にインクをピクセルと取り替えることではなく、本の読み方、書き方、売り方を大きく変えることでもあるだろう」。「キーにタッチすることで本の世界を拡大し、ウェブページのように本を検索可能なものに変えるキンドルの可能性に、彼は胸を躍らせていた。だが、そのデジタル・デヴァイスによって、彼の心は恐れで満たされもした。「読書の大きな喜びのひとつである、別の世界、つまり作家の観念の世界に没入することが、犠牲になるのではないかと怖れている。雑誌や新聞を読むときのように、あちこちから少しずつ情報をかじり取るようにして、本が読まれるようになるのではないだろうか」[*07]。

ワシントンDCにある倫理公共政策研究所の特別研究員、クリスティン・ローゼンは、最近、キンドルでディケンズの小説『ニコラス・ニックルビー』を読んだときのことを書いている。その話は、ジョンソンの感じた不安を強調するものだ。「どうやって読んだらいいのか最初ちょっとまごついたけれど、すぐにキンドルの画面に慣れ、スクロールをしたり、ページをめくったりするボタンの操作もマスターした。とはいえ、ある程度の時間続けて読もうとすると、視線はひとところに落ち着かず、あちこち飛び回ってしまった。注意はどんどん散漫になっていった。ウィキペディアでディケンズについて調べ、ディケンズの短編小説「マグビー・ジャンクション（Mugby Juction）」についてのリンクをたどり、そのまままっすぐ、インターネットのウサギの穴〔『不思議の国のアリス』になぞらえている〕に飛びこむはめになった。二〇分経っても『ニックルビー』に戻れなかった」*08。

ローゼンのこの苦労は、歴史家のダニエル・ベルが二〇〇五年、新しい電子書籍『ナポレオンのプロパガンダの誕生〔The Genesis of Napoleonic Propaganda〕』をインターネットで読んだときの経験と、ほとんど同じであるように思える。ベルは『ニュー・リパブリック』誌の記事で、自分の体験を次のように書いていた。「ほんの数クリックで、テクストがコンピュータ・スクリーン上に正しく表示された。読みはじめたところ、よく書けている有益な本だというのに、集中を保つことがひどく難しいことに気づいた。上下にスクロールし、キーワードを検索し、普段より頻繁にコーヒーのお代わりをし、メールが来ていないか確認し、新着ニュースをチェックし、机の引き出しのファイルを整理した。とうとう読み終えたときは満足な気持ちだった。ところが一週間後、読んだ内容を思い出そうとすると、なかなか思い出せなくなっていた」*09。

印刷された本――最近出版された歴史学の本であれ、二〇〇年前のヴィクトリア期の小説であれ――は、インターネット接続された電子デヴァイスに移植されると、ウェブサイトに非常に似たものへと転じる。ネットワーク接続されたコンピュータにつきものの注意散漫状態が、本の言葉を包んでしまうのだ。リンクを始めとするデジタルな補強策によって、読者はあちこちに矢継ぎ早に導かれる。故ジョン・アップダイクが「エッジ」と呼んだものは失われ、本は広大で混沌としたネットの海へと消えていく。[*10] 印刷された本が有する直線性も、その直線性が奨励する静かな集中も、もろともに粉砕される。キンドルや、アップル社の新製品 iPad などのデヴァイスが持つハイテク機能は、電子書籍をもっと一般的なものにするだろうが、電子書籍の読まれ方は、その印刷版の読まれ方とは非常に異なったものになるだろう。

著者と出版社は読者の新たな習慣や期待に適応するものであるから、読み方の変化は書き方の変化ももたらす。このプロセスの顕著な例は、すでに日本で表われている。二〇〇一年、若い女性たちが携帯電話を用いて物語を書きはじめた。形式はケータイメールをつないだようなものだ。これらの物語は『魔法の i ランド』というウェブサイトにアップされ、読んだ人たちはコメントをつけた。物語は連載物の「ケータイ小説」へと拡張され、人気は上昇していった。オンライン読者を何百万人も得たものもある。出版社がこれに目を留め、本として刊行しはじめた。二〇〇〇年代の終わりには、ケータイ小説は日本のベストセラー・リストを席捲するようになっていた。二〇〇七年の小説の売り上げトップ3はすべて、もともと携帯電話で書かれていたものである。

それらの小説の形式は、その由来を反映している。記者の大西哲光によれば、それらは「ケータイメールに特徴的な短文で書かれた恋愛物語が大部分なのだが、従来の小説に見られる筋立てや登場人物の成長といったものはほとんど含まれていない」。人気ケータイ作家のひとりで、凜と名乗っている二一歳の女性は、若い読者が従来の小説を読まなくなった理由を大西にこう説明する。「プロの作家の人たちが書いたものは、文が難しすぎるし、わざわざくどい表現を使っているし、ストーリーも読者のみんなに関係のないことだから」[*11]。ともすれば熱狂的ブームに陥りがちな日本以外の国に、ケータイ小説の人気が波及することは決してないかもしれないが、それでもなおこれらの小説は、読むことにおける変化が、書くことにおける変化を必ず引き起こすことの証拠となるものである。

ウェブが本の執筆に影響を与えはじめていることの兆候が、二〇〇九年にもうひとつ表われる。技術関連図書を出版するアメリカのオライリー・メディア社が、マイクロソフト社のプレゼンテーション用ソフトウェア、パワーポイントを使って、ツイッターに関する本を制作したのだ。印刷版と電子版の両方で入手可能なその本を、メディア社のCEO、ティム・オライリーは次のように紹介する。「オンライン・メディアが本の体裁、話法、および構造にどう影響を与えているかに、長いあいだ興味を持っていました。いまだに大部分の本は、持続的な語りという昔ながらのモデルを、構成原理として用いています。今回われわれは、それぞれのページを独立して（あるいはせいぜい二、三ページのまとまりとして）読むことができる、独立型のページというウェブに似たモデルを採用しました」。この「モジュール構造」は、オンライン・テクストへの対応による読書習慣の変化を反映している、とオライリーは説明する。ウェブは「本がオンラインへ移行する際に必要な変化について、無数の教訓を与えてくれる」のだ[*12]。

本の書き方や体裁には、劇的な変化も生じるだろう。少なくとも、大手出版社のひとつであるサイモン・アンド・シュスター社は、ヴァーチュアルなページにビデオを組みこんだ、電子ノヴェルの出版をすでに始めている。このハイブリッドは「ヴック（vook）」〔bookとvideoを合わせた造語〕と呼ばれている。

他の出版社も同種のマルチメディア実験を行なっている。サイモン・アンド・シュスター社重役ジュディス・カーは、ヴック開発の動機を次のように説明する。「二一世紀という時代に、本や情報をどう編集するのがベストなのかを、みんな考えているところです。テクストを直線的に読むだけではもうだめなのです」。[*13]

本の形式と内容に関しては、微妙でゆっくりとした変化が生じるだろう。たとえば、オンラインのテクスト検索で本を探す読者の数が増えるにつれて、本の著者は検索エンジンに引っかかりやすい言葉を選ぶ——ブロガーを始めとするウェブの書き手が現在、当然のこととしてそうしているように——必要に迫られるだろう。スティーヴ・ジョンソンは、ここから生じるだろう結果についてこう説明する。「作家や出版社は、個々のページや章がグーグルの検索結果で何番になるだろうかと考えはじめ、検索での訪問数が途切れないようにすることを、あからさまに意図して本のセクションをつくるだろう。それぞれの段落は検索を誘導するよう、内容を説明するタグを付けられる。検索で上位になるかどうかをあらかじめテストされてから、章題は決定されるようになる」。[*14]

デジタル・リーダーにソーシャル・ネットワーキング機能が導入されて、読むことがチーム・スポーツのようになるのは、時間の問題だろうと考えている人は多い。われわれは電子テクストをスキャンしながら、チャットしたりヴァーチュアルなメモを回したりするようになるのだ。仲間によって加えられるコメントや改訂が、自動的にアップデートされるサーヴィスを申しこむようにもなるだろう。USC〔南カリフォルニア大学〕付属アネンバーグ・コミュニケーション研究所の一部門である、「本の未来に関する研究機関」のベン・ヴァーシュボウは次のように語っている。「まもなく本は文字どおり、議論

――ライヴ・チャットの議論と、コメントと注釈を介して交換される時間差のある議論の両方――を内包するようになるだろう。その瞬間に誰がその本を読んでいるかがわかり、その人たちと対話を始めることが可能となる」[*15]。非常に話題になったエッセイのなかで、サイエンス・ライターのケヴィン・ケリーは、オンラインでカット・アンド・ペースト・パーティーが行なわれる可能性さえあると示唆している。古い本から断片を取り出し、共同で新しい本を作るのだ。彼は次のように述べる。「いったんデジタル化されると、本はページ単位、あるいはさらに一ページの断片にまでバラバラにされる。これらの断片はリミックスされ、別の本として作り変えられ」たのち、「ネットという共有地で、出版され交換されるのだ」[*16]。

このシナリオどおりのことが起こるかどうかはともかく、あらゆるメディアをソーシャルなメディアに変えるウェブの傾向が、読み書きのスタイル、ひいては言語自体に、広範な影響を与えることは必然であるように思われる。黙読に対応するように本の形式が変化したとき、そこから生じた結果のうち最も重要なものは、私的な執筆行為の発達であった。知的かつ感情的に深く没入する熱心な読者が「やがて現われて、自分たちに感謝してくれるだろう」と想定できたからこそ、作家は社会的な言葉の限界をすばやく飛び超え、その多くが本のページの上でしか存在できないような、きわめて文学的な形式の豊かさを探求しはじめたのだった。すでに見てきたように、私的な作家の得た新たな自由は、奔流のような一連の文学的実験へとつながり、語彙を増やし、シンタクスの限界を拡大し、全体として言語の柔軟性と表現力を増大させたのである。いまや読むことのコンテクストは再び、私的なページから共有のスクリーンへと移り変わりつつあるのだから、作家はもう一度その変化に適応することになるだろう。

エッセイストのケイレブ・クレインが「グループ状態」と描写する世界――個人として啓蒙や娯楽を得るためというよりも、主に「所属感を得るために」人々がものを読む世界――に合うよう、書き手は書くものを変えていくだろう。[*17] 社会的関心が文学的関心を圧倒すれば、作家は、文学的妙技や実験を控え、陳腐ではあるけれどもすぐに理解できるスタイルを、優先せざるをえなくなると思われる。書くことは、チャットを記録する手段となるのだ。

デジタル・テクストが持つ暫定的な性質も、書くスタイルに影響を与えるだろう。印刷された本というのは完成品だ。いったんページ上に印字された言葉は消し去ることができない。出版とは、変更できない最終的な行為であるがゆえに、最良かつ最も良心的な作家と編集者は、作り出す作品を完全なものにしたい――目と耳をもって、永続性へと向けて書きたい――と思い、あるいはそう切望さえしたのだった。電子テクストは一時的なものだ。デジタル市場では、出版は独立したイヴェントというよりも進行中のプロセスとなり、無限の改訂が可能である。ネットワーク接続されたデヴァイスにダウンロードされたあとでも、電子書籍は、現在ソフトウェア・プログラムが日常的に行なっているように、簡単かつ自動的にアップデートすることができる。[*18] 締め切りという感覚が本の執筆から取り除かれることで、作品に対する作家の態度はやがて変化するだろう。完成させねばというプレッシャーも、そのプレッシャーが課していた作品に対する厳格さも、ともに弱まっていくことだろう。書き手の前提と態度の小さな変化が、書くものに対して最終的にどれほど大きな影響を与えうるかを理解するには、手紙のやり取りの歴史を概観すればよい。たとえば、一九世紀に書かれた私信と、現在のメールや携帯メールとでは、類似したところはほとんどない。形式の不在と即時性とが持つ喜びにひたった結果、表現の幅は狭まり、雄弁さが失われたのである。[*19]

インターネット接続を始めとする電子書籍の諸機能が、新たな喜びや娯楽をもたらすだろうことは疑いの余地がない。ケリーが示すように、われわれはデジタル化を解放的な行為、テクストをページから自由にする方法だと考えるようにさえなっている。だがその代償は大きく、孤立して存在している作家と、同じく孤立している読者とを結びつけていた、緊密で知的なつながりは、完全に断たれることはないにせよ、さらに弱められることになるだろう。グーテンベルクの発明の結果一般的なものとなった、深い読みの習慣――「その静けさは意味の一部、精神の一部」――は衰退し、縮小しつつある少数の知的エリートの領分となるだろうことは間違いない。言い換えれば、歴史的には規範である状態へと逆戻りするのだ。ノースウェスタン大学の教授グループが二〇〇五年に『社会学年報〔Annual Review of Sociology〕』掲載の論文で述べたところによれば、近年の読書習慣の変化が示唆するのは、「大衆による読書の時代」というものが、われわれの精神史において短期間だけ生じた「例外」だということである。「われわれが現在目にしているのは、読書がかつての社会集団へと立ち戻っていく姿である。読書階級と呼ばれることになるだろう自己維持的な少数集団へと」。続けて彼らは次のように述べる。まだ答えが出ていないのは、その読書階級が「ますます希少なものとなっていく文化資本の形式と結びついた、権力と威信」を有することになるのか、それとも、「ますます秘教的になっていく趣味」を実践する変人と見なされることになるのかということだ。[*20]

キンドル発表の際、アマゾン社CEOのジェフ・ベゾスは、自画自賛的にこうコメントした。「本のように高度に進歩したものを取り上げて、それに改良を加えるというのはきわめて野心的なことです。おそらく、読書のあり方を変えるかもしれないのですから」[*21]。ここに「おそらく」は不要だろう。読み方——および書き方——は、ネットによってすでに変化させられている。印刷されたページから本の言葉が取り出され、コンピュータの「中断テクノロジーの生態系」のなかへと埋めこまれるうちに、その変化は、徐々にではあるが確実に継続していくことだろう。

有識者は長らく本の死を叫びつづけてきた。一九世紀最初の数年、新聞の需要が急増していたこと——ロンドンだけで、ゆうに一〇〇紙を超える新聞が発行されていた——は、書籍が衰退の危機にあるという結論を、観測筋の多くに導かせた。本は新聞の即時性に太刀打ちできるのだろうか？「この世紀の終わりまでにジャーナリズムは、出版物全体——すなわち人間の思考全体——を席捲するだろう」と、フランスの詩人・政治家のアルフォンス・ド・ラマルチーヌは一八三一年に宣言する。「人間の思考は高速で世界に伝播し、即時に考案され、書かれ、理解されるようになるであろう。この地球を北極から南極までその思考が覆うのである——突然で瞬時の思考、みずからを生み出す場である魂の白熱とともに、燃えさかる思考によって。そこは人間の発するあまたの言葉が統治する世界である。熟成されるだけの時間、本というかたちにまとめられるだけの時間を、思考は持てなくなるだろう——本は遅すぎるのだ。今後唯一ありうる本は、新聞である」[*22]。

ラマルチーヌは間違っていた。その世紀の終わり、依然として本は存在しており、幸せそうに新聞と共存していたのだ。だが、本の存在に対する新たな脅威はすでにそのとき生じていた。トマス・エディソンの蓄音機である。文学を読むよりも、文学を聴くほうが一般的になるだろうことは明らかだと、少なくともインテリ層は思った。『アトランティック・マンスリー』誌の一八八九年のエッセイで、フィリップ・ヒューバートはこう予測している。「本や物語のうちの多くは、出版という日の目を見ることがなくなるかもしれない。それらは表音文字として、読み手に、いや正確に言えば、聞き手にゆだねられるのだ」。音声を再現するだけでなく、記録することも可能である蓄音機は、韻文を編み出す道具として、「タイプライターをも凌駕する可能性」を有していると彼は述べる。[*23] 同じ年、未来主義者エドワード・ベラミーは『ハーパーズ』誌のエッセイで、「目を閉じて」読むことが可能になるだろうと書いている。蔵書、新聞、雑誌のすべてを内蔵する「不可欠のもの《インディスペンサブル》」という名の小さなオーディオ・プレーヤーを、人は携帯するようになるだろう。もはや子どもたちの母親は、「雨の日に子どもらがいたずらをしないよう、物語を読み聞かせて声をからす」必要がなくなるだろうとベラミーは言う。子どもたちはみな自分のインディスペンサブルを持っているのだから。[*24]

その五年後、『スクリブナーズ・マガジン』誌は、本に対してとどめの一撃を加えた。フランスの著名な作家・出版者であるオクターヴ・ユザンヌの、「本の終焉〔The End of Books〕」と題された記事を掲載したのだ。ユザンヌはこのように書く。「親愛なる読者よ、本の運命についてわたしがどう考えていると思われるだろうか。われわれの精神活動の所産を解釈する手段としてのグーテンベルクの発明は、遅かれ早かれすたれるほかないと、わたしは考えているのだ（電気に関する技術の進歩、および現代の機械の発達が、それ以外の考えをわたしに許さないのである）」。何世紀ものあいだ「人間の精神を専制的に支配してきた、幾分古めかしいプロセス」である印刷は、「音声記録」に取って代わられ、図書館は「音声記録保管所」へと姿を変えるであろう。われわれが目にしているのは「話す技術」の復権であり、語り手が書き手に取って代わるのである。「人気作家を見てご婦人方が、「何て素敵な作家さんかしら」と口にすることはもうなくなるだろう。その代わり、「この語り手の声は何て感動的で魅力的なんでしょう」と、感極まってため息をつくことになるのだ」[*25]。

新聞の登場のときと同様に、蓄音機の登場のあとも本は生き延びた。聴くことは読むことと置き換えられなかったのである。エディソンの発明は主に、詩や韻文を朗読することよりも、音楽を再生することに使われるようになった。二〇世紀を通じ、致命的脅威と思われた新たな攻撃――映画、ラジオ、テレビ――にも、読書は耐えて生き残った。現在、書籍はこれまでにないほど日常的なものとなっている。この先も印刷物はかなりの規模で生産され、読まれていくことになるだろうと、信じるに足る根拠は充分ある。本が衰退の道を歩んでいるとしても、その道が長く曲がりくねった《ロング・アンド・ワインディング》ものであることはほぼ間違いない。だが、本が存在しつづけることは、愛書家をいくぶん元気づけはするだろうけれど、本や読書――少なくともこれまでそのように定義されてきたもの――が、文化的に黄昏の領域に存在しているという事実に変わりはない。社会全体として、印刷された文字を読むのにあてる時間はますます減少しており、仮に読むとしても、騒々しいインターネットの影に脅かされながらのことである。文芸批評家のジョージ・スタイナーは、一九九七年に次のように述べている。「集中と記憶のための技術であり、「高度な読書」の基盤をなす贅沢な時間であった沈黙は、すでにあらかたなくなってしまった」。だが続けて彼は言う。「この消去も、電子の輝かしき新世界に比べれば、ほとんど意味を持たないのだ」[*26]。五〇年前であれば、われわれはなお印刷物の時代にいると、主張することは可能だったろう。現在はそうではない。

本の衰退、および本が促進した文学精神の衰退を、歓迎する者もいる。トロント大学の教育学の研究者マーク・フェダーマンは、教師のグループに向けて行なった最近の講演で、こう語っている。従来理解されてきた意味での識字能力は、「いまや古めかしい概念にすぎず、詩の暗誦と同じく、現在の教育問題の現実とは無関係な美学上の形式でしかない――確かに価値がないわけではないが、社会を構成する力とはもはやなりえないのです」。教師も生徒も同じように、「直線的でヒエラルキー的な」本の世界を放棄し、ウェブの「あらゆるところで接続し、あらゆるものと近接する世界」――「絶えず流動するコンテクストのなかで生じる意味を発見すること」が「最大のスキル」である世界――に、参加すべきときが来たのだと彼は呼びかける。[*27]

ニューヨーク大学でデジタル・メディアを研究するクレイ・シャーキーは、二〇〇八年にブログで、深い読みの衰退を嘆いて時間を無駄にすべきではないと語った――これまでが過大評価されていたのだと。高度な文学的達成の典型として、彼はトルストイの大作を引き合いに出し、以下のように述べる。「いまやもう誰も『戦争と平和』なんて読まない。長すぎるし、それほど面白くもないからだ」。人々は「トルストイの神聖なる作品には、実際のところ、読むのにかかる時間ほどの価値はないと判断するようになっている」。同じことは、プルーストの『失われた時を求めて』など、シャーキーの痛烈なフレーズを用いて言えば「何かぼんやりした意味で非常に重要」だと最近まで考えられてきた、他の小説についても言える。実際、われわれは「いままでずっと」トルストイやプルーストのような作家を「不毛に賞賛」してきたのだ。われわれの旧来の文学習慣は「アクセスの非常に限られた生活環境が生みだした、副作用にすぎない」[28]。いまやネットによって豊かな「アクセス」が与えられたため、それらの古臭い習慣を放棄することが、とうとう可能になったのだとシャーキーは締めくくる。

こうした宣言じみた物言いは、若干芝居がかっているものだから、真剣に受け取りがたいように思われる。学究的世界における反知性主義派を特徴づけてきた、風変わりな態度の最新版として彼らは登場している。だが、ここでもまた寛容な解釈は可能だ。フェダーマンやシャーキーなどの人々は、ポスト文学的精神の初期の例、本のページではなくスクリーンが主要な情報経路である知識人の初期の典型だと考えられる。アルベルト・マングェルによれば、「伝統が古典だと宣している本と、われわれが本能と感情、悟性を通じて自分のものとしている本とのあいだには（それが同じ本であるとしても）大きな隔りがある。これを読んで苦しみ、喜び、自分の経験とすることで、われわれは（その本がすでに多くの人々に読まれていたこととは関係なく）本質的な意味でその本の最初の読者となる」のだ[29]。文学作品を深く理解する――マングェルが言うようなやり方で自分のものとする――ための時間と興味、および能力のない人が、トルストイの最高傑作を「長すぎるし、それほど面白くもない」と考えるのはもっともなことだろう。

文学的精神の価値はこれまでずっと誇大視されてきたと言う人たちを、無視したい気持ちになるかもしれないが、それも間違いであろう。彼らの議論もまた、知的達成に対する社会の態度が根本的に変化しつつあることを示す、重要な兆候なのだ。彼らの語る言葉は、その変化を正当化する――深い読みなど、静謐で注意力に満ちた思考に代わりうるものとして、ネット・サーフィンは適切である、あるいはそうした思考よりもすぐれているのだと自分に納得させる――ことを容易にもしてくれるだろう。本というものは古臭く、不要なものだと主張するうちに、フェダーマンとシャーキーは、オンライン生活の特徴である終わることなき注意散漫状態のなかで、思索する人々が快適でいられるよう、知的な防護膜を提供しているのだ。

高速のカレイドスコープのような娯楽を求める気持ちは、WWWの発明とともに始まったわけではない。仕事と家庭生活のペースが速まり、ラジオやテレビのような放送メディアが番組、メッセージ、広告の入り混じったものを提供するなかで、そのような欲望は何十年ものあいだ、存在し、増大してきた。多くの点で従来のメディアと大きく異なっているけれど、インターネットは、知的・社会的趨勢が継続していることを表わすものである。その知的・社会的趨勢は、二〇世紀に人々が電子メディアを受け入れたことから始まり、われわれの生活と思考をこれまでずっと形成してきた。われわれの生活において注意散漫状態は長らく増大してきたが、ネットほど広範かつ執拗に注意分散を行なうべく作られたメディアは、これまで存在しなかった。

デイヴィッド・レヴィは『スクローリング・フォワード』のなかで、一九七〇年代半ば——現在のパーソナル・コンピュータに標準装備されている機能の多くを、ハイテク研究所のエンジニアやプログラマーが開発していた時代——に、ゼロックス社の有名なパロアルト・リサーチ・センターで行なわれた会合に出席したときのことを書いている。著名なコンピュータ科学者たちがこの研究所に招かれ、「マルチタスク処理」を容易にする新しいオペレーティング・システムを見学していた。一度にひとつのジョブしか表示できない従来のオペレーティング・システムとは異なり、その新しいシステムは、スクリーンを複数の「ウィンドウ」に分割していた。各ウィンドウはそれぞれ異なるプログラムを動かしたり、異なるドキュメントを表示したりできるようになっていた。そのシステムの柔軟性を示すため、ゼロックス社のプレゼンターは、ソフトウェア・コードを作成するのに使っていたあるウィンドウからクリックし、新着メールを表示していた別のウィンドウへ移った。すぐさま彼はそのメールを読んで返事を書くと、プログラミングを行なっていたウィンドウに戻り、コード作成作業を再開した。見学者のなかには、この新しいシステムに拍手を送った人たちもいた。これによって、ずっと効率的にコンピュータを使用することが可能になると彼らは考えたのだ。だが、この新しいシステムに嫌悪感を抱く人もいた。「プログラミングを行なっている最中に、何だってメールで作業を中断されたいと——気を散らされたいと——思うんだ？」と、参加した科学者のひとりは怒って問いただしたのだった。

その質問は今日では奇妙なものに思える。ウィンドウというインターフェイスは、すべてのPCの、およびコンピュータ的機能を持つデヴァイスの大部分のインターフェイスとなっている。次々ウィンドウを開く引き金となる、タブの長い連なりは言うまでもなく、ネット上には、ウィンドウのなかのウィンドウのなかのウィンドウといったものが存在している。マルチタスク処理は非常にありふれたものになったので、ひとつのプログラムしか動かせなかったり、一度にひとつのファイルしか開くことができないコンピュータに戻ることは、もはや耐えがたいことのように思えるだろう。科学者のひとりが投げたあの質問が、現実においては無意味なものになっているとしても、だがしかし、その質問は三五年前と同様に、現在もなおきわめて重要なものだ。レヴィの言うように、「二つの異なる作業のやり方の衝突、および、その作業をサポートするためにテクノロジーがどう使われるべきであるかについての、二つの異なる理解の衝突」を、その質問は指し示しているのである。ゼロックス社の研究者が「複数の仕事をジャグリングのように同時にうまくこなしたいと望んだ」のに対し、その懐疑的な質問者は、自分の仕事を「ひとりでひたむきに集中して行なうもの」だと考えていたのだ。[*30] 意識的であるにせよそうでないにせよ、コンピュータの用途に関してわれわれはある選択を下した。そのときわれわれは、ひとりでひたむきに集中するという、本が与えたところの知的伝統を拒絶したのである。われわれはくじを引き、ジャグラーを引き当てたのだ。

第7章　ジャグラーの脳

「わたし」という一人称単数がこの本の紙面に登場するのは久しぶりだ。ワードプロセッサーくん、しばしのあいだ、わたしが再登場するにはいいタイミングだと思わないかい。気づいてみればわたしはこの数章で、きみを多くの空間と時間のなかを引きずり回してきた。辛抱強くついて来てくれたことに感謝したい。きみのたどってきた道のりは、自分の頭のなかで何が起こっているかを理解するために、わたしがたどったのと同じ道のりだ。神経可塑性に関する科学、および知的テクノロジーの進歩についてのわたしの理解が深まるにつれ、インターネットの重要性と影響力は、より大きな精神史のコンテクストの中でその意味を考えたとき、初めて理解できるのだということが明らかになってきた。ネットは革命的な変化であるかもしれないが、むしろ、人間精神の形成に手を貸してきた数多くの道具の流れに連なるものと考えるべきだろう。

さてここで、きわめて重要な問題が立ち現われる——インターネットの使用がわれわれの精神の働きにいかなる効果を実際与えているかを、科学はどう説明できるのか。この問題が今後、おおいに研究の対象となるだろうことは疑いの余地がない。とはいえ、すでに多くのことも知られており、推論できることも多い。だが最近明らかになっている事柄は、わたしの想像よりもはるかに憂慮すべきものであった。心理学者や神経生物学者、教育者、ウェブ・デザイナーによって行なわれてきた何十もの研究は、すべて同じ結論を導いている。ネットに接続するとわれわれは、とおりいっぺんの読み、注意散漫であわただしい思考、表面的な学習を行なうよう、環境によって働きかけられるのだ。読書しながら浅く考えることがありうるように、ネットをサーフィンしながら深く考えることはありうる。しかし、それはそのテクノロジーが促進し、報酬を与える種類の思考ではない。

はっきりしていることがひとつある。脳の可塑性に関する現在の知識を理解したうえで、われわれの脳回路を可能なかぎりすばやく、完全に配線し直すメディアの発明に着手したとすれば、おそらく、インターネットに非常によく似た外観と機能を持つものを、設計することになるだろうということだ。これはわれわれが、ネットを日常的に、あるいはとり憑かれたかのように、使用する傾向があるという意味ではない。脳の回路と機能を、強力かつ急速に変化させることが実証されている刺激と、まさに同じ種類の感覚的・認知的刺激――反復的で、集中的で、双方向性で、依存性の刺激――を、ネットが提供するということなのだ。一般に使用されるようになった、精神に変化を与えるテクノロジーのなかで、アルファベットと数字を除けば、ネットは最も強力なものである。どう少なく見積もっても、書籍以降に登場したテクノロジーのなかで最も強力なものであると言えるだろう。

ウェブへのアクセスを持つ人々の大部分は、一日の流れのなかで少なくとも二、三時間――ときにはそれよりずっと長く――ネットに接続する。そしてそのあいだ同じ動き、または同種の動きを何度も繰り返す傾向があり、たいていの場合それらの動作は、スクリーンやスピーカーを通じて矢継ぎ早に出される指示に応じて行なわれる。PCのキーボードのキーを叩く。マウスをドラッグし、左ボタンと右ボタンをクリックし、スクロール・ホイールを回転させる。トラックパッド上で指先を線を引くように動かす。ブラックベリーや携帯電話の実際のキーパッド、またはシミュレートされたキーパッドを、親指で叩いてテクストを打ち出す。iPhone、iPod、iPad を回転させて「ヨコ長《ランドスケープ》」モードと「タテ長《ポートレート》」モードを切り替え、タッチセンサー式スクリーンの上のアイコンを操作する。

これらの動作を行なうあいだ、ネットはわれわれの視覚野、体性感覚野、聴覚野に、絶え間なくインプットを与えつづける。クリックやスクロールを行ない、タイピングやタッチを行なうと、手や指を介して知覚が生じる。メールやインスタント・メッセージの新着を知らせるチャイムや、さまざまなことを知らせる携帯電話のいろいろな着信音など、耳を介して伝達される聴覚信号も多数発生する。そしてもちろん、オンライン世界を進んでいけば、無数の視覚刺激が網膜を横切る。絶えず配列の変わるテクスト、写真、動画だけでなく、下線やカラーで強調されたハイパーリンク、機能によってその形を変えるカーソル、太字になっている新着メールのタイトル、クリックを要求するヴァーチュアルなボタン、ドラッグやドロップをするよう求めるスクリーン上のアイコン、記入を要する書式、読んだり捨てたりする必要のあるポップアップ広告やウィンドウが、われわれの目に入ってくるのだ。ネットはわれわれの全感覚――いまのところ嗅覚と味覚は入っていないが――を占有し、しかもそれらの感覚を同時に占有するのである。

反応と報酬を伝達する高速システム――心理学の術語で言う「陽性強化」――もネットは提供する。このシステムは、身体的・精神的行動の両方を繰り返すことを促進する。われわれはリンクをクリックすると、新たなものを目にし、それを評価することになる。グーグルでキーワード検索を行なうと、興味深い情報のリストがまたたく間に現われ、それをわれわれは評価することになる。携帯メールやインスタント・メッセージ、メールを送ると、しばしば数秒か数分で返事が返ってくる。フェイスブックを使うと、新しい友人ができたり、以前からの友人とのつながりが強まったりする。ツイッターでつぶやけば、新たなフォロワーができる。ブログを書けば、読者からコメントをもらったり、他のブロガーにリンクを張ってもらえたりする。ネットの双方向性のおかげでわれわれは、情報を探し、自分を表現し、他人と会話する強力なツールが手に入るわけだ。だがわれわれは同時にネットのせいで、社会的・知的刺激というエサを得るためのレバーを押しつづける、実験室のラットのごときものへと変えられてしまっている。

テレビ、ラジオ、新聞がこれまで行なってきたよりも、ネットはずっと強くわれわれの注意を惹く。友だちと携帯メールのやり取りをしている子ども、新着メッセージやフェイスブックのページのリクエストに目をとおしている女子大生、ブラックベリーでメール画面をスクロールしているビジネスマンを見てみるとよい――あるいは、グーグルの検索ボックスにキーワードを入力し、リンクをたどっている自分の姿を思い浮かべてみてもよいだろう。そこに見られるものは、メディアに食い尽くされている精神である。ネットに接続しているときは、自分の周囲で起きていることに気づかないことがしばしばだ。さまざまなデヴァイスを介して現われる大量の記号や刺激を処理するとき、現実世界は影を潜めるのである。

ネットの双方向性はこの効果をも増幅する。われわれは多くの場合コンピュータを、社会的なコンテクスト――友人や同僚と会話し、自分の「プロフィール」を作成し、ブログやフェイスブックを更新して自分の考えを送信するなどといった――のなかで用いているので、社会におけるわれわれの位置は、つねに何らかのかたちで、動いていたり、危険にさらされたりしている。その結果生じる自意識――場合によっては、恐怖――は、そのメディアに対するわれわれの関わりを強化する。これはすべての人に当てはまることだが、とりわけ若者に顕著な傾向だ。彼らは携帯電話やコンピュータを用い、メールやインスタント・メッセージを強迫的なまでにやり取りする。今日のティーンエイジャーたちは、通常、起きているあいだ数分ごとにメールの送受信を行なっている。サイコセラピストのマイケル・ホーソーアーが記すところによれば、一〇代の少年少女や若年層は、「自分の仲間がどう過ごしているかを知ることに非常に興味があり、そのことは、仲間の輪から外れることに対する途方もない不安とセットになっている」[*01]。メールを送るのを止めれば、不可視の存在になってしまうかもしれないのだ。

インターネットの使用には多くのパラドクスがともなうが、われわれの思考様式に対して、確実に最大の長期的影響を与えるだろうパラドクスは以下のものだ――ネットは注意を惹きつけるが、結局はそれを分散させる。われわれはメディアそのもの、すなわち、点滅するスクリーンには強く集中する。けれども、そのメディアから速射砲のように発射される、競合する情報や刺激のせいで、注意は結局散らされる。いつ、どこでログオンしようとも、ネットは必ず、信じがたいほど誘惑的な朦朧状態を提供する。スウェーデンの神経科学者、トーケル・クリングベリは次のように述べている。人間は「より多くの情報、印象、複雑さを求めるものだ」。われわれは、「同時に複数の動作を行なうよう要求する状況や、情報量に圧倒されてしまうような状況」を求める傾向がある[*02]。印刷されたページの活字を目でゆっくり追うことが、精神刺激で満たされたいというわれわれの切望を削いでいたのだとすれば、ネットはその欲望を甘やかす。ネットは、ボトムアップの注意散漫状態という自然な状態にわれわれを引き戻し、同時に、われわれの祖先が直面を余儀なくされていたよりも、ずっと多くの注意散漫を提供するのだ。

注意散漫がすべて悪いというわけではない。われわれの大部分が経験的に知っているように、困難な問題にあまりに集中しすぎると、精神的な袋小路に陥ってしまうものだ。思考の幅が狭まり、新しいアイディアを得られないかともがいてはみるが、失敗に終わってしまう。だが、その問題をしばらく放っておくと――「一晩眠って考える」と――新たな視点とほとばしる創造的アイディアをもって、その問題に立ち戻ることができることがしばしばある。オランダのナイメーヘンにあるラートボウト大学付属、無意識研究所所長の精神科医、アプ・ダイクステルホイスによる研究は、以下のことを明らかにしている――注意の中断によって、問題に取り組む時間がわれわれの無意識に与えられ、意識的に熟考していたときには使用できなかった情報、および認知プロセスを利用できるようになる。ここからもわかるとおり、われわれは通常、困難な精神的問題から注意をそらしているときに、よりよい判断を下すことができるものだ。だが、われわれがある問題をはっきりと意識的に定義して初めて、無意識の思考プロセスはその問題に関与できるのだということも、ダイクステルホイスの研究は示している。[*03] 特定の知的目標がなければ「無意識的思考は生じない」と、ダイクステルホイスは述べる。[*04]

ネットが助長する、絶え間ない注意散漫状態――エリオットの『四つの四重奏曲』から再びフレーズを借りれば、「注意散漫によって注意散漫から気が散った」状態――というのは、どういう決定を下すか熟慮している際、考えをリフレッシュしようと、意図的に精神活動の集中を散漫にするのとはまるで違う。ネットの有する感覚刺激の不協和音は、意識的思考と無意識的思考の両方を短絡させ、深い思考、あるいは創造的思考を行なうのをさまたげる。われわれの脳は単なる信号処理ユニットになり、情報を迅速に意識へと導いたり、そこからまた元の場所に戻したりするようになるのだ。

二〇〇五年のインタヴューでマイケル・マーゼニックは、われわれの精神構造に小さな変更を加えるだけでなく、根本的な変化をも生じさせるネットの力について、時間をかけてじっくりと考察している。「新たなスキルを習得し、新しい能力を身につけるたびに、われわれの脳は物理的にも機能的にも、かなりの規模で変化する」のだと指摘しつつ、彼はネットについて、一連の「現代文化の特殊化」の最新版だと述べる。「そこにおいて、現代人は何百万もの事柄を「実践」できる。一〇〇〇年前の平均的人間であれば、まるで接することもできなかったものだ」。「このようにネットにさらされることで、われわれの脳は大規模に作り変えられる」と彼は結論する。[*05] 二〇〇八年のブログで彼はこのテーマに立ち戻り、大文字〔本書では傍点〕で論点を強調しながら、次のように書いている。「われわれと脳との関係に文化が変化を与えるとき、文化は異なる脳を作り出しているのだ」。そして彼は、われわれの脳が「頻繁に使われる特定のプロセスを強化する」ことを指摘している。インターネットやグーグルの検索エンジンのような、オンライン・ツールのない生活を想像するのは、いまや困難だと認めながらも、「それらを頻繁に用いることで、神経学的に重大な結果が生じる」と彼は強調する。[*06]

オンラインでわれわれが、何を行なっていないかも、神経学的に重大な結果をもたらす。発火をともにするニューロンがつながるのと同様、発火をともにしないニューロンはつながらない。ウェブページをスキャンするのに費やす時間が読書の時間を押しのけるにつれ、一口サイズの携帯メールをやり取りするのに用いる時間が文や段落の構成を考えるのに用いる時間を締め出すにつれ、リンクをあちこち移動するのに使う時間が静かに思索し熟考する時間を押し出すにつれ、旧来の知的機能・知的活動を支えていた神経回路は弱体化し、崩壊を始める。脳は使われなくなったニューロンやシナプスを、急を要する他の機能のために再利用する。新たなスキルと視点をわれわれは手に入れるが、古いスキルと視点は失うのである。

UCLAの精神医学教授であり、同大付属の記憶・加齢研究所所長でもあるゲーリー・スモールは、デジタル・メディアの使用がもたらす生理学的・神経学的影響を研究している。彼の発見は、ネットが大規模な脳の変化を引き起こしているという、マーゼニックの考えを裏づける。「現在のデジタル・テクノロジーの急増は、われわれの生活様式やコミュニケーションのあり方を変化させているばかりでなく、脳に急速かつ深い変化を与えている」と彼は述べる。コンピュータ、スマートフォン、検索エンジンなどのツールの日常的使用は「脳細胞の変化と神経伝達物質の放出を誘発し、脳内の新たな神経回路を徐々に強化し、その一方で古い神経回路を弱体化する*07」。

二〇〇八年、スモールは二人の同僚とともに、インターネットの使用に応じて人間の脳が変化していることを実証するための、最初の実験にとりかかった。*08 研究者たちは二四人――ウェブ・サーフィンに慣れた一二名と、初心者一二名――の被験者を募り、グーグルで検索を行なっているときの彼らの脳を走査した。（コンピュータはMRI内ではうまく動作しないので、被験者はウェブページを投影するためのゴーグルと、ページを移動するための小型タッチパッドを装備した）。走査によって明らかになったのは、グーグル検索経験者の脳の活動野が、初心者のそれよりもずっと大きいことだった。とりわけ「コンピュータに熟達した被験者は、前頭前野背外側部として知られる、脳の左前方部分の特定の網状組織を使用していた。［これに対して］インターネット初心者では、この領野の活動は、あったとしてもごく小さいものであった」。対照実験として、読書を模して普通のテクストも読んでもらった。この実験で明らかになったのは、二つのグループ間で脳の活動野の違いは顕著には見られないということだった。ネット使用経験者の独特の神経回路は、明らかにインターネット使用によって発達したのである。

その実験のもっとも注目すべき部分は、六日後に再度テストを行なったときに生じた。それまでのあいだ、研究者はネット初心者の被験者たちに、一日一時間ネット検索を行なわせていた。新たな走査の結果、おおむね不活発であった部位の前頭前野が、広範囲で活動している——熟練したネット・サーファーたちの脳と同じように——ことが明らかになった。スモールはこう報告する。「ネット使用を始めてわずか五日で、インターネット初心者たちの脳前方の同じ回路が、活発な活動を見せるようになったのだ。五時間インターネットを用いただけで、初心者であった被験者たちは、脳の再配線を行なったということになる」。彼は続けてこう問いかける。「一日一時間コンピュータに向かっていただけでこのような変化を見せるほど、脳の反応が敏感なものであるならば、それ以上の時間［ネットに接続］していれば、どんな結果が生じるだろうか」。*09

この研究はもうひとつ、ウェブページを読むことと本を読むこととの違いをも浮き彫りにした。ネット検索を行なうときと、本を模倣したテクストを読むときで、脳の活動のパターンがきわめて異なることがわかったのである。本を読む人の脳は、言語、記憶、視覚処理と関連する領野が活発に活動しているのが観察されたが、決定や問題解決を行なう前頭前野では、あまり活動が見られなかった。これに対して、熟練したネット使用者の脳では、ウェブページをスキャンしたり検索したりするとき、それらの領野すべてで大規模な活動が観察された。ここでわれわれにとって吉報であるのは、ネット・サーフィンは脳の多くの機能に関与するので、高齢者の脳を明晰に保つ助けとなるかもしれないということだ。クロスワード・パズルを解くのがそうであるように、ネットで検索や閲覧を行なうのは、脳の「訓練」になるようだとスモールは述べる。

だが、ネット使用者の脳が広範に活動することは、深い読みなどの集中を維持する行為が、オンラインでは非常に困難であることの理由にもなっている。多数の一時的な感覚刺激を処理しながら、リンクを評価してネット上での移動を選択せねばならないので、心的機能の調整と意思決定を行なう必要が絶えず生じ、その結果、テクストなどの情報を脳が解釈することがさまたげられるのだ。読者であるわれわれは、リンクに行き当たるたび、それをクリックすべきかどうか前頭前野が判断できるよう、少なくとも一瞬、立ち止まらねばならない。脳の働きは迅速なので、言葉を読むことから判断を下すことへの心的能力の切り替えは感知できないかもしれないが、特にその切り替えが繰り返し行なわれた場合、理解と記憶がさまたげられることが証明されている。前頭前野の実行機能が始動すると、われわれの脳は行使されるというだけでなく、酷使されることになるのだ。ウェブはわれわれを、読むことが認知行為として非常に骨の折れる作業であった「続け書き」の時代へと、きわめてリアルな意味で引き戻す。オンラインで読むとき、われわれは深い読みを可能にする機能を犠牲にしているのだとメアリアン・ウルフは述べている。オンラインでわれわれは、「単なる情報の解読者」へと戻るのだ。[*10] 気を散らされることなく深く読むとき、われわれの脳のなかでは豊かな結合が生じるのだが、これを生み出す能力が、オンラインでは大部分停止したままになるのである。

二〇〇五年刊行の著書『ダメなものは、タメになる――テレビやゲームは頭を良くしている』〔翔泳社〕でスティーヴン・ジョンソンは、コンピュータ・ユーザーの脳に見られる広範で活発な神経活動と、本を読む人の脳に見られるずっと不活発な神経活動とを対比させている。この比較から、コンピュータの使用は、読書よりもはるかに強い精神刺激を提供すると彼は示唆している。この神経活動に見られる証拠から、「読書が感覚に与える刺激はつねに小さい」という結論を導くことさえ可能であると彼は述べる。[*11] ジョンソンの分析は正しくはあるが、脳の活動パターンの違いに関するその解釈は誤解を招く恐れがあるだろう。「与える刺激がつねに小さい」というまさにそのことが、読書を知的な報酬を与えるものとしているのだ。注意散漫を除去し、前頭葉の問題解決機能を鎮めることで、深い読みは深い思考の一形態となる。熟練した読書家の頭脳は落ち着いた頭脳であり、騒々しい頭脳ではないのだ。ニューロンの発火という問題において、強度が大きいほうがよいという仮定は誤りである。

オーストラリアの教育心理学者ジョン・スウェラーは、人間の精神が情報を処理する方法、とりわけ、精神が学習を行なう方法について、三〇年間研究している。ネットなどのメディアがわれわれの思考様式や深度に与える影響を、彼の著書は明らかにしている。彼の説明によれば、われわれの脳は二種類の記憶――短期記憶と長期記憶――を組みこんでいる。直近の印象、感情、思考を短期記憶として保持し、この記憶は約数秒しか維持されない。意識的にせよ無意識的にせよ世界について学んだことは、長期記憶として蓄えられ、数日、数年、ときには生きているあいだじゅう、ずっとわれわれの脳のなかに存在する。短期記憶のうち作動記憶とよばれるものが、情報を長期記憶へと移動すること、したがって、個人的知識の貯蔵を形成することの助けをする。いかなる瞬間を取っても、作動記憶はわれわれの意識の内容を形成しているのだと、きわめてリアルな意味で言える。「われわれは作動記憶の内容については意識しているが、他のものについては意識していない」とスウェラーは述べる。[*12]

作動記憶を脳のメモ帳とするならば、長期記憶はファイリング・システムになぞらえられる。長期記憶の内容はわれわれの意識の外部に主として存在する。過去に学習、経験したことについて考えるためには、長期記憶から作動記憶へと記憶を再移動させる必要がある。「作動記憶へと記憶を移動させるとき、何かが長期記憶に保管されているとしかわれわれは認識していない」とスウェラーは説明する。[*13] 長期記憶は、事実、印象、出来事を保管する巨大な倉庫の役割だけを果たしていて、「思考や問題解決といった複雑な認知プロセスでは、ほとんど何の役割も果たしていない」とかつては考えられていた。[*14] だが、長期記憶がじつは理解を行なう場でもあると、脳科学者たちは気がついた。長期記憶は事実だけでなく、複雑な概念、すなわち「体系的図式《スキーマ》〔schema〕」をも保管しているのだ。バラバラの情報の断片をパターン化された知識へと組織することによって、スキーマはわれわれの思考を深く豊かなものにする。スウェラーは次のように説明する。「われわれの知的能力の大部分は、長きにわたって獲得したスキーマに由来している。専門的な概念を理解できるのは、それらの概念に関連するスキーマを持っているからである」。[*15]

作動記憶から長期記憶へと情報を移し替え、概念スキーマとして組み上げる能力によって、知性の深さは決定される。だが、作動記憶から長期記憶への経路は、われわれの脳の重要な隘路にもなっている。

巨大な容量を持つ長期記憶とは異なり、作動記憶はきわめて少ない情報量しか保持することができない。一般的に作動記憶は七つの情報の断片、すなわち、「エレメント」しか保持できないと、プリンストン大学のジョージ・ミラーは、一九五六年に発表された有名な論文「マジカルナンバー7±2〔The Magical Number Seven, Plus or Minus Two〕」で述べた。現在ではその数でさえ、多く見積もりすぎだったと考えられている。スウェラーによると、近年発見されている証拠からすれば、「ある一定期間にわれわれが処理できる情報要素の数は、せいぜい二から四までであり、たぶん実際にはこの範囲のなかでも、大きいほうではなく小さいほうの数であるだろう」とのことだ。さらに、われわれが作動記憶のなかに保持できるそれらの要素は、「リハーサルによって更新しないかぎり」たちまち消滅してしまうのである。*16

細い管を用いてバスタブをいっぱいにすることを想像してもらいたい。これは、作動記憶から長期記憶へと情報を移し替える際に起こる問題をたとえたものだ。メディアは、情報の流れの速度と強さを調節することによって、このプロセスに大きな影響力を及ぼす。本を読むとき、情報は蛇口から一定間隔でしたたり落ちているので、読むペースを変えればこの速度はコントロールできる。テクストにじっと集中すれば、すべての情報、あるいはほとんどすべての情報を、少量ずつ長期記憶へと移し替えることは可能であり、また、スキーマの生成に不可欠な、豊かな結合を生み出すことも可能である。ところがネットの場合、細管につながる情報の蛇口の数は多く、しかもそのすべてから猛烈な勢いで情報が流れ出ている。蛇口をあちこち触っているあいだに、細管から情報はあふれていく。長期記憶へ移し替えられる情報量はごく少数であり、実際に移し替えられているものはといえば、さまざまな蛇口から出た水滴を混ぜこぜにしたものであって、ひとつの水源からの連続した流れではない。

所与の瞬間に作動記憶に流入する情報は「認知的負荷」と呼ばれている。脳が情報を蓄積し、処理する能力を、この負荷が超える——水が細管からあふれる——と、情報は保持できなくなり、すでに長期記憶に保存されている情報との関連づけもできなくなる。新しい情報をスキーマに翻訳できなくなるのだ。われわれの学習能力は損なわれ、理解は浅いものとなる。注意維持能力も作動記憶に依存している——トーケル・クリングベリの言によれば、「われわれは集中すべき対象がどんなものか、記憶しておかねばならない」——ので、認知的負荷が大きくなれば、注意散漫状態も増幅される。脳に過大な負荷がかかっていると、「注意散漫がいっそう気を散らせるものに」感じられるのである。[*17]（注意欠陥障害、すなわちADDを、作動記憶への過重負担と結びつけている研究もある）。作動記憶が限界に達すると、重要な情報とそうでないものとを、すなわちシグナルとノイズとを区別することがより困難になる。するとわれわれは、何も考えずにデータを消費する存在となってしまう。

ある主題や概念への理解を深めようとする際の困難は、「作動記憶の受ける負荷によって決定されるところが大きい」ようだとスウェラーは書いている。そして彼によれば、学習しようとする内容が複雑なものであるほど、過剰負荷を受けた精神が強いる損失は大きくなるという。[*18] 認知的負荷の原因となりうるものは多いが、スウェラーによれば最も重要な二つは、「問題解決の外在化」と「注意の分割」である。偶然にもこれらの二つは、情報メディアとしてのネットの中心的特徴でもある。ゲーリー・スモールが示唆するように、クロスワードを解くのと同じく、ネット使用は脳を訓練するのかもしれない。だがそのような激しい訓練が、われわれの思考の主要モードとなった場合、深い学習と思考はさまたげられる可能性がある。クロスワード・パズルを解きながら読書してみればわかる。それがインターネットの知的環境なのだ。

一九八〇年代、学校が多額の投資を行なってコンピュータを導入しはじめたころ、紙の文書に対するデジタル文書の優位が、熱狂的に賞賛されていたものだ。コンピュータ・スクリーン上に表示されたテクストにハイパーリンクを組みこむことは、学習に恩恵をもたらすものだと多くの教育者たちが確信していた。視点をさまざまに切り替えることを容易に可能とするハイパーテクストは、生徒の批判的思考を強化するだろうと彼らは主張した。印刷されたページが要求する融通の利かない読みから解放され、読者はさまざまなテクストのあいだに、新たな知的関連性を見出すだろう。ハイパーテクストに対するアカデミックな熱意は、ハイパーテクストは著者が持つ家父長的権威を転覆させ、読者に権力を移行させるのだという、当時流行のポストモダン理論に基づく考えによって、さらに強められることになった。それは解放のメディアとなるだろう。ハイパーテクストは、印刷されたテクストの有する「頑固な物質性」から読者を解放し、「啓示を与え」うるものだと、文学理論家のジョージ・ランドウとポール・ディレイニーは述べている。「ページに縛られたテクノロジーの制約から逃れる」ことによって、ハイパーテクストは「経験を構成する諸要素間の、連想と決定のリンクを変化させ、それらの要素を配列し直す心的能力に、よりよいモデルを提供するのだ」[*19]。

一九八〇年代の終わりごろには、この熱意も弱まりはじめる。ハイパーテクストの認知的効果について、もっと完全な像、しかしそれまで語られていたのとは非常に異なる像が、研究によって描かれたのである。リンクを追うべきか判断し、それを伝ってネットを移動することには、読む行為とはまるで異質な、精神に非常に負荷をかける問題解決作業がともなうことが判明した。ハイパーテクストを読み解くことは、読者の認知的負荷をかなりの程度増大させ、それゆえ、読んだ内容を理解し記憶する能力を弱体化するのである。一九八九年に行なわれた研究によれば、ハイパーテクストを読む人は、「ページを慎重に読むのではなく」散漫にクリックして終わることが多かった。一九九〇年に実施されたある実験は、ハイパーテクストを読む人がしばしば「何を読んだかも、何を読んでいないかも覚えていない」ことを明らかにしている。同じ年に行なわれた別の研究で、研究者たちは二つのグループに、いくつかの文書を検索して質問に答えることをしてもらった。一方のグループはハイパーテクスト化された電子文書を検索し、もうひとつのグループは、従来からある印刷文書を検索した。課題の出来栄えを見ると、印刷文書を用いたグループのほうが、ハイパーテクストを用いたグループよりも、はるかによい成績を残した。これらを含めた実験結果を踏まえ、ハイパーテクストと認知に関する一九九六年刊行の本で、編者たちは次のように述べている。ハイパーテクストは「読む者により大きな認知的負荷を課する」ので、当然のことながら、「紙で提示されたもの（よく知っている状況）とハイパーテクスト（認知上多大な努力が必要な新しい状況）を実証的に比較した場合、必ずしもハイパーテクストが有利だとは限らない」。だが、読者の「ハイパーテクスト識字能力」が向上するにつれ、認知上の問題は減少するだろうと彼らは予測する。[*20]

その予測は当たらなかった。WWWはハイパーテクストを日常的に、それどころか至るところに存在するものにしたけれど、リンクを散りばめられたテクストを読む人よりも、直線的なテクストを読む人のほうが、より多く理解し、記憶し、学習していることが、研究によって絶えず示されている。二〇〇一年に行なわれたそうした研究のなかに、次のようなものがある。二人のカナダ人学者が七〇名の被験者に、モダニズム作家エリザベス・ボウエンの短編「魔性の夫〔The Demon Lover〕」を読んでもらった。ひとつのグループは従来の直線的なテクスト形式でその物語を読み、もうひとつのグループは、ウェブページで目にするような、リンクのついた形式で読んだ。ハイパーテクストで読んだ人たちのほうが、その物語を読むのに要した時間は長かったのだが、続いてインタヴューを行なってみると、彼らは読んだ内容について、混乱してあやふやになっていた。うち四分の三の人々は、テクストを追うのに苦労したと述べている。他方、直線的なテクストを読んだグループでは、そういった問題を報告しているのは一割でしかない。ハイパーテクストを読んだグループのひとりは次のような不満を述べている。「物語は非常に飛躍の多いものだった。それがハイパーテクストによって生じたものかどうかはわからないが、リンクを選択すると、突然話の流れがおかしくなり、まったく新しい考えに飛び移った感じになって、ついていけなくなった」。

ボウエンのものより短くシンプルな作品、ショーン・オフェイロンの「鱒〔The Trout〕」を用いて、同じ研究者たちが行なった二度目の実験でも、結果は同じだった。ハイパーテクストの読者は今回もテクストを追うのにより大きい混乱を経験したと報告し、物語の筋立てやイメージについての彼らのコメントは、直線的なテクストを読んだ人たちよりも、詳細を欠き不正確なものだった。ハイパーテクストは「集中した私的な読み方をしないよう勧める」のだと、その研究者たちは結論している。その読者たちの注意は「物語が提供する経験ではなく、むしろハイパーテクストの仕組みとその機能に向けられる」のである。*21 言葉を表示するために使われるメディアが、その言葉の意味を不明瞭にしたのだ。

ほかにはこんな実験もある。研究者たちは被験者をコンピュータの前に座らせ、相反する二つの学習理論について書かれた二つのオンライン論文を論評させた。論文のひとつは「知識とは客観的なものである」という議論を展開しており、もう一方は「知識とは相対的なものである」と主張している。どちらの論文も形式は同じだ。同じように見出しがつけられ、それぞれがもう一方の論文にリンク付けされており、読者がすばやく二つの論文のあいだを移動して、論理を比較できるようにしてある。ページを順に追って、一方の論文を読み終えてからもう一方の論文に取り掛かる読者よりも、リンクを用いた読者の方が、二つの理論と両者の相違点について、より豊かに理解できるだろうという仮説を研究グループは立てた。ところが実際は、ページ間をクリックしてあちこち移動しつつ読んだ人たちよりも、ページを直線的に読んだ被験者のほうが、続いて行なわれた理解度テストでは、はるかに高い得点を記録したのだった。リンクは学習のさまたげになる、と研究者たちは結論した。[*22]

また、アーピン・チューという研究者も、ハイパーテクストが内容把握に及ぼす影響を見定める実験を行なっている。彼女は被験者グループに同じオンライン文書を読ませたが、一節ごとに含まれるリンクの数を、それぞれ違うものにした。続いて、読んだ内容の要約を書かせ、多項選択式のテストを行なうことで、彼女は読者の理解度を測った。すると、リンクの数が多くなるほど理解度が減少することが明らかになった。被験者は、リンクを評価してクリックするかどうかを決定するのに、より多くの注意と知力を割かざるをえなかったのだ。そのため、読んでいるものを理解するのにあてる、注意と認知的リソースが少なくなってしまったのである。チューは次のように述べる。「リンクの数と、失見当識〔自分がいまいるところがどこであり、いつであるかといった基本的状況把握（見当識）を失うこと〕または認知負荷とのあいだには」、非常に強い相関関係があることをこの実験は示している。「読むことおよび内容把握には、複数の概念を関連づけ、推論を引きだし、すでに持っている知識を活用し、主要なアイディアを統合することが必要とされる。それゆえ、先見当識または認知的過負荷は、読むことおよび内容把握という認知活動のさまたげとなりうるのである」。*23

二〇〇五年、カナダのカールトン大学付属応用認知研究センターの心理学者、ダイアナ・デステファーノとジョアン・ルフェーヴルは、ハイパーテクストを読むことに関わる過去の研究三八件の、包括的再評価に着手した。ハイパーテクストが理解度を減少させるという結論を、すべての研究結果が提示しているわけではなかったけれども、かつて一般的であった「ハイパーテクストは豊かなテクスト経験につながる」という理論に対する「裏づけはほとんどない」ことがわかった。それどころか、圧倒的多数の証拠が示していたのは、「ハイパーテクストが意思決定と視覚処理を要求することにより、読みのパフォーマンスが損なわれる」ことだった。これはとりわけ、「従来の直線的なテクスト提示」と比較した場合にいっそう言えることである。「ハイパーテクストのさまざまな特徴は、結局認知的負荷を増大させることになり、それゆえ、読者の能力を超えた作動記憶容量が要求されたのかもしれない」と彼らは結論した。*24

ウェブは、ハイパーテクストとマルチメディアという二つのテクノロジーを結びつけ、「ハイパーメディア」と呼ばれるものを提供する。そこでリンクを張られて提供されるのは言葉だけでなく、画像、音、動画もである。リンクがより豊かな学習体験を読者に与えるとハイパーテクストの先駆者がかつて信じたように、マルチメディア――ときに「リッチ・メディア」とも呼ばれる――は、内容把握を深め、学習を強化すると多くの教育者は考えた。インプットは多ければ多いほどいい。さしたる証拠もなく長いあいだ当然のことと受け取られてきたこの仮定も、研究によって反証されつつある。マルチメディアによって生じる注意分割はさらに認知能力を酷使し、学習能力を減少させ、理解力を弱めている。精神に思考材料を与えるということに関して言えば、より多くの情報は、より少ない思考活動につながりうるのだ。

二〇〇七年に学会誌『メディア心理学〔Media Psychology〕』に発表されたある研究は、一〇〇人を超える被験者を募り、コンピュータのウェブ・ブラウザを通じて、マリ共和国に関するプレゼンテーションを視聴させた。一部の被験者は、テクスト・ページのみによるプレゼンテーションを見た。別のグループはテクストに加え、関連する視聴覚資料をストリーム配信するウィンドウを備えたページを視聴した。テストの被験者はその配信を自由に再生したり、停止したりできた。

プレゼンテーションを見てもらったあと、内容に関する全一〇問の簡単なテストを被験者に実施した。テクストのみのヴァージョンを見たグループが、平均七・〇四問に正答したのに対し、マルチメディア・ヴァージョンを見たグループの正答数は、五・九八でしかなかった――研究者たちによれば、この違いは非常に大きいものだ。被験者は、そのプレゼンテーションをどう思ったかを問う質問にも答えた。テクストのみのグループは、マルチメディアのグループよりも、そのプレゼンテーションを興味深く、教育的で、理解しやすく、楽しめるものだと思った。これに対してマルチメディアのグループは、テクストのみのグループよりも、「このプレゼンテーションから何も学習しませんでした」という選択肢に同意する割合がずっと大きかった。ウェブでごく一般的なものとなっているマルチメディア・テクノロジーは、「情報の取得を向上させるよりも、制限しているようである」と、その研究者たちは結んでいる。[*25]

また、次のような実験もある。コーネル大学の二人の研究者は、一クラスの学生を二つのグループに分割した。一方のグループには、講義を聴きながらウェブを閲覧することを許可した。パーソナル・コンピュータの履歴から彼らの活動を調べると、その講義内容に関連するサイトだけでなく、無関係なサイトの閲覧、メールのチェック、買い物、ビデオの視聴など、ネットで人が行ないうるすべてのことを行なっていることがわかった。二つめのグループも同一の講義を聴いたが、ラップトップは閉じておかねばならなかった。講義終了後すぐ、両グループに対して講義の情報の記憶度を測定するテストが実施された。その研究者たちによれば、ネットの閲覧を行なっていた者たちは、「学習すべき内容の記憶度に関し、きわめて悪い結果を示した」。そのうえ、閲覧していた情報が、講義に関連するものであったか無関係なものであったかも問題ではなかった――全員成績が悪かったのである。他のクラスに対して行なっても、実験の結果は同じだった。[*26]

カンザス州立大学の研究者たちも、同様の実際的研究を行なっている。彼らは、典型的なCNNニュース――アナウンサーがニュースを四つ読み上げ、そのあいださまざまな情報画像がスクリーンに登場し、画面下部には文字ニュース情報が流れている――を学生グループに視聴させた。別の学生グループには、同じ番組から、情報画像と文字情報を取り除いたものを視聴させた。続いて行なわれたテストの結果は、マルチメディア版を見た学生のほうが、シンプルなものを見た学生よりも、ニュース内容について記憶していることがずっと少ないというものだった。「この種のマルチメディア形式のニュースが与える情報量は、視聴者の注意能力を超えているようだ」と研究者たちは述べている。[*27]

二つ以上の形式で情報を与えることは、必ずしも理解のさまたげになるわけではない。イラスト付きの教科書やマニュアルを読んだ経験からおわかりのとおり、絵や写真というのは、書かれた説明の意味を明瞭にし、強めるものである。視聴覚的説明や指示を組み合わせ、注意深く構成されたプレゼンテーションは、学生の学習効果を高めることが、教育学研究者によって明らかにされている。現在知られている理論によれば、その理由は、われわれの脳が見るものと聞くものとを処理するとき、それぞれ別の経路を使用することにある。スウェラーの説明するように、「聴覚に関わる作動記憶と、視覚に関わる作動記憶は、少なくともある程度分離しており、その分離ゆえ、ひとつではなく両方の処理機能を用いることで、作動記憶の効率を増すことが可能であるのだ」。その結果、場合によっては「視覚的様式と聴覚的様式の両方を用いることで、注意分散によるネガティヴな効果は改善されうる」。視覚的様式と聴覚的様式とは、言い換えれば、絵や写真と、音のことである。[*28] だがインターネットは、学習効果を最大限にしようとして教育者が作ったものではない。インターネットの情報は、非常にバランスの取れたかたちではなく、注意を散漫にする乱雑な状態で提供されているのだ。

その構造からして、ネットは中断のシステムであり、注意を分割するよう作られた機械である。この効果が生じるのは、多数の異なるメディアを同時に表示できるというネットの機能のせいだけではない。メッセージの送受信が行なえるようプログラムするのが容易であることも、この効果の原因となっている。明らかな例をひとつ挙げれば、大部分のメール・アプリケーションは、新着メッセージの確認を、五分、あるいは一〇分ごとに行なうよう設定されている。しかも人々は普通、それよりずっと頻繁に、「新着メッセージを確認する」ボタンをクリックする。コンピュータを使ってオフィスで働いている人々を対象に行なわれた研究によると、この人々は、着信したメールを読んだり返信したりするために、しきりに作業を中断している。一時間に三〇回、あるいは四〇回も(もしチェックする頻度を尋ねたら、その数がずっと少なくなることがしばしばだが)受信ボックスをチェックするのは、珍しいことではない。[*29] 一回のチェックは短時間の思考中断、すなわち、精神機能の一時的再配置を意味しているので、認知上のコストは大きなものとなる。経験からわれわれが知っている次の事実は、ずっと以前に心理学的研究によって証明されている──頻繁な中断は思考を断片化し、記憶力を弱め、われわれを緊張して落ち着かない状態にさせる。行なっている思考の脈絡が複雑であるほど、その注意散漫状態がもたらす損害は甚大になる。[*30]

大量の私的メッセージ──メールだけでなく、インスタント・メッセージや携帯メールも含まれる──だけでなく、ウェブはあらゆる種類の自動告知メッセージを、ますます提供しつつある。お気に入りのサイトやブログで新着記事が登場すれば、フィード・リーダーやニュース・アグリゲーターが知らせてくれる。ソーシャル・ネットワークは自分の友人がどうしているか、しばしば分単位で知らせてくれる。ツイッターなどのマイクロブログ・サーヴィスは、「フォロー」している人が新しいメッセージを発信するたびに教えてくれる。投資の値動き、ある特定の人々や出来事に関するニュース、使用しているソフトウェアのアップデート情報、YouTubeにアップロードされた新着ビデオなどを知るために、アラートを設定することもできる。購読する情報サーヴィスの数と、それらの更新頻度によって違いはあるが、われわれは一時間に一〇余りのアラートを処理している。きわめて熱心にネットに接続している人であれば、その数はもっと多くなるだろう。これらのものはすべて注意散漫の原因であり、われわれの思考への侵入者であり、われわれの作動記憶で貴重なスペースを占有する情報の断片なのである。

ウェブ閲覧は、非常に集中的なマルチタスク処理を脳に要求する。このジャグリングのような作業は、作業記憶を情報であふれさせることに加え、脳科学者が「切り替えコスト」と呼ぶ負担をわれわれの認知に課す。われわれの注意が移動するたび、脳には再配列の必要が生じ、精神機能にさらなる負担がかかるのだ。マルチタスク処理に関する著書『注意散漫で（Distracted）』でのマギー・ジャクソンの説明によれば、「脳が目標を変更し、新しいタスクのためのルールを覚え、まだ記憶に新しい前の活動から認知的干渉をブロックするには、時間がかかるのである」[*31]。切り替えるタスクが二つしかなくとも、認知には負荷がかかり、思考はさまたげられ、重要な情報の見落としや誤った解釈につながりうるということが、研究によって実証されている。たとえば、次のような単純な実験があった。成人から成るグループに、色のついた図形を見せ、見たものに基づいて予測を行なうよう依頼する。その際、ビープ音が流れるヘッドフォンを装着して、このタスクを行なうことが要求された。一回目の試行では、被験者はビープ音を無視し、図形に集中するよう命じられた。二回目の試行では、視覚的手掛かりを用いつつ、ビープ音の数を数えるよう命じられた。それぞれの試行ののち、被験者は、いま自分が行なったことをどう思うか答えさせるテストを受けた。どちらの試行においても、被験者の予測の正答率は同程度だった。だが、マルチタスク処理を要求された試行のあとでは、自分の経験内容を判断するのにかかる時間がずっと長かった。二つの作業を切り替えることで、理解機能がショートしたのである。作業は終えたものの、その意味はわからなくなってしまったわけだ。「注意散漫な状態で事実や概念を学べば、結果は悪いものにしかならないことが、この実験から明らかになった」と、実験の責任者でUCLAの心理学者、ラッセル・ポルドラックは述べている。[*32] 二つのみならず複数の精神作業を同時に行なうことが普通であるネットにおいては、切り替えのコストはさらに大きいものとなる。

出来事をモニターし、メッセージやお知らせを自動的に送付するネットの能力は、コミュニケーション・テクノロジーとしてのネットの、非常に大きな長所のひとつであることは強調しておかねばならない。システムの機能を個人に対応したものにし、巨大なデータベースをわれわれの特定の必要、興味、欲求に応じたものにプログラムするその能力に、われわれは依存している。われわれは作業が中断されることを求めている。なぜなら中断するたびに、貴重な情報がもたらされるからだ。これらのアラートを切ってしまえば、つながりを失ったかのように、あるいは社会的に孤立しているかのように、感じてしまう危険がある。ユニオン・カレッジの心理学者、クリストファー・シャブリスの説明によれば、ネットによって送り出される、ほぼ連続的な新情報の流れは、「たったいま起こっていることを極端に過大評価する」という、われわれの自然な傾向に働きかける。「新しいことというのは、本質的というよりも些細なものであることが多い」とわかっているときでさえ、われわれは新しいものを切望する。[*33]

それゆえわれわれは、インターネットがより多くの、より多様なかたちでわれわれを邪魔しつづけることを望むのだ。集中力と焦点の喪失、注意分割と思考の断片化を、われわれはすすんで受け入れる。それは人を惹きつける、あるいは少なくとも気晴らしにはなる、そのような情報の富を受け取ることを、目的としてのことである。ネットとの接続を断ち切ることなど、われわれの多くには思いもよらない。

一八七九年、フランスの眼科医ルイ・エミール・ジャヴァルは、読書する人の目が、文字を追って完璧になめらかに動くわけではないことを発見した。その焦点はいくぶん飛躍しながら進むのである。各行のさまざまな点に一瞬ずつとどまろうとするこの動きは、衝動性眼球運動《サッケード》と呼ばれている。パリ大学でのジャヴァルの同僚が、すぐまた別の発見をした――休止、すなわち「眼球停留」のパターンは、何を読んでいるか、誰が読んでいるかによって大きく変わるというのだ。これらの発見を受けて、脳科学者たちはわれわれの読み方、われわれの精神の働きについてさらに詳しく知るために、視線追跡の実験を用いはじめた。こうした研究もまた、注意力と認知に対するネットの影響を、さらに深く洞察する有用な手掛かりとなっていく。

一九九〇年代以来オンラインでの読みを研究しており、ウェブページ・デザインのコンサルタントを長く務めているジェイコブ・ニールセンは、二〇〇六年、ウェブ・ユーザーの視線追跡研究を実施した。彼は、眼球の動きを追跡する小型カメラを二三二名の人々に装着してもらって、テクスト・ページを読んだり、その他のコンテンツをブラウジングしてもらったりした。本のページ上にあるテクストを読むときに通常行なうような、一行一行几帳面に読んでいくやり方を、オンライン・テクストに対して行なう者はほとんどいないことがわかった。大多数はテクストを飛ばし読みしたのであり、その視線はページ上を「F」の字を描くようにして動いていた。まず最初に、ページ冒頭の二、三行を左から右へと見る。それから少し下へ下がって、途中数行をさらに拾い読みする。最後に、ページ左端を下まで、おざなりに移動する。オンラインでの読みのこのパターンは、ウィチタ州立大学のソフトウェア・ユーザビリティ研究所で行なわれた視線追跡研究で、さらに保証されることになる。[*34]

クライアントに依頼されて行なったこの実験の結果を要約して、ニールセンはこう書いた。「Fは「速い《ファスト》」のFです。みなさんの貴重なコンテンツは、そんなふうにして読まれているのです。ユーザーの視線はほんの数秒で、ウェブサイトの文字の上を、学校で習ったのとはまったく違うパターンを描きながら、驚くべきスピードで動いていくのです[*35]」。視線追跡研究の補足として、ニールセンは、ドイツの研究者チームが作成した、ウェブ・ユーザーの行動に関する膨大なデータベースを分析した。それは二五名の人々のコンピュータを、平均でおよそ一〇〇日間モニタリングし、被験者たちが約五〇〇〇のウェブページを見るのに費やした時間を追跡したものだ。データを分析してみると、一ページ上の単語の数が増えるにつれ、訪問者がページを見ている時間は増加するが、しかしその増加はわずかでしかないことがわかった。平均的な閲覧者の場合、一〇〇語増えるごとに、読む時間は四・四秒増えていた。最も熟練した読者であっても、四・四秒間に読める単語はおよそ一八語しかない。ニールセンはクライアントにこのように言う。「ページに言葉を付け足しても、カスタマーはその一八パーセントしか読まないでしょう」。そして、これでも数値を多く見積もりすぎだと彼は警告する。この研究の対象となった人々が、この時間のあいだずっと、読むことだけを行なっていたとは考えにくい。画像とか、動画とか、広告など、他のタイプのコンテンツも見ていたであろうからだ。[*36]

ニールセンの分析は、ドイツの研究者たち自身の結論によってもバックアップされている。ドイツの研究者たちは、ほとんどのウェブページが一〇秒以下しか閲覧されていないと報告していた。二分より長く見られているページは一割もなく、かなりのものは「注目されていない状態で……ほかのウィンドウの下になって、デスクトップの背景にされている」。研究者たちは、「大量の情報と多くのリンクを有する新しいページですら、通常ほんの短い時間しか閲覧されない」と述べ、この調査結果は「ブラウジングが急速なインタラクティヴ活動だということを保証する」ものだと言っている。[*37] この結果はまた、オンラインの読みに関する最初の研究のあと、ニールセンが一九七七年に書いたことを補強するものでもあった——彼はそのとき、こう問いかけていた。「ユーザーはウェブ上でどのように読んでいるのか？」それに対する簡潔な答えはこうだった。「読んでいない」。[*38]

ウェブサイトは訪問者の行動の詳細なデータをつねに収集しているが、これらの統計が強調しているのは、われわれがオンラインで、どれほどすばやくページ間を飛び回っているかということだ。二〇〇八年のある二か月間、企業ウェブページの利用のされ方を分析するソフトウェアを供給しているイスラエルの企業、ClickTaleが、世界中のクライアントが運営するサイトへの、何百万もの訪問者たちの行動データを収集した。ほとんどの国の人々は、ブラウザのウィンドウにページをダウンロードする時間も入れて、一ページを平均一九秒から二七秒見てから、別のページへ移ることがわかった。ドイツとカナダのウェブ・サーファーは約二〇秒、アメリカとイギリスは約二一秒、インドとオーストラリアは約二四秒、フランスは約二五秒費やしていた。[*39] ウェブには、のんびりとしたブラウジングなどというものは存在しないのだ。われわれは目と指の動きが許すかぎり、できるだけすばやく多くの情報を集めようとするのである。

このことは、学術研究の場合にさえ当てはまる。ユニヴァーシティ・カレッジ・ロンドンの研究グループは、二〇〇八年に終了した五年にわたる研究の一環として、二つの人気研究サイトの訪問者の行動を記録したコンピュータ・ログを分析している。そのサイトとはそれぞれ、大英図書館が運営するものと、英国教育協会〔U.K.educational consortium〕が運営するものであり、どちらも雑誌論文や電子書籍など、文字で書かれた情報源へのアクセスを提供している。研究者たちは以下のことを発見した。これらのサイトの利用者は、独特の「拾い読み形式」を持っていて、情報源から情報源へとすばやく飛び回り、すでに見たものへと戻ることはめったにない。論文や本をせいぜい一、二ページしか読まず、すぐ別のサイトへ「飛び出して」しまう。研究グループは次のように報告する。「オンライン・ユーザーが、従来の意味で「読んで」いるのでないことは明らかだ。それどころか、さっさと収穫を得ようとするユーザーたちが、題名や目次、要旨のページを「力まかせに飛ばし読み《パワー・ブラウジング》」するにつれ、新たなかたちの「読み」が生まれている兆候すらある。彼らは従来の意味での「読み」を回避するためにオンラインへ来ているのではないかと思えるほどだ」[*40]。

　読みと研究に対するアプローチの変化は、ネットというテクノロジーに依存したことの必然的結果だと思われる、とマーゼニックは主張する。そして彼によれば、これはわれわれの思考のより深い変化の証拠でもある。「現代の検索エンジンと相互参照ウェブサイトが、調査とコミュニケーションの効率を強力に高めていることは、絶対的に疑いの余地がない。また、「効率性」「二次的（ならびに文脈を外れた）引用」「もう一度、今度はもっと軽やかに」を旨としている調査戦略を使えば、われわれの脳が情報の統合に対し、もっと間接的で、もっと浅く関わることになることも、絶対的に疑いの余地がない」[*41]。

　「読むこと」から「パワー・ブラウジング」への切り替えは、きわめて急速に起こりつつある。すでにサンホセ州立大学の図書館科学教授、ジーミン・リューは、「デジタル・メディアの登場と、デジタル文書の増加は、読むことに対して深刻なインパクトをもたらしている」と報告している。二〇〇三年、リューは教育程度の高い人々一一三名――主に三〇歳から三五歳までの、エンジニア、科学者、会計士、教師、経営者――を対象に、この一〇年間で読書習慣がどのように変化したかを調査した。電子文書を読む時間が増えたと、およそ八五パーセントの人々が答えた。読書の方法がどう変わったか聞かれると、「飛ばし読み《ブラウジング》や拾い読み《スキャニング》」をするようになったと八一パーセントが、「非直線的な読み方」をするようになったと八二パーセントが答えた。「深い読み」をする時間が増えたと答えたのは二一パーセントだけであり、四五パーセントの人々は、そうした時間は減ったと答えている。読むときにもっと「注意が持続」するようになったと答えたのはたった一六パーセントだったのに対し、「注意が持続」する時間が短くなったと五〇パーセントが答えた。

この結果が示唆することとして、リューは次のように述べる。「デジタル環境は、もっと幅広いトピックを探究するよう人々に促すが、同時に、もっと表面的に探究するよう促してもいる」。また、「ハイパーリンクは、深く読み、深く考えることから、人々の注意をそらしている」。調査対象者のひとりは、リューにこう語っていた。「長い文書を読む忍耐力が弱まってきたと思います。長い文章を見ると、飛ばして結末へ行きたくなります」。また別の者はこう言う。「ＨＴＭＬのページを読むときは、印刷物を読むときよりももっとブラウジングします」。リューは以下のように結論する。デジタル・テクストが洪水のようにコンピュータや携帯電話へ流れこんだことで、明らかに「人々は」かつてよりも「多くの時間を読むことに割いている」。だが、それと同じくらい明らかなこととして、これはまったく別の種類の「読み」なのだ。「スクリーンを基盤とする「読み」行動が生まれつつある」とリューは書く。

この行動の特徴は「ブラウジングやスキャニング、キーワード探し、一度でまとめて読むこと、非直線的な読み」である。他方、「深い読みや集中した読みに費やされる」時間は、徐々に減少している。[*42]

ブラウジングやスキャニングはまったく悪いことではない。ものすごい勢いで行なったとしてもである。われわれはいつも新聞を、読むというよりは斜め読み《スキミング》してきた。要点をつかみ、もっと徹底的に読むに値するかを判断するために、本や雑誌をざっと読むのもよくあることだ。テクストをスキミングする能力は、深く読む能力とまったく同じくらい重要なものである。ここでの話の何が違っているか、何が問題であるかといえば、スキミングがわれわれの「読み」のモードとして、支配的なものになりつつあることだ。かつてはある目的のための手段、すなわち、深く検討するために情報の価値を特定する手段であったはずのスキミングが、それ自体目的に——あらゆる種類の情報を集め、理解するための方法として、われわれのお気に入りの方法に——なりつつある。いまやわれわれは、フロリダ州立大学のローズ奨学生、ジョウ・オシェイ——彼は哲学専攻学生以外の何者でもないのだが——らの人物が、自分は本は読まないし、読む必要性もとりたてて感じないと、何の後ろめたさもなく言える状況へと到達しているのだ。ググれば一秒にも満たないあいだに必要なものが手に入るというのに、どうしてわざわざ? 形而上学的に言えば、われわれが現在経験しつつあるのは、かつての文明の軌道の反転である。個人的知識の耕作民から、電子データの森の狩猟民・採集民へと変わりつつあるのだ。

埋め合わせもある。コンピュータやネットを使うことで特定の認知スキルが、ときに相当な程度強化されることを、研究は明らかにしている。そのスキルは低レヴェル、もしくは原始的な心的機能であることが多い。たとえば手と目の協応、反射、視覚的キューの処理などである。二〇〇三年に『ネイチャー』誌に掲載された、ビデオゲームに関する頻繁に引用されている研究は、次のことを明らかにしている。ある若者たちのグループに、一〇日間コンピュータでアクション・ゲームをプレーしてもらったところ、彼らは、さまざまなイメージやタスクのあいだで視覚的焦点を移動させることがかなり速くなった。また、熟練したゲーマーは初心者に比べ、視野のなかにあるアイテムをより多く特定できた。論文の著者は結論する。「ビデオゲームをプレーすることは、無意識的で精神を使わないもののように見えるかもしれないが、これは視覚注意処理を劇的に変化させることができるのだ」。*43

実験による証拠は乏しいものの、ウェブ検索とブラウジングもまた、特定の種類の急速な問題解決——とりわけ、連打されるデータのなかにパターンを認識することなど——に関わる脳機能を、強化すると考えるのが論理的だろう。リンクやヘッドライン、テクストの断片《スニペット》、画像を、繰り返し評価することで、われわれは競合する情報キューをすばやく分別し、それらの目立った特徴をすばやく分析し、自分が従事しているタスク、自分が追求しているゴールにとって、それらが実際的恩恵を持つものであるかをすばやく判断することに、どんどん長けていくに違いない。女性がオンラインで医学情報を検索する様子を扱ったイギリスのある研究では、彼女たちがネットに親しむにつれ、ウェブページのおよその価値を判断する速度が上がっていったことが示されている。*44 熟練した者になると、ほんの数秒見ただけで、そのページに信頼に足る情報が載っているかどうか、正確に判断することができた。

また、われわれがオンラインである種の精神的柔軟体操を行なうことで、作動記憶の容量が少し拡張するかもしれないことを示唆する研究もある。[*45] これもまた、データのジャグリングの熟達につながることであろう。そうした研究は「すみやかに注意を集中したり、情報を分析したり、行くべきか行かざるべきかの判断をほとんど即座に行なったりを、われわれの脳ができるようになることを示して」いるとゲーリー・スモールは言う。彼の考えによれば、オンラインで入手できる莫大な量の情報をナヴィゲートすることに、より多くの時間を費やすにつれ、「われわれの多くは、方向性注意の急速かつ鋭敏な噴出に対応した神経回路を発達させるようになる」。[*46] ブラウジングやネット・サーフィン、スキャニング、マルチタスクを実践するにつれ、われわれの可塑的な脳は、これらのタスクをたやすくこなすようになるだろう。

こうしたスキルの重要性は軽んじられるべきではない。われわれの仕事および社会生活が電子メディア中心のものになっているいま、こうしたメディアをナヴィゲートする速度が速ければ速いほど、さまざまなオンライン・タスクのあいだで注意力をシフトすることが器用であればあるほど、われわれは被雇用者として、さらには友人や同僚としても、もっと価値ある存在になれるだろうからだ。二〇〇九年に『ニューヨーク』誌に掲載された記事、「注意散漫の擁護のために〔In Defense of Distraction〕」でのサム・アンダソンの指摘によれば、「われわれの仕事は接続性次第で」あり、「われわれの快楽サイクル――決して些細な事柄ではない――もまた、だんだんこれに結びついてきている」。ウェブの実際的恩恵は数多い。そのことが、われわれがオンラインで多くの時間を費やす大きな理由のひとつである。「静かだった時代に戻ろうとしても手遅れだ」とアンダソンは言う。[*47]

そのとおりだ。だが、ネットの恩恵だけを見つめ、テクノロジーはわれわれをもっとインテリジェントにすると結論するのは深刻な誤りであろう。国立神経疾患・卒中研究所の認知神経科学部門の長であるジョーダン・グラフマンの説明によれば、オンラインで絶え間なく注意をシフトすることは、マルチタスクに際して脳をより機敏にするかもしれないが、マルチタスク能力を向上させることは、実際のところ、深く思考する能力、クリエイティヴに思考する能力をくじいてしまう。「マルチタスクのための最適化は、脳のよりよい機能へと至るのだろうか――つまり、クリエイティヴィティや独創性、生産性へとつながるのだろうか。答えはたいていの場合、ノーだ。マルチタスクをやればやるほど、じっくり考えることをしなくなる。考えたり、問題を論理的に解決したりすることができなくなるのだ」とグラフマンは言う。彼の主張によれば、そうなれば人は、オリジナルな思考で問題に取り組もうとするのではなく、お決まりのアイディアや解決策にもっと頼るようになるのだという。[*48] ミシガン大学の神経科学者で、マルチタスクの代表的専門家であるデイヴィッド・メイヤーも、同様の指摘をしている。急速に注意をシフトする経験を積めば、マルチタスクにつきものの「非効率性をいくらか克服」できるかもしれないが、「ごくまれな状況を除いて、その訓練はくたくたになるまで行なわねばならず、そのうえ、一度にひとつのことにだけ集中していたときのようには決してうまく行かない」と彼は言う。[*49] マルチタスクの際にわれわれは「表面的なレヴェルで熟練しようとしている」のである。[*50] 二〇〇〇年前にローマの哲学者、セネカの言った言葉がいちばんぴったりかもしれない。「どこにでもいるということは、どこにもいないということだ」。[*51]

二〇〇九年初めに『サイエンス』誌に掲載された論文で、UCLAで教える著名な発達心理学者、パトリシア・グリーンフィールドは、人々の知性と学習能力に対してさまざまなタイプのメディアが与える影響を取り上げた、五〇以上の研究を概観している。「どのメディアも何らかの認知スキルを発達させるが、一方で別の認知スキルを犠牲にしている」と彼女は結論した。ネットなどの、スクリーンを基盤とするテクノロジーを使用することは、「視覚空間的スキルの大規模かつ複雑な発達」につながった。たとえばわれわれは頭のなかで物体を回転させることを、以前よりうまくできるようになっている。だが、この「視覚空間的知性における新たな強み」は、「深い処理」のようなものの能力の弱まりとペアになっている。「深い処理」に関するこの能力は、「知識の注意深い獲得、帰納法的分析、批判的思考、想像、内省」を支えるものである。[*52] 言い換えれば、ネットがわれわれをスマートにしているというのは、ネット自身の基準で知性を定義した場合のみのことなのだ。知性について、もっと広い、もっと伝統的な見方を取れば——思考の速度ではなく、深みを考えるならば——別の結論、はるかに暗い結論に至らざるをえない。

われわれの脳の可塑性からすれば、オンラインでの習慣が、オンラインでないときも、シナプスの活動のなかで反響しつづけるだろうことがわかる。スキャニングやスキミング、マルチタスクに使われる神経回路が拡張したり強化されたりすれば、一方で、持続的集中をともなう深い読みや深い思考に使われる回路は、弱まったり侵食されたりするだろうと推測できる。二〇〇九年、スタンフォード大学の研究チームは、このシフトがすでに進行していると思われるしるしを発見した。彼らはまず、メディア・マルチタスクを頻繁《ヘヴィー》に行なっているグループと、それほどでもないグループに、認知テストを一式受けてもらった。ヘヴィー・マルチタスカーたちは、「無関係な環境刺激」によって簡単に注意散漫になり、作動記憶の内容をあまりコントロールできず、特定のタスクへの集中力を維持することが、全般的にうまくないことがわかった。あまりマルチタスクを行なわない者たちが、「トップダウンの注意力制御」を相対的に強力に示していたのに対し、慢性的マルチタスカーたちは、「ボトムアップの注意力制御を行なう傾向をより大きく」示していた。このことは、マルチタスカーたちが「主要なタスクのパフォーマンスを犠牲にして、他の情報源を取り入れているのかもしれない」ことを示唆している。この研究のリーダーであるスタンフォード大学教授、クリフォード・ナッスは、重度のマルチタスカーは「無関係なものにつられやすい」とコメントする。「すべてが彼らの気をそらすのだ」[*53]。マイケル・マーゼニックは、さらに殺伐とした評価をしている。彼によれば、オンラインでマルチタスクを行なうとき、われわれは「クソに注意を払うよう脳を鍛えているのだ」。われわれの知的生活に及ぼされる影響は「致命的」なものとなるだろう[*54]。

「多忙者生存」という脳細胞バトルに敗れようとしている心的機能は、静かな直線的思考をサポートするものたちである――すなわち、長い物語やこみ入った議論を読み進めるときに使う機能であり、経験を内省したり、外的ないし内的現象を思索したりするときに頼る機能である。勝者となったのは、さまざまなかたちの多様な情報のビットを、われわれがスピーディーに位置づけ、カテゴライズし、評価することを助けてくれる機能であり、刺激の爆撃を受けているときも精神が持ちこたえるようにしてくれる機能である。これらの機能が、データをメモリーの内外へハイスピードで転送するようプログラムされている、コンピュータの機能と非常に似かよっていることは偶然ではない。またしてもわれわれは、人気の新知的テクノロジーの特徴を身につけつつあるようだ。

一七七五年四月一八日の夜、サミュエル・ジョンソンは友人のジェイムズ・ボズウェルとジョシュア・レイノルズとともに、ロンドン郊外、テムズ川河畔にある、リチャード・オーウェン・ケンブリッジの大邸宅を訪ねる。ケンブリッジの待つ図書室にとおされ、短い挨拶を交わしたあと、ジョンソンはまっしぐらに書棚に向かい、並んだ書物の背表紙を黙って読みはじめた。「ジョンソン博士、本の背表紙をそんなに見たがるなんて、珍しい方ですね」とケンブリッジは言った。するとジョンソンは、ボズウェルがのちに回想するところによると、「ただちに夢想から醒め、くるりと向き直ってこう答えた。「理由は簡単ですよ。知識には二種類あります。その主題を自分で知っているか、それに関する情報をどこで見つけられるかを知っているかです[*55]」」。

規模においても範囲においても前例のない、巨大な情報図書館への即時的アクセスをネットはわれわれに与えた。そして、図書館に所蔵された情報を、われわれが仕分けることをも容易にした。探していたものそのものではないとしても、少なくとも直近の目的にはかなうものを、ネットのおかげでわれわれは容易に見つけられる。ネットが消し去るのは、ジョンソンの言ったひとつめの種類の知識だ――それは、ある主題を自分で深く知る能力であり、ただひとつの特異な知性を生み出す豊かで独特な接続を、われわれ自身の精神のなかに築き上げる能力である。

脱線——IQスコアの浮力について

三〇年前、当時ニュージーランドのオタゴ大学政治学科長だったジェイムズ・フリンは、IQテストの歴史の研究に着手した。長きにわたって行なわれたさまざまな得点調整を取り除きながら、記録に残った数字の山を掘り起こすうちに、驚くべき事実を彼は発見する。二〇世紀を通じて——しかもほとんどすべての地域で——IQテストのスコアは着実に上昇していたのである。発表当初、多くの議論を呼んだフリン効果——と、この現象は呼ばれるようになったのだが——は、続く多くの研究で裏づけられてきた。それは実際に起こっていた現象だったのだ。

フリンの発見以来、この効果は、われわれの知力が衰退しつつあると言う人々に対する、お決まりの罵倒の根拠になっている——そんなにわれわれがバカだとすれば、どうして頭がよくなりつづけるなんてことがあるんだ？　テレビ番組、ビデオゲーム、パーソナル・コンピュータ、そしてもっと最近ではインターネットを擁護するために、フリン効果は用いられてきた。ドン・タプスコットは「デジタル・ネイティヴ」第一世代への讃歌、『デジタルネイティブが世界を変える』〔翔泳社〕のなかで、デジタル・メディアを大規模に使用すると子どもはバカになるかもしれないという主張に反論している。彼はフリンに一礼しつつ、「I

Qテストの素点は第二次世界大戦後、一〇年に三点ずつ上昇している」と述べるのだ。*01

その数字に関してタプスコットの述べていることは正しい。われわれはIQスコアの上昇に元気づけられるべきである。過去にスコアが低かった住民集団のあいだで、スコアが最も上昇しているとなればなおさらだ。だが、昔の人よりいまの人のほうが「頭がよくなっている」だの、インターネットが人類一般の知能を増大させているだのを、フリン効果が証明しているとする主張に対しては、懐疑的になるべき理由が充分にある。ひとつにはタプスコット自身も指摘するように、IQスコアは非常に長いあいだ――実際、第二次世界大戦のずっと以前から――上昇を続けており、その上昇のペースは非常に安定していて、一〇年ごとの差がきわめて小さいということがある。このパターンが示唆するのは、最近の特定の出来事やテクノロジーというよりは、社会のある側面に生じている深く持続的な変化を、この得点の上昇は反映しているのではないかということだ。インターネットが広く使われるようになったのが、ほんの一〇年ほど前のことだという事実からすると、インターネットがIQスコアを押し上げる重要な力だという主張は、よりいっそうありえないものに思われる。

知性を測る他の尺度では、IQテストの合計点に見られるような上昇は生じていない。それどころか、IQテストが伝えるメッセージは単一ではないのだ。IQテストにはさまざまなセクションがあり、それぞれが知性の別々の側面を測定していて、各セクションの成績には大きな差がある。テストの合計点の増加の大部分は、幾何学図形を頭の中で回転させるテスト、異なる物体の類似点を同定するテスト、論理的順序にしたがって図形を配列するテストでの成績上昇によるものである。記憶、語彙、一般知識、算数に関するテストでは、これまでのところほとんど、あるいはまったく向上が見られない。

知的スキルを測定する目的で作られた、他の一般的なテストにおける得点も、横ばいであるか、減少しているかである。アメリカ全土の高校二年生が受験するPSAT試験の得点は、家庭および学校でネットの使用が劇的に拡大した期間である一九九九年から二〇〇八年までのあいだ、まったく増加していない。それどころか、数学の平均点がその期間、ほとんど一定だった——四九・二から四八・八へと、小数点以下の減少であった——のに対し、言語に関わる部門の得点は、非常に下がっているのである。読解部門の平均点は四八・三から四六・七へ、三・三パーセント減少し、作文部門の平均点はさらに急激に、四九・二から四五・八へと、六・九パーセントも減少している。[*02] 大学進学を予定する学生が受験するSATテストでも、言語セクションの得点が低下している。合衆国教育省の二〇〇七年の報告によれば、三種類の読解テスト——課題遂行、情報収集、文学——における高校三年生の得点は、一九九二年から二〇〇五年のあいだに減少していた。最も減少したのは文学読解力で、一二パーセントも低下している。[*03]

また、ウェブ使用が増大すると、フリン効果は消滅しはじめるかもしれないことを示す兆候も存在する。ノルウェーとデンマークで行なわれた研究は、以下のことを明らかにした。これらの国々では一九七〇年代と八〇年代に、知能テストの得点の上昇ペースがゆっくりとしたものになり、一九九〇年代半ば以降、横ばい、もしくは若干減少する状態になっていた。[*04]

イギリスでは、二〇〇九年に行なわれた研究によれば、何十年かの上昇ののち、一九八〇年から二〇〇八年にかけて、ティーンエイジャーのＩＱスコアが二ポイント低下していた。[*05] スカンディナヴィア諸国とイギリスは、高速インターネット・サーヴィスや多目的携帯電話の導入を、世界に先駆けて行なった国々であった。もしデジタル・メディアがＩＱスコアを押し上げるのならば、これらの国におけるテスト結果には、その非常に強力な証拠が見出せるはずである。

では、フリン効果の背後にあるのは何なのだろうか？　家族の小規模化、栄養状態の改善、学校教育の拡大など、さまざまな理論的説明が行なわれたが、最も信頼できる説明は、フリン自身によってなされたものだ。彼は研究を始めたころ、自分の発見にいくつかのパラドクスが存在することを認識していた。ひとつめのパラドクスは、二〇世紀のあいだに生じたテスト得点の急激な増加は、われわれの祖先がばか者であったに違いないことを示唆しているが、われわれの知るあらゆる事実は、その逆こそが真だと語っているという点である。フリンが自著『知性とは何か（What Is Intelligence?）』で述べている言葉を借りれば、「ＩＱテストにおけるスコアの上昇が、いかなる意味においても事実であるならば、われわれの先祖の大部分は知恵遅れであったという、ばかげた結論へと導かれることになる」。[*06] 二つめのパラドクスは、ＩＱテストのセクション間得点差から生じるものだ。「語彙が少なく、一般知識も少なく、算数の問題を解く能力も低いのに、より知性的だということがあるだろうか」。[*07]

これらのパラドクスについて何年も検討したのち、フリンは、ＩＱスコアの増加は知性一般の増大というよりも、むしろ知性に対する考え方の変化と関係しているという結論に達した。一九世紀の終わりまで、知性を科学的なものとする見方——分類、相関関係、抽象思考に重点を置く見方——は、大学に通うか大学で教えている人に限定された、かなりまれな見方であった。大部分の人にとって知性とは、自然の働きを読み解くことであり、農場、工場、および家庭で、実際的な問題を解決することであった。シンボルではなく実体の世界に暮らしていたので、抽象図形や理論的分類概念について考える理由や機会はほとんどなかったのだ。

だが、フリンも気づいていたように、経済的・テクノロジー的・教育的理由から、抽象思考が中心的になった二〇世紀のあいだに、その状況はまったく変わった。フリンの色鮮やかな表現を借りれば、同じ「科学の眼鏡」——IQテストの元々の開発者も着用していた——を、すべての人がかけるようになったのだ。[*08] 二〇〇七年のインタヴューでフリンが回想しているところによると、彼はこの洞察を得るや、「自分は、われわれの精神と祖先の精神との間に存在する、大きな隔たりに架橋しているのだと感じはじめた。われわれは彼らより知性的なのではなく、知性を新たな問題へと適用する方法を習得したのである。具体的なものから論理を切り離し、抽象的なものを喜んで処理し、世界とは操作される場所ではなく、分類され科学的に理解される場所なのだとわれわれは考えたのだ[*09]」。

『サイエンス』誌に発表された、メディアと知性に関する論文のなかで、UCLAの心理学者、パトリシア・グリーンフィールドも同様の結論に達している。IQスコアの上昇は

「主に視覚テストで測定される、非言語的IQの成績に集中」していると彼女は指摘し、フリン効果の原因は、都会化から「社会的な複雑さの」増大にまで至るさまざまな要因にあるとする。そしてこれらのものはすべて、「小規模でローテクな自給自足経済の共同体から、大規模でハイテクな商業経済の社会へと移行する、世界規模での動きの要である」と述べている。*10

われわれは両親よりも、あるいは両親の両親よりも、頭がよいわけではない。違う点で頭がよいだけなのだ。そしてこの違いは、世界の見方だけでなく、子どもの育て方、教育の仕方にも影響する。思考についての考え方におけるこの大きな社会変化は、IQテストの抽象思考部門、視覚部門の解答がますます上達している一方で、私的知識の拡大、基本的なアカデミック・スキルの増強、複雑な観念を明晰に伝達する能力の向上には、ほとんどあるいはまったく進歩が見られないことの理由を説明してくれる。ものを分類し、パズルを解き、空間内のシンボルという面から思考を行なうことの訓練を、われわれは子どものころから受けている。パーソナル・コンピュータやインターネットの使用は、これらの知的能力のうちのいくらか、および、それらに対応する神経回路を、おそらく強化しているだろう。そしてその強化は、視覚的な鋭敏さ、とりわけコンピュータ・スクリーンという抽象的領域に出現する物体等の刺激を、すばやく評価する能力を増強することによって達成される。だが、フリンが強調するように、それはわれわれが「よりよい脳」を持っていることを意味するわけではない。それはただ、われわれが違う脳を持っているというだけのことなのだ。

第8章　グーグルという教会

ニーチェがライティングボールを買ってまもなくのこと、フィラデルフィアにあるミッドヴェイル・スチール社の工場に、フレドリック・ウィンズロウ・テイラーという名の実直な若者がストップウォッチを持って現われて、機械工の能率を上げることを目的とする有名な実験を開始した。社長からしぶしぶながらの承諾を得たうえで、テイラーは数人の機械工を選抜し、さまざまな種類の金属加工機械での作業に取り組ませ、その動きの所要時間をすべて計測し、記録した。各作業を小さな諸段階に分け、それらについてさまざまなやり方を試すことで、彼は、各工員がどのように作業すべきかを示す、正確なインストラクション——現代のわれわれであれば「アルゴリズム」と呼ぶだろうもの——を作成する。この新しい管理方式にミッドヴェイルの社員たちは不平を述べ、これでは単なるロボットになってしまうと主張したが、工場の生産量は跳ね上がった。[*01]

蒸気機関の発明から一世紀あまりが経って、産業革命はようやく、みずからの哲学と哲学者を発見したのである。工業に対するテイラーのタイトな振り付け——彼自身の好んだ言い方によれば「システム」——は、国中の、じきに世界中の工場主に歓迎された。最大速度、最大効率、最大のアウトプットを求める工場主たちは、時間動作研究の成果を用いて業務を体系化し、労働者の作業を配列した。その到達目標は、一九一一年発表の名高い論文『科学的管理法の諸原理』でテイラーが定義したところによると、あらゆる作業工程に関して「唯一最良の方法」の特定と採用を行ない、このことによって「機械工業全体にわたり、科学的手法が徐々に経験則に取って代わるようにする」ことであった。[*02] このシステムが肉体労働のすべての工程に適用されれば、産業のみならず社会の改良がもたらされ、完全な効率性を持つユートピアが生まれるだろうと、テイラーは信奉者たちに保証した。彼は宣言する。「過去においては、人間が第一であった。未来においては、システムが第一でなければならない」。[*03]

測量と最適化というテイラーのシステムは、現在もわれわれの身近にあり、いまなお工業生産の支柱のひとつである。そしていま、われわれの知的・社会的生活に対し、コンピュータ・エンジニアやソフトウェア作成者の行使する力が増大しつつあるため、テイラーの倫理は、精神の領域をも支配しはじめている。インターネットは、情報の収集と伝達、操作を、効率よく自動的に行なうことを目的とした機械であり、その一団のプログラマーたちは、われわれが知識労働として思い描くものの心的運動を、実行する「唯一最良の方法」――完璧なアルゴリズム――を、見つけ出そうと努力しているのだ。

グーグルのシリコン・ヴァレー本部――グーグルプレックス――はインターネットの高教会である。その内部で執り行われている宗教はテイラー主義だ。CEOのエリック・シュミットによれば、この企業は「測量科学に基づいて創業」された。それは、みずからの行なう「すべてを体系化」しようとしている。[*04] グーグルの重役のひとり、マリッサ・メイヤーは付け加える。「わたしたちはデータ第一主義の立場に立ち、すべてを量に換算しています。数値の世界に生きているのです」。[*05] 検索エンジンなどのサイトを通じて収集される何テラバイトもの行動データに基づき、この企業は一日あたり何千もの実験を行なう。その結果を用いて日々アルゴリズムを改良し、われわれがどのように情報を見つけるか、その情報からどのように意味を引き出すかについて、よりいっそう詳細な手引きを行なおうとしている。[*06] テイラーが肉体労働に対して行なったことを、グーグルは知的労働に対して行なっているのだ。

この企業がどれほど実験に依拠しているかは伝説的なほどである。そのウェブページは一見シンプルで、質素にすら見えるかもしれないが、各要素は徹底的な統計学的・心理学的実験に基づいて配置されている。「A／Bテスト」と呼ばれるテクニックを用いて、グーグル社はウェブページの外見や動作状態について、つねに小さな変更を行なっている。具体的には、別々の変更を加えたものを別々のユーザー集団に見せ、各変更がユーザーの行動にどのような影響を及ぼすかを比較しているのだ――一ページにどれだけの時間とどまるか、スクリーン上でカーソルをどのように動かすか、何をクリックするか、何をクリックしないか、次にどのページへ行くかといったことについて。自動化されたオンライン実験のほかに、グーグル社はボランティアも募って、社内の「ユーザビリティ・ラボ」で、眼球の動きの検証などの心理学的実験も行なっている。二〇〇九年、グーグル社の研究者二名は、ここでの実験に関して投稿したブログ記事のなかで、次のように述べた。ウェブ・サーファーはページのコンテンツの品定めを「非常にすばやく行ない、その決定のほとんどは無意識になされている」のだから、眼球の動きを観察するのは「心を実際に読むことの次にベストなことだ」。[*07] ユーザー・エクスペリエンス部門の部長であるアイリーン・オウによると、グーグル社が「認知心理学研究」に依拠するのは、「人々にコンピュータをいっそう効率よく使ってもらう」という目標を達成するためだとのことである。[*08]

美的側面に関するものも含め、グーグル社の計算に主観的判断が入りこむことはない。メイヤーは次のように言う。「ウェブのデザインは、アートというよりも科学になっています。すぐに反復でき、正確に計量できるのですから、わずかな違いを実際に見つけ、どれがよいかを数学的に知ることができるのです」[*09]。これは有名な実験だが、この企業は四一種類のさまざまな色合いの青をツールバーの色として試し、どの青が最も多くのクリック数を引き出すか調べたことがある。ページ上のテクストについても、同様の厳密な実験が行なわれている。「言葉の人間味をもっと少なくし、機械に近づけていく必要があるのです」とメイヤーは説明する。[*10]

一九九三年刊行の著書『技術vs人間――ハイテク社会の危険』〔新樹社〕で、ニール・ポストマンはテイラーの科学管理システムの教義を抽出している。彼によれば、テイラー主義は六つの前提に基づいている。「人間の労働と思考の、唯一ではないとしても第一のゴールが、効率であるということ。あらゆる面において、技術的計算が人間の判断よりまさるということ。それどころか人間の判断は、だらしなさや曖昧さ、不必要な複雑さなどに毒されているため、信用ならないということ。主観は明晰な思考をさまたげるものだということ。計量できないものは、存在しないか無価値であるかのどちらかだということ。市民の営為は、専門家によって最もよく導かれ、行なわれるということ」[*11]。驚くべきは、ポストマンによるこの要約が、グーグル社の知的倫理をも見事に要約していることだ。ほんのひとひねりさえすれば、現代に合うようアップデートできてしまう。市民の営為を最もよく導くのが専門家だとは、グーグル社は思っていない。彼らの考える最良のガイドは、ソフトウェア・アルゴリズムである――強力なデジタル・コンピュータが当時存在していたならば、テイラーもまさにそう考えただろう。

グーグル社は、正しさの感覚を労働に持ちこんでいる点でもテイラーに似ている。この会社は自身の主義に対し、深い、ほとんどメシア的とも言える信仰を抱いている。CEOの言によれば、グーグルは単なるビジネスではない。「道義的な力」なのだ。[*12] この企業が喧伝する「使命」は、「世界中の情報を組織し、普遍的にアクセス可能で使用可能なものとすること」である。[*13] シュミットが二〇〇五年に『ウォール・ストリート・ジャーナル』に語ったところによると、その使命を達成するには「現在の見積もりで三〇〇年かかるだろう」。[*14] もっと直接的な目標は「完璧な検索エンジン」を作り出すことだが、グーグル社はこれを「あなたの言いたいことを正確に理解し、欲するものを正確に与えられるもの」と定義している。[*15] グーグル社の考えでは、情報とはある種の商品、実用的なリソースなのであって、これは産業的効率性をもって発掘され、処理されうるものなのであり、またそうされねばならないのだ。より多くの情報にわれわれが「アクセス」でき、その要点をよりすみやかに抽出できるようになれば、われわれの思考の生産力はもっと高まる。データのすみやかな収集、解析、伝達をさまたげるものはすべて、グーグル社のビジネスにとって脅威というだけでなく、グーグル社がインターネット上に築こうとしている、認知効率性の新たなユートピアにとっての脅威でもあるのだ。

グーグルは類比から生まれた――ラリー・ペイジの行なった類比から。人工知能研究のパイオニアの息子として生まれたペイジは、子どものころからコンピュータに囲まれて育ち――「ぼくの小学校で、宿題をワープロで書いて提出した最初の生徒」だったと彼は回想する[*16]――ミシガン大学で工学に進んだ。彼は意欲的で、頭がよく、「効率性にほとんどとり憑かれているみたい」だったと友人たちは回想する。[*17] 工学部の優秀な学生たちによって組織される団体の会長を務めていたころ、彼は大学上層部を説得してキャンパスにモノレールを建設しようと、激烈な、そして最終的には無駄なキャンペーンを展開したことがある。一九九五年秋、ペイジは栄えあるスタンフォード大学博士課程でコンピュータ科学を専攻すべくカリフォルニアへ向かう。まだ若かったにもかかわらず、彼には何か画期的な発明を、「世界を変える」ものを生み出したいという夢があった。[*18] その夢をかなえるのに、シリコン・ヴァレーの前頭葉、スタンフォード以上に有利な場所はないことを彼は知っていた。

わずか数か月で彼は博士論文の題材を発見する。ワールド・ワイド・ウェブ〔WWW〕と呼ばれる巨大なコンピュータ・ネットワークだ。四年前にインターネットに登場したばかりだったウェブは、爆発的に成長しており——すでにサイトが五〇万できていて、毎月さらに一〇万ずつ増えていた——ノードやリンクの信じがたいほど複雑で、つねに変化している配列は、数学者やコンピュータ科学者の興味を強く惹くようになっていた。その秘密のいくらかを解明するかもしれないと思えるアイディアがペイジにはあった。ウェブページ上のリンクは、学術論文の引用に似ていると彼は考えたのである。どちらも価値を意味するものだ。学者が論文を書く際、他の学者の論文を参照したことを示すのは、参照された論文の価値を立証することでもある。引用されればされるほど、その論文の自分野での価値は上がる。同様に、ある人が他の人のページを自分のページにリンクすることは、リンク先のページが重要だと言っているのに等しい。ウェブページの価値は、どれだけリンクされているかで計測できるとペイジは考えた。

ペイジにはまた別のアイディアもあった。これまた引用との類比によるものである。そのアイディアは、すべてのリンクが等しく作られているわけではない、というものだった。どんなウェブページも、どれだけリンクされているかでその権威を測ることができる。ひとつか二つしかリンクされていないページよりも、たくさんリンクされているページのほうが権威がある。権威のあるウェブページほど、行なうリンクに価値がある。学問の世界でも同じだ。たくさん引用されている論文に引用されるほうが、あまり引用されていない論文に引用されるよりも価値がある。これらの類比からペイジは、次のような考えに至った。どんなウェブページについても、二つのファクターを数学的に分析することで、相対的価値を見積もることができる。その二つのファクターとは、そのページがリンクされている数と、リンク元のサイトの権威だ。ウェブ上のリンクすべてのデータベースを作れば、ウェブ上のページすべての価値を見積もり、ランク付けできる、ソフトウェア・アルゴリズムの原材料を手に入れたことになるだろう。また同時に、世界最強の検索エンジンの材料をも手に入れたことになるのだ。

その博士論文が書かれることはなかった。ペイジはスタンフォードの大学院生、データ調査に関心を抱いていた数学の天才、セルゲイ・ブリンを誘って、検索エンジンの構築に取り掛かった。一九九六年夏、グーグルの初期ヴァージョン——当時の名称は「バックラブ〔BackRub〕」——が、スタンフォードのウェブサイトにデビューする。それから一年のうちに、バックラブのトラフィックは大学のネットワークを席捲するようになった。この検索サーヴィスをほんとうのビジネスにするには、コンピュータ機材一式とネットワーク帯域幅を入手するための、膨大な資金が必要だとペイジとブリンは考えた。一九九八年夏、シリコン・ヴァレーの裕福な投資家が助けに現われ、一〇万ドルの小切手を切ってくれた。二人は会社を学生寮から、メンロパークの近くにあった、友人の友人の家の空き部屋へと移す。九月、グーグル社が創業される。この言葉——一〇の一〇〇乗を意味する語「googol」をいじったもの——を社名に選んだのは、この会社の目標が、「ウェブ上の無限とも思える量の情報」を体系化することであるのを示すためだった。一二月、雑誌『PCマガジン〔PC Magazine〕』は、この変わった名前の新しい検索エンジンを賞賛し、「驚異的な巧みさで、きわめて適切な検索結果を返してくれる」と述べた。[*19]

この巧みさのおかげで、グーグルはじきに、インターネットで毎日行なわれる何百万もの——のちには何十億もの——検索のほとんどを処理するようになる。サイトを通過するトラフィックで測るかぎり、グーグル社は見事に成功していた。だがこの会社は、多くのドットコム企業が直面していたのと同じ問題に直面していた。このトラフィックをどうやって収益に変えるか、まだわからずにいたのだ。ウェブ問題を検索するのに金を払う者などおらず、検索結果に広告を入れることにも、グーグル本来の数学的客観性を損なうのではないかとの理由から、ペイジとブリンは反対していた。一九九八年春、学術論文のなかで二人はこのように書いている。「広告から資金を得る検索エンジンは、その性質上広告主を偏重し、消費者のニーズから離れてしまうとわれわれは考えている」。[*20]

だが若き企業家たちは、ヴェンチャー資本家の気前のよさに、いつまでも頼っているわけにはいかないこともわかっていた。二〇〇〇年後半、検索結果の横に、小さなテクスト広告を出すというクレヴァーなプランを二人は思いつく——これなら、彼らの理想にほんの少し妥協を加えるだけで済む。二人は広告スペースを定価で売りに出すのではなく、オークションにかけることにした。これはオリジナルなアイディアではない。GoToという別の検索エンジンが、すでに広告をオークションにかけていた。しかしグーグルはこれに新たなひねりを加える。GoToは、広告主の買値に応じて検索広告をランク付けしていた——買値が高いほど広告が目立つようにした——のだが、グーグル社は二〇〇二年、第二の基準を追加した。広告の位置が買値だけでなく、実際にクリックされた頻度によっても決定されるようにしたのである。このアイディアによって、グーグルの広告は引き続きグーグル社の言うとおり、検索トピックに「関連した」ものとなった。ジャンクな広告は自動的にシステムからふるい落とされる。トピックと関連していると思わなければ検索者は広告をクリックしないのだから、最終的にその広告は、グーグルのサイトから消えてしまうわけだ。

「アドワーズ」と呼ばれるこのオークション・システムは、もうひとつ重要な結果をもたらした。広告の位置をクリック数と結びつけたことで、クリック率が非常に高くなったのである。クリックされればされるほど、その広告は頻繁に、かつ目立つ位置に表示されるようになるので、さらにクリックされることになる。広告主はクリック数に応じて支払いを行なっているのだから、グーグル社の収入は飛躍的に伸びた。アドワーズ・システムは非常に収益を上げるものだとわかったため、他の多くのウェブ作成者も、ページ内容に合った広告を表示すべくグーグル社と契約し、この「文脈に応じた広告《コンテクスチュアル・アド》」を自分のサイトに載せはじめた。二〇〇〇年代の終わりごろには、グーグル社は世界最大のインターネット企業というだけでなく、世界最大のメディア企業のひとつとなっていた。年間二二〇億ドル以上の売り上げのほとんどは広告収入であり、利益はおよそ八〇億ドルにもなった。計算上、ペイジとブリンの価値は、それぞれ一〇〇億ドル以上にもなる。

グーグル社の革新は、創業者にも投資者にも見返りをもたらした。だが最も恩恵を受けたのはウェブ・ユーザーである。グーグルはインターネットを、はるかに効率のよい情報メディアに変えることに成功したのだ。以前の検索エンジンは、ウェブが拡張するにつれ、データがとどこおる傾向にあった――

新しいコンテンツを表示することも、ましてや小麦ともみ殻とを分けることもできなかった。対照的にグーグルのエンジンは、ウェブが成長するにつれ、よりよい結果を出せるよう作られている。価値評価されるサイトやリンクが増えるほど、ページの分類とランク付けは正確になる。トラフィックが増大すれば、グーグルはより多くの行動データを収集することができ、検索結果や広告を、ユーザーのニーズや欲求にいっそう正確に合わせることができる。グーグル社はまた、何十億ドルも投じて、コンピュータがぎっしり詰まったデータ・センターを世界中に建設し、ユーザーに検索結果がミリ秒単位で届くようにしている。グーグルの人気と収益は当然のことだ。この会社は、いまやウェブ上にある何千億ものページを人々がナヴィゲートするにあたり、計り知れないほど重要な役割を果たしているのである。その検索エンジン、およびそれをモデルにして作られた他のエンジンがなければ、インターネットはとっくの昔にデジタル版バベルの塔になっていただろう。

だが、ウェブ最大のナヴィゲーション・ツールの提供者たるグーグルは、自身がかくも効率よく、かくも豊富に提供しているコンテンツと、われわれとの関係性を形作ってもいる。グーグルが開拓した知的テクノロジーは、スピーディーかつ表面的に情報をスキミングすることを奨励する一方で、単一の議論や思考、物語に、長時間深く関わったりしないよう仕向けているのだ。「わたしたちの目標は、ユーザーがすばやく出入りできるようにすることです。デザイン上の決定は、すべてこの戦略に基づいています」とアイリーン・オウは言う。[*21] グーグル社の収益は、人々が情報を取り入れる速度と直接結びついている。われわれがウェブ上をサーフィンする速度が速ければ速いほど——クリックされるリンクの数と、見られるページの数が多ければ多いほど——グーグル社がわれわれに関する情報を収集し、われわれに広告を与える機会は増えることになる。そのうえ、その広告システムは明白に、どのメッセージがわれわれの注意を最も惹くかを解明すること、および、最も注目されるメッセージをわれわれの視界に置くことを意図しているのである。ウェブ上でクリックするたび、われわれの集中力は途切れる。注意力に対するボトムアップの破壊だ。そして、できるかぎり頻繁にクリックさせることが、グーグル社の経済的関心なのである。のんびり読んだり、ゆっくり集中して考えたりすることは、この会社が最も望まないことであるだろう。グーグルは文字どおり、注意散漫というビジネスにたずさわっているのだ。

グーグルは将来、一瞬の成功だったということになるかもしれない。インターネット企業の生涯が悲惨だったり残酷だったりすることはまれだが、その寿命が短い傾向にあるのは確かだ。彼らのビジネスは、ソフトウェア・コードという目に見えないものから成り立つ、つかみどころのないものであるから、その防衛は脆弱になる。繁栄中のオンライン・ビジネスを時代遅れにするには、新鮮なアイディアを持った鋭いプログラマーがいさえすればよい。より正確な検索エンジンの開発、ネット広告のよりよい方法の発案が、グーグルにとっては破滅となりうる。だが、この企業があとどれだけのあいだ、デジタル情報のフローの支配権を維持できるかどうかにかかわらず、その知的倫理は、メディアとしてのインターネットの一般的倫理でありつづけるだろう。ウェブ作成者とツール作成者はこれからも、情報の小片を次々得たいというわれわれの飢餓感をあおり、またそれに応えることで、トラフィックを惹きつけ、金を得ようとするだろう。

ウェブの歴史を見れば、データの速度は増大するしかないとわかる。一九九〇年代、オンラインの情報のほとんどは、いわゆる静的《スタティック》なページ上にあった。見た目は雑誌のページと何ら変わらず、コンテンツも比較的固定されたままだった。以後、ページはどんどん「動的《ダイナミック》」になり、新しいコンテンツが定期的に、しばしば自動的にアップデートされる傾向にある。ブログ専用のソフトウェアが一九九九年に登場すると、矢継ぎ早の更新が誰にでも簡単にできるようになったが、人気ブロガーはじきに、一日何度も記事を投稿しなければ、移り気な読者を引き止めておけないことに気づいた。ニュースサイトもこの例にならい、新しい記事を四六時中アップしている。二〇〇五年ごろ普及したRSSリーダーは、各サイトが見出しなどの部分的情報をウェブ・ユーザーに「プッシュ」できるようにするものであるが、これにより、情報を頻繁に送り出すことの価値はさらにいっそう上がっている。

マイスペースやフェイスブック、ツイッターといったSNSの隆盛により、近年、加速は最大限に達している。これらを提供する企業は、その何百万もの会員に対し、「リアルタイム・アップデート」、すなわち、ツイッターのスローガンが言うところの「いま、どうしてる?」に関する短い情報の、途切れることのない「流れ《ストリーム》」をもたらしている。親密で私的なメッセージ――かつては手紙や電話、ささやき声の領域にあったもの――を、新形態マスメディアの材料に変えることで、SNSは人々に対し、強迫的な社交形態を新たに提供した。またそれは、即時性をまったく新しく強調するものでもあった。友人や同僚、あこがれのセレブの「ステータス・アップデート」は、発表された途端に古いものになってしまう。最新の状態にいつも追いついているためには、メッセージ到着の知らせをつねに見張っていなければならない。より新しいメッセージ、より多くのメッセージを届けようと、各SNSは熾烈な競争を繰り広げている。二〇〇九年春、フェイスブックはツイッターの急成長に対抗しようと、「ストリームのページを上げる」べくサイトを改良することを発表したが、このとき創業者でCEOのマーク・ザッカーバーグはおよそ二億人あまりもの会員に向かい、「情報のフローをいっそう速くする努力を続ける」ことを約束した。[*22] 新作だけでなく旧作をも奨励する経済的動機を持っていた初期の印刷業者とは違い、オンラインサイト作成者は、最新中の最新だけを配給しようと戦っている。

グーグルもじっとしていない。新興勢力を迎え撃つべく、検索エンジンを改良してスピードを上げようとしている。リンクされる数で測られていたページ・クオリティは、グーグルの検索結果ランキングにおいて、もはや主要な判断基準ではない。それどころかこれはいまや、グーグル社が観察し計測している二〇〇の「シグナル」のひとつにすぎないのだと、同社トップ・エンジニアのアミット・シンハルは言う。[*23] 最近のグーグルの大きな傾向として、推薦するページの「新鮮さ」に重点を置くというのがある。それは、ウェブページの新設や更新を、以前よりはるかに速く見つけ出している――数日おきにではなく数秒おきに、人気サイトの更新をチェックしている――というだけの話ではない。多くの検索結果において、古いページよりも新しいページのほうが上位に出るようにしているのだ。二〇〇九年五月、グーグル社は検索サーヴィスに新たなひねりを加え、ページのクオリティをまったく無視して、情報の投稿時間の新しいものから順に表示される検索結果を、ユーザーが得られるようにした。その数か月後に発表された、検索エンジンの「新世代アーキテクチャ」には、「カフェイン」という意味ありげなコードネームがつけられている。[*24] ラリー・ペイジは、データのフローのスピードアップにおけるツイッターの達成を引き合いに出し、「リアルタイム検索を可能にすべく、毎秒ウェブをインデックス化できる」ようになるまで、グーグルが満足することはないと語っている。[*25]

同社はまた、ウェブ・ユーザーおよびデータの掌握を強化しようと努めている。アドワーズでわいて出た巨額の収益をもって、ウェブページの検索という元々の焦点から、いまや守備範囲をさらに広げることができるのだ。現在は、画像や動画、ニュース、地図、ブログ、学術雑誌などに特化した検索サーヴィスも提供しており、メインの検索エンジンの検索結果にもこれは表示されるようになっている。また、コンピュータのOS、たとえばスマートフォン向けのアンドロイドやPC向けのクロームを提供しているほか、Eメールやワープロ、ブログ、画像管理、フィーダー、スプレッドシート、カレンダー、ウェブ・ホスティングなどのオンライン・ソフトウェア・プログラム、すなわち「アップス〔apps〕」をも大量に提供している。二〇〇九年末に開始された大掛かりなSNS、グーグルウェーブ〔Google Wave〕は、さまざまなマルチメディア・メッセージをひとつのページに凝縮してモニタリングし、アップデートすることを可能にするもので、ページ上のコンテンツは自動的に、ほとんど即時的に更新される。ある記者の言葉によれば、「会話を、急速な集団的「意識の流れ」に転じる」ものだ。[*26]

無限とも見えるこの企業の拡張性は、とりわけ経営学者やビジネス誌記者のあいだで議論の対象となっている。その影響と活動の幅広さは、この会社があらゆる伝統的カテゴリーを乗り越え、定義しなおす、まったく新種の企業であることの証拠だとしばしば解釈される。だが、グーグル社は確かに多くの点で普通ではない会社であるけれど、一方そのビジネス戦略は、一見して思われるほどミステリアスなものではないのだ。グーグル社の多彩な外見が反映しているのは、オンライン広告の販売および普及という、同社のメイン・ビジネスではない。むしろこの外見は、このメイン・ビジネスに対する膨大な数の「補完財」から生じているのだ。経済用語で言う補完財とは、ホットドッグとマスタード、ランプと電球のように、いっしょに購入されたり消費されたりする傾向にある製品やサーヴィスのことである。グーグル社にとっては、インターネット上で起こるすべてのことがメイン・ビジネスの補完財だ。オンラインで多くの時間を過ごし、多くのことを行なえば、その分だけ人々は広告を目にし、自分に関する情報をさらけ出すことになる――そしてグーグル社にはもっと金が入る。コンピュータ・ネットワーク上で、製品やサーヴィスが――エンタテインメント、ニュース、ソフトウェア・アプリケーション、金融取り引きが――次々デジタルで運ばれるようになるにつれ、グーグル社の補完財は、より多彩な産業にまたがるようになっていく。

補完財の売り上げは対になって上昇するものであるから、企業の戦略的関心は、主要産品の補完財のコストを削減し、さらに入手しやすくすることへと向かうことになる。企業は補完財を、ただで配ってもよいと思っていると言っても過言ではない。ホットドッグが無料であれば、マスタードの売り上げは飛躍的に伸びるだろう。ほかのどんな事柄よりも、補完財のコストを削減しようとするこの動機こそが、グーグル社のビジネス戦略を説明してくれる。この企業の行なうほぼすべてのことは、インターネットの使用コストを削減し、利用者の範囲を拡大することを意図している。グーグル社が情報を無料にしようとするのは、情報の価格が下がれば人々がもっとコンピュータ・スクリーンを眺めるようになり、同社の収益が増加するからだ。

グーグル社のサーヴィスのほとんどは、それ自体で収益を上げるものではない。産業アナリストの見積もりによると、グーグル社はたとえば、YouTubeを二〇〇六年に一六億五〇〇〇万ドルで買ったことにより、二〇〇九年におよそ二〇〇〇万ドルから五〇〇〇万ドルほどの損失を出した。[*27] しかし、

YouTubeのような人気サーヴィスはより多くの情報収集につながるものであり、ユーザーをいっそうグーグル社の検索エンジンへと集めるものであり、競合相手となりうる企業にマーケットでの足場を与えないようにしてくれるものであるから、同社はこの購入コストを正当化できるのである。「ユーザー・データを一〇〇パーセント」集めるまでは満足できないと、グーグル社は公言している。[28] とはいえ、その膨張欲は金銭に関するものだけではない。他のタイプのコンテンツを着実に征服していくことは、世界中の情報を「普遍的にアクセス可能で使用可能」にするという、同社の使命の遂行にもつながっている。グーグル社の理念とビジネス上の利害は、ある包括的なゴールにおいて合流する。そのゴールとは、いっそう多様なタイプの情報をデジタル化し、ウェブ上へと移動させ、データベースに取りこみ、同社による分類とランキングのアルゴリズムを通過させ、同社の呼び名で言うところの「断片《スニペット》」のかたちにし、できれば広告を付けたかたちでウェブ・サーファーに分配することだ。領土が拡大するごとに、グーグル社のテイラー主義的倫理は、われわれの知的生活をよりいっそう堅固に支配することになる。

グーグル社が提唱するなかで最も野心的な事柄――マリッサ・メイヤーの言葉によれば、同社にとっての「月ロケット打ち上げ《ムーン・ショット》」[29]――は、かつて刊行されたすべての本をデジタル化し、そのテクストを「オンラインで発見し、検索できる」ようにすることである。[30] このプログラムが秘密裏に開始されたのは二〇〇二年、ラリー・ペイジがグーグルプレックスのオフィスにデジタル・スキャナーを設置して、メトロノームの音に合わせて三〇分間、三〇〇ページの本を几帳面にスキャンしたときのことだった。彼はこのとき、「世界中の本すべてをデジタル・スキャンしたら」どのくらいの時間がかかるか、だいたいのところを知ろうとしたのである。翌年、グーグル社の社員ひとりがフェニックスへ派遣され、チャリティ・セールで山のように古本を買いこんだ。これらの本はグーグルプレックスへ運ばれると、「高速」で「非破壊的」な新しいスキャニング技術の開発を目指し、繰り返し実験に使われることになる。この新しい技術では、立体映像を撮影できる赤外線カメラを用いた精巧なシステムにより、本を開いたときに起こるページの湾曲は自動的に修整され、スキャンされたイメージには、テクストのゆがみはまったく残らない。[*31] それと同時に、グーグル社のソフトウェア・エンジニア・チームは、「不ぞろいな文字サイズや風変わりなフォントなどの予期せざる特徴に、四三〇言語で」対応できる、精巧な文字認識プログラムに微調整を加えていた。また別のグループは主要図書館や出版社を回り、蔵書や刊行書籍をグーグル社がデジタル化することに対し、どれだけ好意的であるかを計測していた。[*32]

二〇〇四年秋、フランクフルト・ブックフェア——グーテンベルクの時代以来、出版産業の重要な年次集会となっているもの——において、ペイジとブリンはグーグル・プリント・プログラム（のちにグーグルブック検索と改名）を正式に発表する。ホートン・ミフリンやマグロウ・ヒル、オックスフォードやケンブリッジ、プリンストンの大学出版会といったトップ・ネームを含め、一ダース以上の出版業者がグーグル社の提携者として署名した。ハーヴァード大学のワイドナー記念図書館、オックスフォードのボドリアン、ニューヨーク公立図書館など、世界で最も格式あるものに数えられる五つの図書館もまた協力に合意した。彼らは、自分の所有する本のコンテンツを、グーグルがスキャンしはじめることを許可したのである。その年の終わりごろには、グーグル社はすでにおよそ一〇万冊の本のテクストを、データバンクに保存していた。

図書館のスキャニング・プロジェクトを、誰もが喜んだわけではない。グーグル社がスキャンしていたのは、著作権保護の対象から外れた古い本だけではなかった。絶版にはなっているものの、著者や出版社の権利はまだ切れていない、新しい本をもスキャンしていたのである。著作権保持者が誰か確かめたり、同意を取り付けたりすることを、あらかじめ行なうつもりのないことをグーグル社は明言していた。むしろ同社は、特定の本をスキャン対象から除いてくれるよう、著作権保持者が文書で正式に要求してこないかぎり、全部の本をスキャンしてデータベースに入れるつもりでいた。二〇〇五年九月二〇日、アメリカ作家組合は、独立して活動していた三人の著名作家と連名で、スキャニング・プログラムには「著作権の多大な侵害」がともなうとしてグーグル社を訴えた。[*33] その数週間後、アメリカ出版協会も同社を提訴し、図書館の蔵書のスキャンを停止するよう要求した。グーグルも反撃を開始し、グーグルブック検索の社会的利点の大々的広報に乗り出す。一〇月、エリック・シュミットは『ウォール・ストリート・ジャーナル』に見開きで掲載したコラムで、本のデジタル化の試みについて、感動的であると同時に自己宣伝的でもある語調で語っている。「かつてアクセスできなかった何億冊もの本をひとつの膨大なインデックスに注ぎこみ、そこにあるすべての言葉が、富める者にも貧しい者にも、都市にいる者にもそうでない者にも、第一世界の者にも第三世界の者にも、あらゆる言語で、誰にでも検索できるようになることの文化的インパクトを想像されたい。しかももちろん、全部無料で[*34]」。

訴訟は進行した。三年間の話し合いを経て――そのあいだにグーグル社は、著作権保護下にある六〇〇万冊を含め、およそ七〇〇万冊の本をさらにスキャンした――当事者たちは和解に至った。二〇〇八年一〇月に発表された合意書によると、グーグル社はすでにスキャンされた本の著作権保持者たちに対し、賠償金として一億二五〇〇万ドルを支払うことになった。また、それまでにグーグルブック検索サーヴィスが広告などで得た収入の一部を、著者や出版社に払う支払いシステムも設置された。譲歩の見返りに、著者と出版社はグーグル社に対して、世界中の本のデジタル化を進めることを許可した。グーグル社はまた、「合衆国において、購読権を各団体のデータベースに売り、個々の本を販売し、オンライン・ブックページに広告を掲載し、その他、本を商業的に使用する権利」を得ることになった。[*35]

この和解はまた、さらに激烈な議論を呼ぶことになる。これらの条項は、いわゆる「みなしご本」――著作権保持者が知られていない、または見つからない本――のデジタル版の権利を、グーグル社に独占させるようなものだった。グーグル社は競争相手もないまま、ブック・データベースの購読代を好きなだけ釣り上げるのではないかと、多くの図書館や学校は恐れた。アメリカ図書館協会は提訴にあたり、グーグル社が「最大限に収益が出るような価格に購読代を設定し、多くの図書館に手の届かないものにしてしまう」かもしれないと警告した。[*36] 合衆国司法省、ならびに著作権局もこの合意を批判し、デジタル書籍の将来市場における権力を、グーグル社に多大に持たせてしまうものだと主張した。

それと関連した、しかしもっと一般的な不安を、他の批判者たちは持っていた。デジタル情報の普及を商業的にコントロールすることは、必然的に、知のフローの制限につながるのではないかという不安である。グーグル社の利他的なレトリックの裏にある動機を彼らはいぶかった。ハーヴァードで教鞭を執っているほか、同校の図書館システムを監督しているロバート・ダーントンは次のように書いている。「グーグル社のような事業者の目に映る図書館は、単なる学問の殿堂ではない。彼らはそこに、発掘されるべき資産、もしくは彼らの言う「コンテンツ」を見ているのである」。グーグル社は「情報へのアクセスを促進する」ことにおいて「賞賛するに足る目標を追求している」と譲歩しつつも、利潤追求型の企業に「鉄道や鉄鋼ではなく、情報へのアクセス」についてのモノポリーを認めることには、多大なリスクがともなうだろうとダーントンは言い、次のように問う。「現在のリーダーが会社を売却したり、あるいは引退したりしたらどうなるだろうか」。[*37] 二〇〇九年末、最初の合意は棄却され、グーグル社と提携各派は、以前ほど包括的ではない代案へのサポートを求めることになる。

グーグルブック検索をめぐる論争は、いくつかの理由から注目に値する。まずこれは、著作権法の精神と文面、とりわけフェアユースにまつわる条項のそれを、デジタル時代に適応させるにはまだ時間がかかることを明るみに出している。(グーグル社の提訴に加わっている出版社のうちのいくつかが、グーグルブック検索の提携者でもあるという事実は、現状の曖昧さを証明するものだ)。この論争はまた、グーグル社の高邁な理想と、それを追求する際に同社がしばしば取る高圧的な手法について、多くのことを教えてくれる。弁護士であり、テクノロジー関連のライターであるリチャード・コーマンの観察によると、グーグル社は「みずからの善良さを心から信じているのだが、その信念は、企業倫理、反競争、カスタマー・サーヴィス、および社会における同社の位置に関し、独自に設定したルールを正当化するものだ」。[*38]

何よりも重要なこととして、この論争は、世界中の本がデジタル化されるだろうことを明らかにしている——そしてその試みが、おそらく急速に進みうるだろうことも。グーグルブック検索をめぐる議論は、印刷された本をスキャンしてデータベースに取りこむことの知とは、何ら関係がない。そのデータベースのコントロール、および商業化に関係する議論なのである。グーグル社が最終的に、ダーントンの言う「世界最大の図書館」の唯一の所有者になるかどうかにかかわらず、その図書館は建築されることだろう。そしてそのデジタル蔵書は、ネットを通じて地球上すべての図書館に供給され、長らく棚にしまわれていた物理的な本たちに、じきに取って代わることだろう。[39] 本を「オンラインで発見し、検索できる」ようにすることの実際的メリットはあまりに大きいので、この試みに反対する者がいるとは想像しづらい。古書を、さらには古代の巻物などの文書をデジタル化することにより、過去への探究にはすでに新たな刺激的な道が開かれつつある。歴史学における発見の「第二のルネサンス」を予見する者もいるほどだ。[40] ダーントンの言によれば、「デジタル化は絶対になされねばならない」。

だが、本のページがオンライン画像に転換されることが必然であるとしても、その副作用について憂慮することのさまたげにはならない。本をオンラインで発見し、検索できるようにすることは、本を寸断することでもある。テクストの一体性、ページを貫いて流れる議論や物語の直線性は犠牲にされる。古代ローマの職人が縫い合わせて作り上げた初の写本も、縫い目をほどかれることになる。写本の「意味の一部」であった静けさもまた犠牲になる。グーグルブック検索で見られるテクストのあらゆるページ、もしくはスニペットは、リンクやツール、タブ、広告でうるさく取り巻かれ、そのおのおのが読み手の断片化された注意力を、必死に引き寄せようとしているのだ。

効率性、およびそれに付随する「ユーザーがすばやく出入り」できるようにするという望みを、究極的善として信仰するグーグル社にとって、本を解体することはまったく損失をともなわない、ただ利得だけをもたらす行為である。グーグルブック検索の管理人、アダム・マスは、「本はオフラインで生きとしていることが多い」ことは認めながらも、本が「オンラインでさらにエキサイティングな生《せい》を送る」ことは可能だろうと言う。[41] さらにエキサイティングな生を本が送るとはどういうことだろうか？

検索可能性は始まりにすぎない。グーグルが望んでいるのは、同社の言によれば、発見したデジタル本のコンテンツをわれわれが「スライスし、さいの目《ダイス》にし」、「リンクしたり、シェアしたり、集めたり」できるようになることだという。そうしたことはウェブ・コンテンツでは当たり前だが、「物理的な本では簡単にはできない」ことだ。グーグル社はすでに、「権利が失効している本から文章を簡単にクリップし、ブログやウェブサイトに貼り付けて発表できる」カット・アンド・ペースト用ツールを導入している。[*42] また、頻繁に引用されている部分を目立たせる「ポピュラー・パッセージ〔Popular Passages〕」というサーヴィスも開始し、いくつかの本については「タグ・クラウド」を表示して、同社の説明によれば、読者が「本を一〇秒で探索」できるようにしている。[*43] こうしたツールに文句を言うのは愚かなことだろう。実際、便利なのだから。だがこれらのツールはまた、グーグル社にとって本の真の価値は、自足した文学作品であることにではなく、またしても、発掘されるべきデータの山であることに存するのだということをも明白にしている。グーグル社が大急ぎで築き上げつつある巨大図書館を、われわれの知っている図書館と混同してはならない。そこには本ではなく、スニペットが所蔵されているのだ。

読むことに多大な効率性をもたらそうとするグーグルのこの試みには、あるアイロニーがともなっている。これは、本というテクノロジーがそもそも読むことに対して――およびわれわれの精神に対して――もたらしていた別種の効率性を、切り崩してしまうのだ。羊皮紙や紙のページの上で実現した新しい文章形式は、テクストの解読にまつわる苦闘からわれわれを解放することで、われわれを深い読み手にし、われわれの注意力、および脳の力を、意味の解釈へと向かわせてくれた。スクリーン上の文章についても、われわれは変わらずテクストをすみやかに解読できる――何についても、いままでより速く読んでいる――けれど、われわれはもはやテクストのコノテーションについて、個人的に構築された深い理解へと導かれることはない。その代わり、関連情報のビットへ、さらにまたほかのビットへと、次々急き立てられるようになっている。「関連コンテンツ」の露天掘りが、意味のゆっくりとした発掘に取って代わったのである。

ある暖かい夏の朝、マサチューセッツ州コンコードでのこと。時は一八四四年。ナサニエル・ホーソーンという野心ある小説家が、森の小さな開拓地、この街のあたりでもとりわけ静かな場所として知られる、スリーピー・ホロウに座っていた。彼は深く集中し、心に浮かぶあらゆる想念に注意を払って、コンコードの超越主義運動の指導者であるエマソンが八年前に名づけたところの、「透明な眼球」に変身しようとしていた。この日ノートに記したことによると、ホーソーンは、いかに「陽光が影をとおしてきらめき、影が陽光を目立たぬように」するかを見て、「陽気さと物思いとがからみ合う、心地よい気分というものを想像した」。かすかなそよ風を、「想像しうるかぎり最も優しく、しかしスピリチュアルな力を持ったため息」と彼は感じる。その力は「とても強い」ので、ため息は「穏やかな、つかの間の涼しさをもって肉体にしみこみ、魂そのものを呼吸し、魂は優しい喜びに震える」。彼はそよ風のなかに「ストローブマツの芳香」をほのかに嗅ぎ取る。「村の時計が時を知らせる音」と「草刈り人が遠くで鎌を研ぐ」音を聞く。しかし「そうした労働の音は、ほどよく離れていれば、瞑想の霧のなかで静かに横たわる者の静けさを、さらに増すものにほかならない」。

その物思いが突然打ち砕かれる。

だが、そこに！　機関車の長い汽笛が響く——甲高く、あらゆる耳障りなもののなかでも最も耳障りで、一マイル離れていても和らぐことのない音。それは多忙な者たち、せわしない通りの市民たち、一日休日を過ごそうと、田舎へやって来る者たち——実業家たち——の物語を語る。つまり、静かではない者たちの物語を。その音が、これほど甲高くてびくりとさせるものであるのも不思議ではない。なぜならこれは、われわれのまどろむような平和のただなかに、騒々しい世界を持ちこむものであるのだから。[*44]

レオ・マークスは、アメリカ文化に対するテクノロジーの影響を研究した一九六四年刊行の古典、『楽園と機械文明』〔研究社〕を、ホーソーンがスリーピー・ホロウで過ごしたこの朝の話から始めている。マークスの議論によると、この作家の真の主題は「精神《サイキ》のランドスケープ」、とりわけ「意識の二つの状況のコントラスト」であった。森のなかのこの静かな開拓地は、「妨害からの特異な隔離」、思索のための保護された空間を、孤独な思考者に与えてくれる。「多忙な者たち」を乗せた列車が騒々しく到着することで、「産業化の開始にともなうサイキの不調和」がもたらされる。[*45]思索する精神は、騒々しい世界の機械的多忙さに圧倒される。

グーグルを始めとするインターネット企業は、情報交換の効率性を知的進歩への鍵として重視しているが、これは新しいことではまったくない。少なくとも産業革命の開始以来、これは精神史によく見られるテーマである。真の啓蒙は思索と内省によってのみ得られるとする、アメリカの超越主義者とイングランドの初期ロマン主義者が広めた考えと、これは強力に対立しつづけている。これら二つの視点の緊張関係は、より大きな対立、マークスの言うところの「楽園」と「機械」――田園的理念と産業的理念――との対立の表われであり、この大きな対立が、近代社会の形成において、かくも重要な役割を果たしてきたのだ。

知の領域へと持ちこまれると、効率性という産業的理念は、ホーソーンが理解したとおり、瞑想的思考という田園的理念に対する致命的脅威となりうる。これは、情報のすみやかな発見と検索を促進することが、悪いことだという意味ではない。それに、そのことは悪いことではない。調和の取れた精神を発達させるには、幅広い情報を発見してすばやく分析する能力と、オープンエンドな考察を行なう能力の両方が必要だ。効率よくデータを収集する時間も、非効率的な思索の時間も、機械を動かす時間も、楽園にぼんやり座っている時間も必要だ。われわれはグーグルの「数値の世界」で活動する必要があるが、スリーピー・ホロウに引きこもる必要もある。今日のわれわれが抱えている問題は、これら二つの非常に異なる精神状態のバランスを、うまく取れなくなりつつあることだ。精神的にわれわれは、機関車のごとく絶えず動いている。

グーテンベルクの印刷機が文学的精神を一般的精神へと変えつつあったころですら、文学的精神を時代遅れのものにしようとしている現在のこのプロセスは動いていた。本と雑誌が市場にあふれはじめたとき、人々は史上初めて、情報に圧倒される思いがした。ロバート・バートンは一六二八年刊行の傑作『恋愛解剖学』〔桃源社〕のなかで、一七世紀の読者たちが直面していた「本による広大なカオスと混乱」

を描写してこう書いている。「われわれはそれらに押しつぶされている。目は読みすぎで痛み、指もページのめくりすぎで痛む」。その少し前の一六〇〇年、もうひとりのイギリス人作家バーナビー・リッチは、次のような不平を述べていた。「この時代最大の病弊は大量の本であり、これらは世界に対してあまりに過剰にもたらされているため、日々世界で生まれ、世界へ持ちこまれているこの手つかずの膨大なものたちを、消化するのは不可能だ[*46]」。

それ以来ずっとわれわれは、日々直面している情報の混乱に秩序をもたらす方法をずっと探しているのであり、その緊急性は時代とともに高まっている。情報を個人が管理する方法は、何世紀ものあいだ、手作業による単純な、ひとりひとり独特のものである傾向にあった――ファイルして棚に並べたり、アルファベット順にしたり、注釈をつけたり、ノートやリスト、カタログや用語索引を作ったりを、経験則でやっていた。情報を分類・蓄積する、もっと精密で制度的なメカニズムも、図書館や大学、商業的および政治的機関には見られたが、こちらもおおむね手作業によっていた。二〇世紀に入って、情報の洪水がさらに激化し、データ処理テクノロジーが進歩すると、個人による情報管理のための方法やツールも、各機関によるそれも、もっと精密でシステマティックなものとなり、そしてだんだんと自動化されていった。問題を軽減する手段として、われわれは機械に、すなわち、情報過多を促進している張本人に頼りはじめたのである。

ヴァニーヴァー・ブッシュは一九四五年、『アトランティック・マンスリー』に掲載された記事「われわれが考えるだろうとおり〔As We May Think〕」のなかで、情報管理に対する近代的アプローチの核心をつき、大きな話題を呼んだ。第二次世界大戦中、フランクリン・ローズヴェルトの科学アドヴァイザーを務めた電気技師のブッシュは、科学者たちが自分の研究の関連情報についていけていないために、進歩がとどこおっているのではないかと懸念する。新しいマテリアルが発表されても、「その記録を利用するだけの能力が現在のわれわれにはまるでない。人間の経験の総和は驚嘆すべき速度で拡大しているが、その結果生じる迷路をぬって、その瞬間ごとに重要とされるアイテムへ至るためにわれわれが用いている手段はといえば、横帆艤装船の時代に用いられていたものと変わらないのだ」。

だが、情報過多の問題に対するテクノロジー上の解決策は、見えはじめているとブッシュは論じる。「安価でありながら信頼性の高い、複雑な装置の時代へと世界は到達している。そしてそのことから何かが生まれるに違いない」。彼は「メメックス〔memex〕」という名の、新種のパーソナル・カタログ・マシンを提唱する。科学者だけでなく、「論理的思考プロセス」を用いるすべての人にとって有用であるような機械だ。ブッシュによれば、メメックスはデスクと一体化していて、「個々人が自分の本、レコード、コミュニケーションのすべてを〔圧縮したかたちで〕貯えておける装置である。機械化されているので、すぐれた速度と柔軟性をもって蓄積情報を検索できる」。デスクの天板の上には「半透明のスクリーン」があり、そこには蓄積されたマテリアルの画像だけでなく、データベースをナヴィゲートするための「キーボード」と「ボタンやレバー」も映される。この機械の「本質に関わる特徴」は、「連想的インデックス〔associative indexing〕」を用いてさまざまな情報のピースをリンクすることである。「どんなアイテムも即時的かつ自動的に、別のアイテムの選択へとつなげることができる」。「二つのものを結びつける」このプロセスは「重要なものだ」とブッシュは強調する。*47

ブッシュのメメックスは、パーソナル・コンピュータと、WWWのハイパーメディア・システムを予期するものだった。この記事は、PCのハードウェアおよびソフトウェアの初期開発者の多くに刺激を与えたのだが、そうした開発者のなかには、ハイパーテクスト開発初期に尽力したコンピュータ・エンジニア、かのダグラス・エンゲルバートや、ハイパーカードの開発者、ビル・アトキンソンが含まれる。だがブッシュのヴィジョンが、彼が生涯のうちに思い描いていたのをはるかに超えるかたちで実現されている――われわれはメメックスの子孫に取り囲まれている――にもかかわらず、彼が解決しようとしていた問題は、まだ取り除かれていない。それどころか、事態は以前より悪くなっている。デイヴィッド・レヴィの言葉を借りれば、「パーソナルなデジタル情報システムと、グローバル・ハイパーテクストの発展は、ブッシュが特定した問題を解決するのではなく、悪化させている」[48]。

振り返ってみれば、失敗の理由は明らかに思える。情報の創造・蓄積・共有にまつわるコストを劇的に削減したことで、コンピュータ・ネットワークは、われわれがかつてアクセスしていた量をはるかに超える情報を、われわれの手の届く範囲に置いてしまった。また、グーグルなどの企業が開発した、情報の発見・フィルタリング・分配のための強力なツールは、われわれが直接に関心を持つ情報に、永遠におぼれつづけるだろうことを約束してしまった――しかも、脳が処理できる範囲をはるかに超える量の情報に。データ処理テクノロジーが改良され、検索とフィルタリングのツールが正確になるにつれ、関連情報の洪水は激しくなるばかりだ。関心を惹くものが、さらに多く見えてくるだけである。情報過多は終わりなき苦痛となっており、これを癒そうと努力しても事態を悪くするばかりだ。対処するには、スキャニングとスキミングをより多く行なうしかない。すなわち、問題の源にほかならない素晴らしく反射的な機械に、よりいっそう頼るしかないのだ。レヴィは次のように書いている。今日、「かつてなく」多くの情報が「われわれの手に入るようになっているが、これを利用できる時間は少なくなっている――もっと特定して言えば、何らかの深い考察を持って利用できるだけの時間はない」[*49]。明日には状況はもっと悪くなるだろう。

人間の思考の最も効率よいフィルターは、かつては時間だと考えられていた。「読書の最良のやり方は、自然に基づくものであって、機械的なものではないだろう」と、エマソンは一八五八年のエッセイ「本」に書いている。すべての書き手は「執筆行為を、時の賢明なる耳に」託さねばならない。時は「じっと座って重みを量り、一〇年後、一〇〇万のページのなかから一ページだけが残るだろう。するとまたそれは価値評価され、あらゆる意見の風にさらされた末に選び取られる。そして二〇年後も残り、一世紀後も残っているとしたら、どれほど恐ろしい選択を、それは勝ち抜いてきたことだろうか」[*50]。もはやわれわれには、几帳面でゆっくりとした時の選択を、待っているだけの忍耐力はない。直接関心のある情報の洪水にいつもおぼれているわれわれは、自動フィルターに頼るほかないのであり、そのためただちに、新しいもの、および人気のあるものが特権化されることになる。ネット上では意見の風は、急速で気まぐれなつむじ風になる。

コンコード駅で列車が多忙な者たちを吐き出して発車すると、ホーソーンは再び集中状態に戻ろうとしたが、あまりうまくは行かなかった。彼は足元のアリ塚に目を留めると、「悪意ある精霊のように」砂をかけて入口をふさぐ。「何らかの公的もしくは私的な用事」から戻ってきた「住民の一匹」が、巣に何が起こったのか、必死で理解しようとしはじめる。「何という驚き、何というあわてぶり、何という精神の混乱が、彼の動きに表われていることか。このいたずらを行なったものが何であるか、彼にはまるで見当もつかないだろう」。だがホーソーンの注意は、じきにアリの苦闘から離れてしまう。陽光と影の織り成すパターンが変わったことに気がつき、「空に散らばった」雲を見上げると、その変化する形態のなかに、彼は「夢想家の理想郷が砕け散った跡」を認める。

二〇〇七年、アメリカ科学振興協会は、国で最も権威ある科学者集会であるその年次総会に、基調講演者としてラリー・ペイジを招いた。ペイジの講演はぶっつけ本番でとりとめのない代物であったが、これは、若き企業家の頭のなかをのぞく魅力的な機会となった。またしても類比に導かれ、彼は聴衆に対し、人間の生命と知性に関するみずからの概念を披露する。「わたしの理論では、人間のプログラミング、つまりDNAは、およそ六〇〇メガバイトに圧縮されています。だから現代のOSより小さいわけです。リナックスやウィンドウズよりも。……定義上これには、脳の起動も含まれます。だから、人間のプログラム・アルゴリズムはおそらくそれほど複雑なものではありません。［知性というのは］おそらくむしろ、全体の計算に関わるものなのです」[*51]。

デジタル・コンピュータが時計や泉、工場機械に取って代わって、脳の構造や活動を説明するメタファーになってからもうずいぶんになる。脳を説明するのにコンピュータ用語を使うのは当たり前になっているため、自分が隠喩的にしゃべっていることにも気づかないぐらいだ。（この本のなかでも、脳の「回路」「配線」「インプット」「プログラミング」といった言葉が何度も出ている）。それにしてもペイジの見方は極端だ。彼にとって、脳はコンピュータに似ているというだけではない。コンピュータそのものなのだ。彼の前提は、グーグル社が知性とデータ処理効率とを同等のものと見なしていることの理由とも取れる見分けのつかないものになる。

だろう。脳がコンピュータであるならば、知性は単なる生産性の問題になる——頭蓋骨のなかで、どれだけ多くのデータのビットを、どれだけすみやかに集積回路に流せるか。人間の知性は、機械の知性と見分けのつかないものになる。

ペイジは初めからグーグルを、人工知能の初期形態と見なしていた。会社の名前がおなじみのものとなるより前である二〇〇〇年、ペイジはインタヴューに応えてこう語っている。「グーグルの究極ヴァージョンは、人工知能になるでしょう。まだそこには全然至っていません。けれども、だんだんと近づくことはできます。そしてそれが基本的にぼくたちのやっていることです[52]」。二〇〇三年にスタンフォードで行なった講演では、グーグル社の野心をもう少し掘り下げて説明している。「究極の検索エンジンは、人間と同じくらい賢《スマート》いものです——あるいは、人間よりもっとスマートな[53]」。中学生のときに人工知能のプログラムを作成しはじめたというセルゲイ・ブリンは、真の思考機械を作りたいというパートナーの熱意を共有している。[54] 二〇〇四年、彼は『ニューズウィーク』の記者にこう語った。「世界中の情報を自分の脳に直接貼り付けたら、あるいは、自分の脳よりもスマートな人工脳を持つことができたら、人は間違いなくいまよりよくなります[55]」。同時期に受けたテレビのインタヴューでは「究極の検索エンジン」に言及しているが、それはスタンリー・キューブリックの描いたHALを思わせるものだ。「でも、HALが宇宙船の乗組員を殺してしまったようなバグは、これには生じないはずです。ともかく、ぼくたちが開発を目指しているのはそういうものであり、ぼくの考えでは、ある程度完成に近づいて来ています[56]」。

HALに似た人工知能システムを開発したいという望みは、ほとんどの人にとっては奇妙なものに思えるかもしれない。だが、自由になる金が莫大にあり、有能なプログラマーとエンジニアの一団を社員として抱える、若く優秀な二人のコンピュータ科学者にとっては、これは自然な野心であり、賞賛すべき野心ですらある。基本的に科学的企業であるグーグル社は、エリック・シュミットの言葉によれば、「かつて解決されたことのない問題を解決するためにテクノロジーを使用」[*57]したいという欲望に動かされていて、人工知能こそが最も解決困難な問題であるのだ。これを解決する者になりたいと、ブリンとペイジが思わないはずがあるだろうか?

とはいえ、人工知能によってわれわれの脳を補足すれば、それどころか置き換えさえすれば、われわれはみな「いまよりよく」なるという彼らの安易な仮説は、落ち着かない気持ちにさせると同時に、ある真実を物語るものでもある。知性とは機械的プロセスのアウトプットであり、そのプロセスは、区分し、測量し、最適化しうる、個別の段階の連続から成り立っているとするテイラー主義的理念を、グーグル社がいかに堅く、確信を持って信じているかを、この仮説は明らかにしている。「作られた存在ではなく生まれた存在であることを人類は恥じている」と、二〇世紀の哲学者ギュンター・アンデルスはかつて述べたが、グーグル創業者たちの発言のなかに、われわれは同社の生み出す野心だけでなく、この恥をも感じ取ることができる。[*58]われわれがオンラインで入る世界であるグーグルの世界では、深い読みが持つ思索的静けさも、瞑想が持つぼんやりとした無方向性もお呼びではない。曖昧さは洞察への入口ではなく、修正されるべきバグである。人間の脳は型落ちしたコンピュータにすぎず、これにはより速いプロセッサー、より大きなハードドライブが必要だ──および、その思考の舵取りをする、よりよいアルゴリズムが。

「コンピュータ・ネットワークの操作を容易にするために人間の行なっていることはすべて、同時に、しかし別の理由から、コンピュータ・ネットワークが人間を操作することをも容易にしている」[*59]。このように書いているのは、人工知能開発の歴史を描いた一九九七年刊行の本、『機械に囲まれたダーウィン〔Darwin among the Machines〕』の著者、ジョージ・ダイソンだ。刊行から八年後、ダイソンはグーグルプレックスに招かれ、一九四五年にアラン・チューリングの研究に基づき、近代コンピュータの詳細なプランを初めて作成したプリンストンの物理学者、ジョン・フォン・ノイマンを記念する講演を行なった。機械の内にある生命を探究することに人生の多くを賭けてきたダイソンにとって、グーグル社を訪問することはわくわくするようなことだったに違いない。何と言ってもこの会社は、世界で最も優秀なコンピュータ科学者たちを含め、膨大なリソースを果敢に利用して、人工知能を作り出そうとしている会社なのだから。

だが、この訪問の結果はダイソンを戸惑わせるようなものだった。このときの体験をつづったエッセイの終盤で、彼は、チューリングが論文「計算機械と知性」に記していた、厳粛な警告を思い出している。知能を持った機械を作ろうとする際、「神が魂を創造する力をわれわれは不敬に強奪すべきではない。子を産むときと同程度にとどめなければ」と、この数学者〔チューリングのこと〕は書いていた。ダイソンはこれに続けて、「並外れて洞察力ある友人」が、以前グーグルプレックスを訪れたあとに述べていたコメントを紹介する。「快適さは圧倒的なほどだと思った。芝に水をまくスプリンクラーの水滴をくぐって、ゴールデン・レトリバーが幸せそうにスローモーションで駆けている。人々は手を振り、微笑み、玩具が至るところにある。ただちにぼくは、どこかの暗い片隅で、想像もできないくらい邪悪なことが起こっているんじゃないかと思った。悪魔が地上にやって来るとしたら、隠れ家としてここ以上にふさわしい場所があるだろうか」[*60]。この反応はもちろん明らかに極端であるが、理解はできる。莫大な野心、膨大な資金、世界の知に関する帝国主義的計画をたずさえているグーグルは、当然のことながらわれわれの希望のみならず、恐怖をも引き起こすことになるのだ。「グーグルは神だと言う人もいれば、悪魔だと言う人もいるね」と、セルゲイ・ブリンも認めている[*61]。

では、グーグルプレックスの暗い片隅には、実際に何が潜んでいるのだろうか？　AI〔人工知能〕がついに登場しようとしているのだろうか？　シリコン帝国の支配が迫っているのだろうか？　そうではあるまい。人工知能開発に特化した初の学術会議の開催は、一九五六年夏――場所はダートマス大学のキャンパス――にさかのぼるが、当時、コンピュータがじきに人間の思考に取って代わることは、自明なことと思われていた。一か月にわたるこの秘密会議に集まった数学者とエンジニアたちは、声明で述べたところによると、「学習のあらゆる側面、もしくは、知性のあらゆる特徴は、原理的にきわめて正確に説明できるので、これをシミュレートする機械を作ることは可能だ」と考えていた[*62]。あとは正しいプログラムを書き、精神の意識プロセスをアルゴリズムの各段階へと移すだけの問題だった。だが、その後努力しているにもかかわらず、人間の知性の活動を正確に説明することはできていない。ダートマスでの会議から半世紀が過ぎて、コンピュータは電光石火のごときスピードで進歩したが、しかしそれらはなお人間の言葉で言えば、切り株のように押し黙っている。われわれの「考える」機械は、自分が何を考えているかについて、いまだまったくわかっていないのだ。「自身のリソースから新たにシンボルを作り出せるコンピュータはない」というルイス・マンフォードの洞察は、一九六七年の発言当時と変わらず、いまも真実である。[*63]

だがAI唱道者はまだあきらめていない。最近焦点を移動させたところだ。学習を始めとする、人間の知性特有の特色を複製するソフトウェア・プログラムを書くという目標は、おおむね捨ててしまった。その代わりに現在彼らは、脳内にある無数のニューロンのあいだで響き渡っている電気信号を、コンピュータの回路のなかで複製しようとしている。そうすれば、物理的脳から精神が生まれるように、機械から知性が「生まれる」だろうと考えてのことだ。ペイジの言う「全体の計算」を正しくできれば、知性のアルゴリズムはみずからを書きはじめるだろう。キューブリックの『二〇〇一年宇宙の旅』の遺産を論じた一九九六年のエッセイのなかで、発明家で未来学者のレイ・カーツワイルは次のように述べる。脳の細部を充分にスキャンし、「さまざまな部分のニューロン間接続のアーキテクチャについて、確実に把握」できるようになれば、われわれは「それをシミュレートする神経網をデザインし、同じように動作させることができるだろう」。そして彼は以下のように結論する。「われわれはいまだHALのような脳を作ることはできていない」けれども、「どうすれば作れるかは、いますぐ説明できるのだ」。[*64]

知能を持った機械を作り出そうとする試みへの、この新しいアプローチが、以前のアプローチよりも実り豊かなものになるだろうと、信じるに足る根拠はほとんどない。またこれは、還元的な前提に基づいている。コンピュータと同じ、形式的な数学的ルールに従って、脳が作動していると見なしているのだ――言い換えれば、脳とコンピュータが同じ言語を話していると考えているのである。だがこれは、理解できる事柄を使って理解できない現象を説明しようとする、われわれの欲望から生まれた謬見である。ジョン・フォン・ノイマンその人もまた、この謬見を警告している。晩年、彼はこう書いていた。

「われわれは数学について語るとき、中枢神経系が実際に用いている第一言語の上に築かれた、第二言語のことを語っているのかもしれない」。神経系の言語がどんなものであるにせよ、「われわれが意識的かつ明白に数学だと見なしているものとは、かなりかけ離れたものであるに違いない」[*65]。

物理的な脳と思考する精神とが、正確に設計された「アーキテクチャ」の、別々の層に存在していると考えるのもまた謬見である。脳と精神は、神経可塑性研究の先駆者たちが示したとおり、精巧にから み合い、互いを形成し合っているのだから。二〇〇九年に『ニュー・アトランティック』掲載の記事、「なぜ精神はコンピュータのようではないのか〔Why Minds Are Not like Computers〕」で、アリ・シュルマンは次のように書いている。「あらゆることが示しているとおり、精神はコンピュータのように綺麗に分かれた階層ではなく、組織化と因果関係のもつれ合う階層を成している。精神における変化は脳における変化を引き起こすのであり、逆もまた然りである」。精神を正確にシミュレートする、脳のコンピュータ・モデルを作り出すためには、「精神に影響し、影響される、脳のすべてのレヴェル」を複製することが必要だろう[*66]。われわれは脳の階層をまるで解明できておらず、ましてや、各レヴェルがどのように動作し、どのように相互作用を及ぼし合っているかなど理解できていないのだから、人工知能を作り出すことは、来たるべき世代にとってもなお野心にとどまりつづけるであろう――永遠にそのままではないとしても。

グーグルは神でもなければ悪魔でもないし、グーグルプレックスに闇があるとしても、それは誇大妄想でしかないだろう。この企業の創業者について憂慮すべき点は、人間を上回る思考能力を持った、驚異的にクールな機械を作りたいという彼らの少年のような欲望ではなく、そのような欲望を生み出した、人間の精神についての彼らの偏狭なイメージなのである。

第9章　サーチ、メモリー

ソクラテスは正しかった。自分の考えを書きとめ、他の人々の書きとめた考えを読むことに慣れていくにつれ、人々は自分自身の記憶内容に頼らなくなっていったのである。かつて頭のなかに貯蔵せねばならなかったものは、粘土板や巻物、写本の表紙と裏表紙のあいだに貯えられるようになった。偉大なる弁論家が予言したとおり、人々は「みずからのなかから物事を思い出すのではなく、外に記されたものから呼び起こそうとする」ようになった。活版印刷が普及し、それに付随して出版と識字率が伸びるにつれ、個人的記憶への依存割合はさらに減少する。図書館や個人の家の書棚にあった本や雑誌が、脳という生物学的貯蔵庫を補足するものとなった。もはや何もかもを記憶する必要はない。調べることができるのだから。

だがそれだけでは話は半分でしかない。印刷物の増殖には効果がもうひとつあった。ソクラテスは予見していなかったけれども、歓迎したに違いない効果だ。本は人々に、以前入手可能だったよりもはるかに多く、はるかに多様である事実や意見、思想、物語を提供したのであり、「深い読み」の方法および文化は、印刷された情報を、いっそう記憶へ預けたのである。七世紀、セヴィリアの司教イシドールスは、本に書かれている思想家たちの「言葉」を読むことで、「それらが記憶から逃れにくくなる」と述べている。[*01] どんな人間も自由なコースをたどって読み進めることができ、自由に音節を区切ることができたのだから、個々人の記憶は社会的に規定された構造物というよりも、独自の視点と個性の土台と言うべきものになった。人々は本に触発されて、みずからを自身の記憶の著者と見なしはじめた。シェイクスピアはハムレットに、自分の記憶は「脳髄の手帳」だと言わせている。

書くことが記憶を弱めるのではないかと憂慮していたソクラテスが表現していたのは、イタリアの作家で学者であるウンベルト・エーコの言葉を借りれば、「永遠の恐れ」であった。すなわち、「貴重なもの、実り豊かなものとわれわれが見なしているもの、われわれにとってそれ自体価値であるものを代表しているもの、きわめてスピリチュアルなものを、新たなテクノロジー上の達成が撤廃、もしくは破壊してしまうのではないかという恐れ」である。この場合、恐れは見当違いであることが明らかになった。本は記憶を補足しただけでなく、エーコの指摘によれば、「記憶に挑戦し、記憶を改善する」こともしたのであり、「記憶を鈍らせはしなかった」。[*02]

オランダの人文主義者デジデリウス・エラスムスは、一五一二年に著した教科書『デ・コーピア〔De Copia〕』で、記憶と読書とのつながりを強調している。彼は学生たちに対し、本に注釈を付けるよう奨励した。すなわち、「印象的な言葉、古風な言い回しや珍しい言い回し、すぐれたひらめきを感じさせる文体、ことわざ、例、覚えておきたい力強い表現が出てきたら」、そこに「それぞれに対応する小さな印」を書きこむよう勧めたのである。また、「書き留めておきたいことに出会うたび、それに見合ったセクションに書きこめるよう」テーマ別にページ分けしたノートを作ることを、学生にも教師にも提唱した。気になる部分を簡略体ではない字体で書き写し、これを定期的に繰り返せば、それらの部分は記憶に確実に定着する。エラスムスによれば、そうした文章は「花のようなもの」と見なすことができる。本のページからつみ取られ、記憶のページに保存されるのである。[*03]

エラスムスは学生時代に大量の古典文学、たとえばホラティウスや喜劇作家テレンティウスの作品全部を暗記していたが、暗記のための暗記や、単に事実を丸暗記することを勧めていたわけではない。彼にとって暗記は、貯蔵の手段以上のものだった。それは統合へ向かうプロセス、すなわち、読んでいるものをより深く、より個人的に理解することへと至るプロセスの最初の段階であった。古典時代を専門とする歴史家、エリカ・ランメルの説明によれば、人間は「学んだものを消化ないし内面化せねばならず、模範的作家の望ましい資質を考えなしに複製するのではなく、むしろ反映せねばならない」のだと彼は考えていた。エラスムス版の暗記は、機械的で心のこもっていないプロセスであるどころか、精神を十全に活用しようとするものである。ランメルによれば、それは「創造性と判断」を必要とするのだ。[*04]

エラスムスのアドヴァイスには、古代ローマのセネカのそれがこだましている。セネカもまた、読むことと考えることにおいて記憶が果たす重要な役割を説明するのに、植物の比喩を用いていた。彼は次のように書いている。「われわれはミツバチを模倣するべきだ。さまざまなものを読んで集めたものを、別々の小部屋にしまわなければならない。というのも、別々に保存されたほうが、物事のもちはよいからだ。それから、生まれつき持ち合わせた知力や注意力すべてを慎重に適用して、これまでに味わったさまざまな美酒すべてを混ぜ合わせ、ひとつの美味な物質を作り出さねばならない。その物質は、仮にどこから生まれたかがわかっているとしても、元々の状態とはまったく違って見えるだろう」。[*05] エラスムス同様セネカにとっても、記憶は、容れ物であるだけでなくるつぼでもあった。それは覚えたものの総和以上のものである。何か新しく作られたもの、独自な自己の本質であったのだ。
覚えておきたい文章を書きとめるノートを持つよう読者に勧めるエラスムスのアドヴァイスは、広く、かつ熱狂的に支持された。「備忘録《コモンプレイス・ブック》」、ないし単に「コモンプレイス」と呼ばれるようになるこうしたノートは、ルネサンスの学校教育で定番となった。どの学生も一冊持っていたものだ。[06] 一七世紀になるころには、その使用は学校の外にまで拡大していた。コモンプレイスは、教養ある精神の修練に不可欠な道具と見なされるようになる。一六二三年にフランシス・ベーコンは、「記憶を堅実に助けるもの」として、「コモンプレイスでしっかり学習すること」よりも「有用なことは、ほかにはまずないだろう」と述べた。よくできたコモンプレイスは、書きこんだ内容を覚えやすくし、「創意工夫の材料を提供する」のだと彼は書いている。[07] アメリカン大学言語学教授のネオミ・バロンによると、一八世紀において「ジェントルマンのコモンプレイス・ブック」は、「彼の知的発達の媒体であると同時に、記録でもあるものとして」機能していた。[08]
コモンプレイス・ブックの人気は、一九世紀に生活のペースが上がるにつれて衰えていき、二〇世紀の半ばには、暗記自体があまり好まれないようになりはじめた。進歩的な教育者は暗記の慣習を教室から排除し、あまり啓蒙が進んでいなかった時代の名残りとしてこれを退けた。個人の洞察と創造性を刺激すると長く見なされていたものが、想像力の障壁、さらには単なる精神エネルギーの浪費と見なされるようになったのである。前世紀を通じ、貯蔵・記録の新たなメディア――オーディオテープ、ビデオテープ、マイクロフィルム、マイクロフィッシュ、コピー、計算機、コンピュータのドライブ――が導入されたことによって、「人工的記憶《メモリー》」の範囲と手軽さはきわめて増大した。情報を人間の精神に預けようとすることは、ますます重要でないことのように思われるようになった。インターネットという、無限かつ容易に検索可能なデータバンクが登場したことで、さらなる変化が進む。その変化は、われわれが暗記というものをどう見なすかだけでなく、記憶自体に対する見方においても起こった。たちまちのうちにネットは、個人の記憶の単なる補足ではなく、むしろ代替物と見なされるようになったのである。今日、人々は人工的メモリーについて、まるで生物学的メモリーと違わないものであるかのように語っている。

『ワイアード』誌のライター、クライヴ・トンプソンはネットのことを、かつて内側のメモリーが果たしていた役割を引き継ぐ「外付けの脳」と見なしている。「何ごとについても、覚えようとすることはもうあきらめてしまった。オンラインであっという間に情報を検索できるのだから」と彼は言い、「データをシリコンに預ければ、われわれは自分の灰白質を自由にし、ブレインストーミングや瞑想など、もっと「人間らしい」作業に従事させられる」と提唱する。[*09]『ニューヨーク・タイムズ』の人気コラムニスト、デイヴィッド・ブルックスも同様の指摘をしている。「情報時代の魔法は、われわれをよりもの知りにしてくれるものだと思っていた。しかしその後、情報時代の魔法はむしろ、われわれをものを知らない人間にするのだとわかった。それはわれわれに、認知活動の召使たちを与えてくれるのだ――シリコン・メモリー・システム、共有オンライン・フィルター、消費者嗜好アルゴリズム、知のネットワークを。われわれはこれらの召使に荷を預け、自分を解放できるのである」。[*10]

『アメリカン・シーン』に寄稿しているピーター・スーダマンは、インターネットに常時接続できる現在、「情報貯蔵のために脳を用いることは、もはやそれほど効率のよいことではない」と述べている。

記憶はいまや、その瞬間に必要な情報を見つけられるウェブページを指し示す、シンプルなインデックスのようなものとして機能すべきであるのだと彼は言う。「脳を使えば図書館全体のガイドが見つかるというときに、どうして一冊の本全部の内容を暗記したりするだろう? 暗記するよりも、その情報をデジタル化して貯蔵し、どこに貯蔵したかだけ覚えておいたほうがよい」。「ウェブが考えるようにに考えるよう」ウェブから教えられるうちに、われわれの頭のなかの「知の深み」は、最終的に「あまりなくなる」だろうと彼は述べる。[*11] テクノロジー・ライターのドン・タプスコットの物言いはもっとあからさまだ。いまやどんなことでも「グーグルでワンクリックすれば」調べられるのだから、「長い文章や歴史的事実を暗記する」のは時代遅れである。暗記は「時間の無駄」だ。[*12]

コンピュータ・データベースは個人の記憶に、効率よいものとして取って代わりうる、あるいはもっとすぐれたものとして取って代わりうるという考え方を、われわれが受け入れているのは特に驚くべきことではない。これは、大衆の精神観における一世紀にわたる変化の頂点であるのだ。データ貯蔵に用いられる機械が、より大容量で、フレキシブルで、レスポンスのよいものになるにつれ、人工的メモリーと生物学的メモリーとの境界の曖昧化に、われわれは慣れていった。だが、そうはいっても、これは途方もない展開である。ブルックスが言うように、記憶が「アウトソーシング」可能であるという考えは、歴史上、現在以外の時点においては想像もできないものであったろう。古代ギリシア人にとって、記憶は女神だった——ミューズたちの母、ムネモシュネである。アウグスティヌスにとって、それは「巨大かつ無限の深み」、神の力が人間に反映されたものだった。[*13] 古典時代のこうした見方は、中世、ルネサンス、啓蒙主義時代を通じて、共有概念でありつづけた——それどころか、一九世紀末までそうだったのである。一八九二年、ウィリアム・ジェイムズは教師たちに対して行なった講演のなかで、「記憶技術は思考技術である」と宣言したが、これは当時にあっては自明のことだった。[*14] いまではこの言葉は古臭いものに見える。記憶はその神々しさを失っただけではない。その人間性をも失いつつあるのだ。ムネモシュネは機械になった。

われわれの記憶観の変化は、脳をコンピュータと同じものだとするメタファーをわれわれが受け入れていることの、またしても表われにすぎない。生物学的メモリーがハードドライブと同じように機能し、固定された場所にデータのビットを貯蔵したり、それらを脳の計算のための入力に使用したりしているのだとすれば、貯蔵容量をウェブに預けてしまうことは、単に可能というだけでなく、トンプソンやブルックスの言うとおり、解放的なものでもある。そうすればわれわれは、もっと大容量のメモリーが与えられると同時に、もっと価値があり、もっと「人間的な作業」である計算のために、脳のスペースを空けることができるのだから。このアナロジーはシンプルであると同時に説得力あるものであり、われわれの記憶は本のあいだの押し花のようなものだとか、ミツバチの巣にある蜜のようなものだとか言うよりも、間違いなくもっと「科学的」に見えるものである。だが、人間の記憶に関するこの新しい、ポスト＝インターネット的概念には、問題がひとつある。それは誤っているのだ。

「シナプスは経験によって変化する」ことを一九七〇年代前半に証明したのちも、エリック・カンデルは長年のあいだ、アメフラシの神経系を研究しつづけた。とはいえ、その着眼点は移行していた。触られると鰓を引っこめるといった、単純な反射的反応を引き起こす神経誘引物質の問題から、脳はどのように情報と記憶を貯蔵するのかという、はるかに複雑な問題へと目を転じていたのである。カンデルはとりわけ、神経科学における中心的な、かつ最も難解な謎に光を当てようとしていた。その謎とは次のようなものである——作動記憶〔working memory〕を起きているあいだじゅう出入りするうつろいやすい短期記憶を、われわれの脳は、正確にはどのようにして、生涯続く長期記憶へと変換しているのか。

神経学者と心理学者のあいだでは、われわれの脳が二種類以上の記憶を保持していることは、一九世紀末から知られていた。一八八五年、ドイツの心理学者ヘルマン・エビングハウスは、自分自身を実験台にして、意味のない単語を二〇〇〇語暗記するという実験を、途方もないほどの回数行なった。覚えることを繰り返せば繰り返すほどその単語を忘れにくくなること、一ダースの語よりも半ダースの語のほうが一気に覚えるのは簡単であることがわかった。また、忘却には二つの段階があることを彼は発見した。覚えた単語のほとんどは、三〇分もすれば記憶から消えてしまったのだが、もっと長く記憶にとどまる単語も少数ながらあった——それらが記憶から消えるのは、徐々にであった。エビングハウスの実験結果を受けて、ウィリアム・ジェイムズは一八九〇年、記憶は二種類あると結論する。発端となる出来事のあと、じきに精神から消え失せてしまう「一次記憶」と、脳が無限に保持しうる「二次記憶」である。*15

それとほぼ同時期、ボクサーを対象とした研究で、頭部を激しく揺さぶるような打撃を受けると、逆行性健忘症になりうることが明らかになった。古い記憶はそのままであるのに、打撃を受ける前の数分間、または数時間の記憶がすべて消去されてしまう症状である。同じ現象は、発作後のてんかん患者にも見られた。以上の観察結果から、記憶は、仮に強烈なものであるとしても、形成されてまもなくのあいだは、不安定な状態にあると考えられた。一次記憶、すなわち短期記憶が、二次記憶、すなわち長期記憶へと転換されるには、特定の長さの時間が必要だと思われたのである。

この仮説は、一八九〇年代にドイツの二人の心理学者、ゲオルク・ミュラーとアルフォンス・ピルツェッカーの行なった実験によって裏づけられる。エビングハウスの実験のヴァリエーションにあたるものであるが、二人は被験者のグループに、リストに並んだ無意味な単語を暗記してもらった。翌日調べてみると、被験者たちは苦もなく単語を思い出すことができた。そこで二人は同じ実験を、別のグループを対象に行なったが、今度はリストを覚えてもらったあと、すぐさま別のリストも覚えてもらうようにした。翌日調べてみると、被験者たちはひとつめのリストの語を思い出すことができなかった。そこでミュラーとピルツェッカーは最後の実験を行なうが、そこにまた新しいひねりを加える。今回の被験者グループは、第一のリストを暗記したあと、二時間置いてから第二のリストを暗記したのである。このグループは、最初の実験の被験者グループと同様、翌日苦もなく第一のリストの語を思い出した。記憶が脳内に定着する、もしくは「固まる」ためには、およそ一時間ほどが必要であるとミュラーとピルツェッカーは結論した。短期記憶はすぐには長期記憶にはならず、その固定化〔consolidation〕のプロセスはデリケートなものだ。頭部へのジャブであれ単なる注意散漫であれ、どんなかたちの分断も、生まれたての記憶を精神から消し去る可能性がある。[*16]

続くさまざまな実験も、記憶には短期記憶と長期記憶とがあることを実証していた。また、前者が後者へと転換される固定化の局面が重要であることの証拠も、さらに提示されている。一九六〇年代、ペンシルヴェニア大学の神経学者ルイス・フレクスナーは、特に興味深い事実を発見した。細胞がタンパク質を作ることをさまたげる抗生物質をマウスに注射したところ、マウスは長期記憶（迷路内で電気ショックを避ける方法についてなどの）を形成できなくなった一方で、短期記憶は引きつづき貯蔵したのである。意味するところは明らかだ。長期記憶は、短期記憶を強力にしただけのものではない。この二種類の記憶には、別々の生物学的プロセスがともなっているのだ。長期記憶の貯蔵には、新しいタンパク質を合成する必要がある。短期記憶の貯蔵にこれは必要ない。[*17]

以前にアメフラシ研究で得た画期的成果からヒントを得て、カンデルは生理心理学者や細胞生物学者を含む才能ある研究者のチームを招集し、短期記憶と長期記憶に関わる物理的活動の研究に取りかかった。突っついたり電気ショックを与えたりといった外的刺激に対し、アメフラシが適応していく際、神経信号がどのように伝わっているかを、彼らは「一回に一細胞ずつ」細心にたどっていった。[*18] エビングハウスの考えがただちに実証された。実験を繰り返せば繰り返すほど、経験の記憶は長続きしたのである。反復は固定化を促進するのだ。反復の生理学的効果を個々のニューロンやシナプスで確かめてみると、驚くべきことがわかった。神経伝達物質がどのシナプスに集中するかが変化し、それまでのニューロン間接続の強度が変わったというだけでなく、まったく新しいシナプス終末がニューロンに生まれたのだ。言い換えれば、長期記憶の形成には、生化学的変化だけでなく解剖学的変化もともなうのである。なぜ記憶の固定化に新しいタンパク質が必要であるか、これで説明がつくとカンデルは考えた。細胞の構造的変化を生み出す上で、タンパク質の存在は不可欠なのだから。

相対的にシンプルなものであるアメフラシの記憶回路において、この解剖学的変化は大規模なものだった。あるケースでは、長期記憶が固定化される以前、ある知覚ニューロンは他のおよそ二五個のニューロンに対し、約一三〇〇のシナプス結合を有していた。これらの結合のうち、活動していたのは――つまり、神経伝達物質を製造して信号を送っていたのは――わずか四〇パーセントほどしかなかった。長期記憶が形成されると、シナプス結合は二倍以上、約二七〇〇個にもなり、活動しているものの割合は四〇パーセントから六〇パーセントにまで増加した。新しくできたシナプス結合は、その記憶が持続しているかぎり存在した。記憶の消滅が――経験の反復がやむことで――許されると、シナプス結合の数はおよそ一五〇〇にまで減少した。ある記憶が忘却されたあとも、シナプス結合の数が以前より少し多いままであるという事実は、二度目に覚えるのがなぜ一度目より易しいのかを説明してくれる。

カンデルは二〇〇六年刊行の回想録『記憶を求めて〔In Search of Memory〕』のなかで、アメフラシ実験の第二ラウンドについて次のように書いている。「脳内のシナプスの数は固定的ではないということを、われわれは初めて知った――その数は学習によって変化するのだ！　そのうえ長期記憶は、解剖学的変化が維持されているかぎり、ずっと持続するのである」。この研究はまた、二つの記憶タイプの基本的な生理学的差異をも明らかにしていた。「短期記憶はシナプスの機能を変化させ、既存の結合を強めたり弱めたりする。これに対し、長期記憶には解剖学的変化が必要とされる」*19。カンデルの発見は、マイケル・マーゼニックらによる神経可塑性に関する発見と、何の齟齬もなく調和するものだ。さらなる実験によって、記憶の固定化に関わる生化学的・構造的変化は、アメフラシだけに限られるものではないことがじきに明らかとなる。それらは他の動物の脳内でも起こるのであり、その動物には霊長類も含まれるのだ。

カンデルと同僚たちは、記憶に関わる秘密のいくつかを、細胞レヴェルで解き明かした。次は、さらに深いところまで行かねばならない――細胞内での分子的プロセスにまで。カンデルがのちに述べたところによると、研究者たちは「まったく海図なき海へと乗り出そうとしていた」[*20]。彼らは最初、短期記憶が形成される際にシナプスで起こる分子的変化に注目した。するとこのプロセスには、ニューロン間における神経伝達物質――この場合はグルタミン酸――の、単なる受け渡し以上のものが含まれていることがわかった。インターニューロンと呼ばれる、別のタイプの細胞もまた関わっていたのだ。インターニューロンはセロトニンを製造する。これはシナプス結合を微調整する神経伝達物質で、シナプスに送りこまれるグルタミン酸の量を調節する。生化学者ジェイムズ・シュウォーツおよびポール・グリーンガードとの共同研究により、この微調整が分子的信号によって生じていることをカンデルは発見した。インターニューロンから放出されたセロトニンが、シナプス前ニューロン――電気パルスを伝えるニューロン――の膜にある受容体に付着することで化学反応が開始され、これによりニューロンは、環状アデノシン一リン酸と呼ばれる分子を製造する。すると環状アデノシン一リン酸は、キナーゼAというタンパク質を活性化する。キナーゼAは、グルタミン酸をいっそうシナプスに送りこむよう細胞に働きかける触媒酵素である。これによってシナプス結合が強化され、ニューロン間の電気活動が持続するため、脳が短期記憶を数秒間、ないし数分間維持することが可能となるのだ。

カンデルが次に立ち向かった難題は、このように短いあいだしか保たれない短期記憶が、はるかに永続的な長期記憶へと変換されるのは、どのようにしてであるかを解明することだった。固定化のプロセスを支える分子的基盤とはどのようなものだろう？　この問いに答えるには、遺伝学の領域へと分け入る必要があった。

一九八三年、名声と豊富な資金を有するハワード・ヒューズ医学研究所からの依頼によって、カンデルとシュウォーツ、およびコロンビア大学の神経科学者リチャード・アクセルは、コロンビアに拠点を置く分子認識研究グループのリーダーとなった。このグループはじきに、アメフラシの幼生からニューロンを取り出し、実験室でこれを組織培養して、シナプス前ニューロン、シナプス後ニューロン、およびニューロン間のシナプスを含む、基本的神経回路を作り出すことに成功する。インターニューロンの調整活動を真似て、科学者たちは培養組織にセロトニンを注入した。一度の学習経験にあたる一回のセロトニン注入は、予想どおり、グルタミン酸の放出を促した――それにより、短期記憶に特徴的なものである、シナプス結合の短期的強化が生じた。これとは対照的に、セロトニンを間隔を置いて五回注入すると、既存のシナプス結合は数日間にわたって強化され、新たなシナプス終末の形成もまた促された――長期記憶に特徴的な変化である。

セロトニンを繰り返し注入したことで、起こったことは以下のとおりだ。酵素キナーゼAが、別の酵素MAPとともに、細胞質から細胞核へと移動する。そこでキナーゼAはCREB1というタンパク質を活性化し、これによって、ニューロンが新しいシナプス終末を作るのに必要なタンパク質を、合成する遺伝子にスイッチが入る。同時に、MAPはCREB2という別のタンパク質を活性化することで、新しい終末の成長を抑制する遺伝子のスイッチを切る。細胞に「マーキング」を行なう複雑な化学的プロセスによって、最終的にシナプスの変化はニューロン表面の特定の部分に集中し、しかも長期にわたって持続することになる。化学的・遺伝子的な信号、およびそれらの大規模な変化を含む、この精密なプロセスを通じて、シナプスは記憶を何日間も、さらには何年間も保持することができるようになるのだ。「新たなシナプス終末の成長と維持が、記憶を持続させている」とカンデルは書く。[21] このプロセスはまた、脳の可塑性のおかげで、われわれの経験が絶えず行動とアイデンティティとを形成していることに関し、ある重要なことをも述べている——「長期記憶を形成するにはある遺伝子のスイッチを入れねばならないという事実は、遺伝子が行動の単なる決定子ではなく、学習などの環境刺激に反応するものでもあることを示しているのだ[22]」。

これは言っても差し支えないだろうが、アメフラシの精神生活《メンタル・ライフ》はとりたててエキサイティングなものではない。カンデルたちのグループが研究した記憶回路はシンプルなものだった。それには心理学者の言う「潜在〔implicit〕」記憶の貯蔵も含まれる。潜在記憶とは、反射的行動を実行したり、学習したスキルをリハーサルしたりすることで自動的に想起される、過去の経験の無意識的記憶のことだ。アメフラシが鰓を引っこめるときに呼び出しているのは潜在記憶である。人間はバスケットボールでドリブルしたり、自転車に乗ったりする際にこれを使う。カンデルの説明によれば、潜在記憶は「パフォーマンスを通じて直接想起されるもので、その想起はいかなる意識的努力も、あるいはそもそも、記憶に頼っているという自覚すらもなしに行なわれる[23]」。

われわれが記憶の話をする際、通常言及されているのは「顕在〔explicit〕」記憶だ——作動記憶へ意識的に呼び出すことのできる、人々や出来事、事実、考え、感情、印象などのことである。過去に関し、われわれが「思い出す」という言い方をするすべてのことが、顕在記憶には含まれる。カンデルは顕在記憶を「複合的記憶〔complex memory〕」と呼んでいるが、これには充分な理由がある。顕在記憶の長期貯蔵には、潜在記憶の貯蔵において展開される「シナプス固定化〔synaptic consolidation〕」の、化学的・分子的プロセスのすべてが関わっている。しかしその一方で、これには「システム固定化〔system consolidation〕」という第二の形態の固定化も必要とされる。この固定化には、脳の広範囲にわたる領域間の、協調的相互作用〔concerted interactions〕がともなう。システム固定化がどんな活動であるか、科学者たちはごく最近調査を始めたばかりであり、導き出されている結果の多くもいまだ暫定的なものである。とはいえ明らかであるのは、顕在記憶の固定化には、大脳皮質と海馬とのあいだの、長く複雑な「会話」がともなうということだ。

脳に大昔から存在する小さな器官である海馬は、大脳皮質の下、内側側頭葉の裏の奥深くに潜んでいる。これは方向感覚をつかさどる部位である――ロンドンのタクシー運転手たちは、街の道路のメンタル・マップをここに貯蔵している――だけでなく、顕在記憶の形成と管理においても重要な役割を果たしている。海馬が記憶貯蔵に関わっていることが発見されたのは、ヘンリー・モレゾンという不運な人物の経験によるところが大きい。一九二六年に生まれたモレゾンは、子どものとき頭部に重傷を負ったことがきっかけで、てんかんを患うようになった。成人になるころには、ひどい発作を繰り返して徐々に衰弱するようになる。苦痛の発生源は海馬にあるとされ、一九五三年に医師たちは、内側側頭葉の一部とともに、彼の海馬のほとんどを切除した。手術のおかげでモレゾンのてんかんは治ったが、記憶に対しては、きわめて不思議な影響が表われることになる。潜在記憶と、古い顕在記憶は無傷なままだった。子どものころの出来事は詳しく思い出すことができた。だが、もっと最近の顕在記憶――手術の前数年ほどの記憶――は消えてしまっていた。また、顕在記憶を新たに貯蔵することも、もうできなくなっていた。出来事は起こるやいなや、彼の精神からすべり落ちてしまうのだ。

イギリスの心理学者ブレンダ・ミルナーが詳細に報告しているモレゾンのこの経験は、新しく顕在記憶を固定化するのに海馬が不可欠であること、しかし、しばらくするとこれらの記憶の多くは、海馬から独立して存在するようになることを示唆していた。[*24] この五〇年のあいだに行なわれた膨大な数の実験が、この難問をいくらか解明している。経験の記憶は最初、大脳皮質のなかの経験を記録する部分——音の記憶に関わる聴覚野、見たものの記憶に関わる視覚野など——に貯蔵されるだけでなく、海馬にも貯蔵されるようだ。海馬はシナプスがきわめて急速に変化しうるので、新しい記憶の保管場所としては理想的なのである。それから数日経つうちに、何か謎めいた信号プロセスによって、記憶が大脳皮質内で定着するのを海馬は助け、短期記憶から長期記憶への変換を開始させる。最終的に、充分固定化した記憶は、海馬から消去されると思われる。大脳皮質がその唯一の保管場所となるわけだ。顕在記憶を海馬から大脳皮質へ完全に移送するのは、何年もかかる漸次的プロセスである。[*25] モレゾンの記憶の多くが、海馬とともに消え失せてしまったのはそのためだった。

海馬はオーケストラの指揮者のごとく、われわれの意識的記憶のシンフォニーを指揮しているかのようだ。特定の記憶を大脳皮質に定着させることに関わっているだけでなく、さまざまな——視覚的、空間的、聴覚的、触覚的、感情的な——同時に発生している記憶を結び合わせることにおいても、重要な役割を果たしていると考えられている。これらの記憶は脳の別々の場所に貯蔵されているが、一体化することで、ある出来事の想起を、単一のシームレスなものとして形成するのである。また、神経科学者たちの理論によれば、新しい記憶を古い記憶とリンクし、ニューロンの接続の豊かな網の目を形成することで、記憶に柔軟さと深みを与えることにも、海馬は寄与しているとのことだ。記憶間の結合の多くはおそらく、われわれが眠っているとき、つまり海馬が認知上の雑事のいくつかから解放されているときに、形成されるのではないかと考えられている。精神科医ダニエル・シーゲルは、著書『発達する精神〔The Developing Mind〕』のなかで次のように説明する。「夢というものは、その日の経験の諸側面、遠い過去の諸要素が、ランダムに組み合わされ、活性化されているもののように見えるけれども、実際は、精神が無数の顕在想起を、永続的で固定化された記憶の一体性ある表象へと固定化することにおいて、土台となる活動であるかもしれないのだ」。[*26] 研究によると、睡眠障害が起こった場合、記憶にも障害が出ることが明らかになっている。[*27]

顕在記憶、さらには潜在記憶についても、その活動についてはまだわかっていないことが多く、現在知られていることも、多くは将来の研究によって、改訂されたり修正されたりするだろう。だが一方、次のことを示す証拠が次々提示されつつある――それは、われわれの頭のなかにある記憶は、生まれつきのきわめて複雑なプロセスの産物なのであり、その生まれつきのプロセスは、われわれひとりひとりが暮らす独自の環境、われわれひとりひとりが通過する独自の経験パターンに合うよう、そのつど精巧に調整されているということだ。連続的で非決定的な有機的成長に重点を置いていた、かつての植物による記憶のメタファーは、驚くほど適切なものであったことがここで明らかとなる。それどころかこのメタファーは、データベースに蓄積され、コンピュータ・チップに処理される、正確に定義されたデジタル・データのビットと生物学的メモリーとを等しいものと見なす、現代のわれわれのファッショナブルなハイテク・メタファーよりも、適切なものであるように思えるのだ。人間の記憶の諸側面――どのように形成され、維持され、接続され、想起されるか——は、生物学的・化学的・電気的・遺伝子的な、高度に変わりやすい信号に制御されているため、ほとんど無限とも言えるグラデーションを成している。コンピュータのメモリーは、シンプルな二進法のビット——1と0——として存在していて、固定された回路によって処理されるのであり、この回路は開いているか閉じているかであって、その中間の状態はまったくない。

イスラエルのハイファ大学で、神経生物学と行動生物学の学科長を務めるコビ・ローゼンブラムは、エリック・カンデル同様、記憶の固定化に関して数多くの実験を行なっている。その研究から得られる注目すべき知見のひとつは、生物学的メモリーとコンピュータのメモリーがどのように違うかについてのものだ。彼は次のように言う。「人間の脳内で長期記憶が作られるプロセスは、コンピュータのような「人工脳」とはまったく異なる、信じがたいようなプロセスである。人工脳が情報を吸収するとただちにメモリーに保存するのに対し、人間の脳は受け取ったあとも情報を長いこと処理しつづけるのであり、メモリーの質は、その処理方法次第で決まるのだ[*28]」。生物学的メモリーは生きている。コンピュータのメモリーはそうではない。

記憶をウェブに「アウトソーシング」することを賞賛している人々は、メタファーに惑わされているのである。生物学的メモリーが持つ基本的に有機的な性質を、彼らは見落としている。リアルな記憶に豊かさと特徴を、および言うまでもなく、神秘性とはかなさをもたらしているのは、これが持つ偶然性だ。それは時のなかに存在し、身体が変わるとともに変化する。実際のところ、記憶を想起するという行為自体が、新たなシナプス終末を形成するタンパク質の製造をも含め、固定化の全プロセスを再始動することでもあるようなのだ。[29] 顕在的な長期記憶はいったん作動記憶へ引き戻されると、再び短期記憶になる。再度固定化されると、結合は新しく組みかえられている――コンテクストが新しくなるのだ。ジョゼフ・ルドゥーは説明する。「想起を行なっている脳は、記憶を形成したときの脳ではない。古い記憶が現在の脳のなかでも意味を持つようにするには、その記憶がアップデートされる必要がある」。[30] 生物学的メモリーは、つねに更新されている。対照的に、コンピュータに貯蔵されたメモリーは、明確でスタティックなビットのかたちを取っている。ビットは、ドライブからドライブへと好きなだけ移動させられる。そして、どれだけ移動してもまったく元のままであるだろう。

アイディアのアウトソーシングを支持している人々はまた、作動記憶と長期記憶とを混同してもいる。事実や考え、経験を、長期記憶に固定化しないとしても、他の機能を果たせるよう脳のスペースを「空けた」ことにはならない。容量に制約のある作動記憶とは違い、長期記憶は無限とも見える伸縮性でもって、拡張したり収縮したりする。それは脳が、シナプス終末を成長させたり削除したりして、継続的にシナプス結合の強度を調整できるからである。記憶を専門に研究し、ミズーリ大学で教鞭を執っているネルソン・カウワンは以下のように書いている。「コンピュータとは異なり、人間の通常の脳は、もはやこれ以上経験を記憶に託せないという地点に達することがない。脳は満タンにはならないのだ」。[31] トーケル・クリングベリは、「長期記憶に貯蔵できる情報の量は、実質的に無限である」と言う。[32] さらに、個人的記憶を形成するにつれ、われわれの精神はよりとぎすまされるのだということを示す証拠も挙げられている。臨床心理学者のシーラ・クロウウェルが『学習の神経生物学〔The Neurobiology of Learning〕』で述べているところによると、想起という行為自体が、アイディアやスキルが将来学習しやすくなるよう、脳を調整する行為であるかのようだという。[*33]

長期記憶を貯蔵しても、精神の力を抑えることにはならない。むしろ強化するのだ。メモリーが拡張されるにつれ、われわれの知性は拡大する。ウェブは、個人の記憶を補足するものとして便利かつ魅力的なものであるが、個人的記憶の代替物としてウェブを使い、脳内での固定化のプロセスを省いてしまったら、われわれは精神の持つ富を失う危険性がある。

一九七〇年代、学校が電卓の持参を生徒に許可すると、多くの親たちは反対した。機械に頼ることで、数学的概念を把握する力が弱まってしまうのではないかと懸念してのことだった。のちの研究が示すところによると、この恐れはおおむね根拠のないものであった。[*34]単純な計算作業に多くの時間を費やすことを強いられなくなって、生徒たちの多くは、こうした計算の背後にあった原理を、より深く理解できるようになったのだ。今日、オンライン・データベースに頼ることはよいことであり、解放をもたらすものでさえあるという主張をサポートするのに、電卓にまつわるこの話がしばしば引き合いに出されている。この主張によれば、記憶という作業からわれわれを自由にすることで、ウェブは、クリエイティヴな思考にわれわれがもっと時間を割けるようにしてくれるのだということになる。だがこの類比は破綻している。電卓は、作動記憶にかかる圧力をなくしてくれるものであったから、われわれは短期記憶の貯蔵場所を、もっと抽象的な思考に活用することができた。生徒たちの数学学習での経験が示しているとおり、電卓は、脳が思考を作動記憶から長期記憶へと移すことを、そしてその思考を、知の形成にとって重要なものである概念スキーマへと符号化することを容易にする。だがウェブの効果はまったく違う。これはわれわれの高度な論理的思考能力のリソースを奪うだけでなく、長期記憶の固定化を、およびスキーマの発達をさまたげることで、作動記憶にいっそう多くの圧力をかけるのだ。強力だが、高度に特化した道具である電卓は、記憶を助けるものだった。他方ウェブは、忘却のテクノロジーである。

われわれが何を記憶し、何を忘れるかを、決定しているものは何だろうか？ 記憶の固定化の鍵となるのは注意力である。顕在記憶の貯蔵、および、同じくらい重要なこととして、それらのあいだに接続を作ることには、強力な精神的集中が必要である。この集中は反復によって、あるいは、強度の知的ないし感情的献身によって増幅される。注意力がシャープであるほど、記憶もシャープになる。カンデルは以下のように書いている。「記憶を持続させるには、入ってくる情報を徹底的に、そして深く処理せねばならない。このことは、情報に注意を払い、すでに記憶のなかに確立している知とこの情報とを、体系的かつ意味あるかたちで結び合わせることによって達成される」[35]。作動記憶のなかにある情報に注意を払うことができなければ、それを保持するニューロンが電荷を維持しているあいだ――せいぜい数秒間――しか、この情報はとどまっていないだろう。去ってしまったあと、精神に痕跡はほとんど残らない。

注意力というのは、うつろいやすいもの――発達心理学者のブルース・マッカンドリスの言葉によれば、「頭のなかの亡霊」[36]――のように見えるが、これは純粋に物理的状態なのであって、脳内一帯に物質的な効果をもたらしている。マウスを使った近年の実験によると、考えや経験に注意を払う行為は、脳全体を行き交うような広範囲の連鎖反応を引き起こすのだ。意識的注意は大脳皮質の前頭葉で開始され、精神の集中に対し、トップダウン方式のコントロールが課される。注意が確立されると、大脳皮質内のニューロンは中脳のニューロンに信号を送り、そこで強力な神経伝達物質であるドーパミンが作られる。これらのニューロンの軸索は、はるばる海馬にまで届いて、神経伝達物質分配の水路となる。ドーパミンは海馬のシナプスへと注ぎこまれると、おそらくは新しいタンパク質の合成を促進する遺伝子を活性化することによって、顕在記憶の固定化を始動させる。*37

オンラインで毎回われわれが受け取る大量の競合し合うメッセージは、作動記憶に負担をかけるだけではない。前頭葉がひとつのことに集中することを、きわめて困難にもするのだ。記憶を固定化するプロセスは、開始すらされない。それに、またしても神経回路の可塑性のおかげで、ウェブを使えば使うほど、われわれは脳を注意散漫の状態にしていくのだ——きわめて高速かつ効率的に情報を処理してはいるけれど、何ら注意力を維持していない状態に。コンピュータから離れているときでさえ、集中するのが難しくなったという人が増えている理由は、このことによって説明できるだろう。われわれの脳は忘却が得意になり、記憶が不得意になっている。実際のところ、われわれがウェブの情報にどんどん頼るようになっているのは、自己継続的で自己増幅的なループに陥った結果であるのかもしれない。ウェブを使えば使うほど、情報を生物学的メモリーにロックしておくのは難しくなる。するとわれわれは、大容量で検索の容易なネットの人工的メモリーに、ますます頼らざるをえなくなる。それによってわれわれが、浅い思考者になるのだとしても。

脳内の変化は、われわれの意識が及ぶ狭い領域の外部で自動的に生じるものであるが、だからといってわれわれが、自分たちの選択の責任から放免されるわけではない。人間と他の動物とを分けていることのひとつに、われわれが自分の注意力を制御できるという点がある。作家デイヴィッド・フォスター・ウォレスは二〇〇五年、ケニョン大学卒業式のスピーチで、次のように述べている。「「どのように考えるかを学ぶ」という言葉が真に意味していることは、どのように考え、何を考えるかを、どのようにコントロールするか学ぶことです。それは、何に注意を払うか選び、経験から意味をどう構築するかを選ぶことを、意識的かつ自覚的に行なうことです」。このコントロールを放棄すれば、「何か無限のものを持っていた、そしてそれを失ったという苦痛に満ちた感覚に、絶えず」さいなまれることになる。[*38] 精神的に問題を抱えていた――このスピーチの二年半後、首吊り自殺することになる――ウォレスは、われわれが注意の対象をいかに選択するか、あるいは選択しないかという事柄が持つ重要性を、とりわけ急き立てられるような思いをもって理解していた。われわれは自分の注意力に対するコントロール能力を譲ることで、みずからを危険にさらしているのである。細胞レヴェル、分子レヴェルでの人間の脳の働きに関し、神経科学者たちが行なってきた発見はすべて、この点を強調しているのだ。

書くことのもたらす効果について、ソクラテスの考えは誤っていたかもしれないが、記憶という宝を当然視してはならないという彼の警告は賢明なものであった。精神に「忘れっぽさを植えつけ」、「記憶の秘訣ではなく、想起させるもの」となる道具を彼が予言したことは、ウェブの到来によって新たな通貨価値を得ている。この予言は早すぎただけなのであって、間違ってはいなかったと言えるかもしれない。ユニヴァーサル・メディアたるインターネットに没頭する際、われわれが犠牲にしているもののなかでも最大のものは、精神のなかで作られる接続の富であるだろう。ウェブ自体が接続のネットワークであるのは確かだが、オンライン・データのビットを結びつけるハイパーリンクは、われわれの脳内のシナプスとはまったく異なるものだ。ウェブのリンクは単なるアドレスであり、情報のある別のページをブラウザがロードするよう命じるソフトウェア・タグにすぎない。シナプスが持つ有機的な豊かさも繊細さも、ここにはまったくない。アリ・シュルマンによれば、脳内の接続は「あるメモリーへのアクセスを提供するというだけではない。さまざまな意味で、メモリーを構築しているのです」[*39]。ウェブの接続はわれわれの接続ではない――そして、どれだけの時間を費やして検索やネット・サーフィンを行なおうとも、それらがわれわれの接続になることはないだろう。記憶を機械にアウトソーシングすれば、われわれはみずからの知性、さらにはみずからのアイデンティティの重要な部分までをも、アウトソーシングすることになるのだ。ウィリアム・ジェイムズは記憶に関する一八九二年の講演を、「接続こそが思考である」という言葉で締めくくっている。これには次の言葉を付け足すことができるだろう。「接続こそが自己である」。

「ぼくは未来の歴史を描く」。『草の葉』の冒頭部分において、ウォルト・ホイットマンはこう書いた。ある人の育った文化が、その人の記憶の内容および特徴に影響することは、ずいぶん前から知られている。たとえば、合衆国のように個人の達成を賞賛する社会に生まれた人は、韓国のように共同体による達成を強調する社会で育った人よりも、幼いころの記憶を多く有する傾向にある[*40]。心理学者や人類学者は現在、ホイットマンが直感したとおり、影響が双方向性であることを発見しつつある。個人の記憶は、文化を支える「集合的記憶」を形成し、維持するのだ。個人の精神に貯えられたもの――出来事、事実、概念、スキル――は、自己を構築する「独自の人間性の表象」以上のものであると、人類学者パスカル・ボイヤーは書いている。これはまた「文化的伝達の要」でもあるのだ[*41]。われわれひとりひとりが、未来の歴史を伝え、描いている。文化はわれわれのシナプス内部で維持される。

　外部のデータバンクに記憶を預けることは、自己の深みと特殊性を脅かすだけではない。われわれの共有する文化の深みと特殊性をも脅かすのだ。劇作家リチャード・フォアマンは、近年発表したエッセイで、何が問題であるかを雄弁に語っている。「わたしは西洋文化の出身だが、この文化において理想（わたしの理想）とされるのは、「大聖堂のように」複雑で濃密な構造を持った、きわめて明晰で教養のあるパーソナリティである――すなわち、西洋の全相続遺産を、個人的に独自のかたちで構築したものを、内面に有している男女である」。だがいま、と彼は続けて言う。「われわれ全員（わたしも含めて）は、複雑な内的濃密さを、新種の自己と置き換えているようだ――その自己は、情報過多による圧力と、「すぐさま使用可能」なテクノロジーの下で、生まれ出てきたものである」。そしてフォアマンはこう結論する。「「濃密な文化遺産という内なるレパートリー」を吐き出してしまえば、われわれは「パンケーキ人間になる恐れがある――ボタンひとつでアクセスできる、広大な情報ネットワークに接続することで、薄べったく広がった人間になってしまうのだ」[*42]。

　文化とは、グーグルの言う「世界中の情報」の単なる総和ではない。二進法のコードに還元しうる以上のもの、ネットにアップロードできる以上のものなのだ。文化が生命力を保つためには、各世代の構成員の精神のなかで更新されていく必要がある。記憶をアウトソーシングすれば、文化は衰退してしまう。

脱線──この本を書くことについて

みなさんの考えていることはわかっている。この本の存在そのものが、本のテーマと矛盾しているのではないか。集中するのがそんなに困難で、ひとつのことを考えていられないのなら、少なくともまあまあ筋のとおった文章で数百ページもの本を書くことが、いったい全体どうしてできたというのか？

簡単ではなかった。本書を書きはじめた二〇〇七年末ごろ、わたしはこの作業になかなか集中できないでいた。ネットはいつもどおり、役に立つ情報やリサーチ・ツールを大量に提供してくれていたが、しょっちゅう邪魔をするため、考えも言葉も散り散りになってしまう。そのころわたしはブログでやっているように、短い文章を断続的に書いていた。大きな変化が必要なのは明らかだった。翌年夏、わたしは妻とともに、きわめて接続状況の快適なボストン郊外から、コロラドの山中へと引っ越した。新居では携帯電話が通じず、インターネット接続も比較的のろまなＤＳＬ〔デジタル加入者線、ＡＤＳＬなど〕だった。わたしはツイッターのアカウントをキャンセルし、フェイスブックを休止し、ブログに埃をかぶらせた。ＲＳＳリーダーをシャットダウンし、スカイプもインスタント・メッセージもほとんどやらなくなった。いちばん重要なことに、Ｅメール・アプリケーションの速度を落とした。毎分メッセージをチェックする設定にしてあったのを一時間おきにし、それでも注意力が散漫になる場合には、一日のほとんどの時間、プログラムを閉じておくようにした。

オンライン生活の撤廃は、苦痛ではないどころではなかった。何か月ものあいだわたしのシナプスは、ネット状況を欲して吠え立てた。自分でも気づかないうちに、「新しいメールをチェックする」のボタンをクリックしようとしていることもあった。一日中ウェブ祭りをすることもあった。だが、じきに渇きはおさまり、何時間も続けてタイプしたり、濃密な学術論文を、気持ちそぞろになることなく読みとおしたりできるようになった。使われていなかった古い神経回路がよみがえり、ウェブが新たに配線した神経回路が活動をやめたかのようだった。全般的に気持ちが穏やかになり、自分の思考をよりよくコントロールできるようになってきた――レバーを押している実験室のラットではなく、そう、人間らしくなったのだ。脳が再び息を吹き返した。

わたしのケースは典型的なものではないと思う。誰にも雇用されておらず、いくぶん孤独を好む性格でもあるから、接続しないでいるという選択肢があるのだ。今日、ほとんどの人々はそうではない。仕事にとっても社会生活にとってもネットが不可欠なものであるため、ネットワークから逃げたくともそうすることはできない。若手作家のベンジャミン・クンケルは、最近発表したエッセイのなかで、起きているあいだの時間をますますネットに支配されていることについて、考察をめぐらせている。「その支持者たちが正しくも思い起こさせてくれるとおり、インターネットは多様性と便利さを生み出している。何も強制したりはしない。少なくとも、そんなふうにネットは思っていない。ぼくたちはといえば、オンラインでの行動を、自分たちが自由に選択してきたとは感じていない。どうしようもないから、あるいは歴史に強制されたから、この行動を選んだのだと思っている。そして、自分たちが意図するところへ、あるいは好きなところへ、関心を向けられていないとぼくたちは感じている」*01。

　実際の問題は、人々がなお時々、本を読んだり書いたりできるかということではない。もちろんできるのだ。新しい知的テクノロジーを使いはじめるとき、われわれはすぐさま精神モードを転換するわけではない。脳は二進法ではないのだから。知的テクノロジーはわれわれの思考の力点をシフトすることで、影響力を行使する。テクノロジーの最初期のユーザーであっても、自分たちの注意・認知・記憶パターンが、脳が新メディアに適応するにつれ、変化していることに気がつくことがある。けれども最も深刻な変化は、何世代にもわたるもっとゆっくりとしたペースで、テクノロジーが労働・余暇・教育に根づくにつれて展開される——その変化は社会と文化を規定する、すべての規範、すべての習慣において生じるものだ。われわれが「読む」方法は、どう変わりつつあるのだろうか？　「書く」方法はどうだろうか？　「考える」方法は？　これらの問いは、われわれ自身に対してだけでなく、われわれの子どもたちに対しても問わねばならない問いである。

　わたしはといえば、すでに逆戻りしかかっている。この本の執筆の終わりが見えはじめたところで、Eメールのアプリケーションを常時起動させておくようになり、RSSフィードもまた使うようになってしまった。いくつかのＳＮＳに新しく加入してうろつき回ったり、ブログに新しいエントリーを投稿したりもしはじめている。最近ブルーレイ・レコーダーが壊れてしまったので、Wi-Fi接続がビルトインされている奴に買い換えたところだ。そのおかげでパンドラ〔インターネット・ラジオ局〕がストリーミング放送する音楽を、ネットフリックスからの映画を、YouTubeのビデオを、うちのテレビやステレオで楽しむことができている。白状せねばなるまい、これはクールだ。これなしで生きていけるかどうか、正直自信がない。

第10章　わたしに似た物

以下はコンピュータ科学の歴史によくある奇妙なエピソードのひとつにすぎないが、しかし同時に、非常に意味ありげなエピソードでもある。一九六四年から六五年にかけての数か月間、MITの四一歳のコンピュータ科学者、ジョゼフ・ワイゼンバウムは、大学の新しいタイム・シェアリング・システムで試そうと、書き言葉の文法的切り分けを行なうソフトウェア・アプリケーションを作成した。学生がこのシステムの端末に向かって文を入力すると、ワイゼンバウムのプログラムは英文法のシンプルなルールにのっとって、文中の重要な単語やフレーズを特定し、それが使われている統語的コンテクストを分析する。それからこのプログラムは、別のルールに従ってこの文を、それに対する応答のように見える別の文へと書き換える。コンピュータが作るこの文は、その学生の端末にほとんど即座に表示され、あたかも会話をしているかのような錯覚を与える。

このプログラムを紹介した一九六六年一月の論文で、ワイゼンバウムは、実際の動作例を挙げている。「I am very unhappy these days.〔このごろついてないんです〕」という文をタイプされた場合、コンピュータはただ「I am」というフレーズが、通常、話し手の現状や精神状態を表わすフレーズの前につくということだけわかっていればよい。そこでコンピュータはこの文を、「How long have you been very unhappy these days?〔このごろって、いつからついてないんですか?〕」という応答へと仕立て直すことができる。このプログラムは、ワイゼンバウムの説明によれば、まず「オリジナルの文に、ある種のテンプレートを適用することで」機能する。そのテンプレートは「「I am」の二語にマッチする部分と、「very unhappy these days」を切り離した部分から成り立っている」。続いてこのプログラムは、そのテンプレートに合った「類似性キット」というアルゴリズムを使った。このアルゴリズムには、「「I am BLAH〔わたしはナントカです〕」という形式を取る文」はすべて、「「BLAH〔ナントカ〕」の部分の意味とは関係なしに、「How long have you been BLAH〔いつからナントカなんですか〕」という文に変えねばならない」と規定するルールが含まれていた」。*01

ワイゼンバウムのアプリケーションは時代の産物だった。一九五〇・六〇年代、コンピュータやソフトウェア・プログラム、人工知能に対する熱狂は、人間の脳はある種のコンピュータであるという考えだけでなく、人間の言語とは、そのコンピュータの内部で作動するアルゴリズムのアウトプットであるという感覚をも生み出していた。デイヴィッド・ゴランビアは『コンピューティングの文化論理〔The Cultural Logic of Computation〕』で次のように説明する。ワイゼンバウムのMITでの同僚、ノーム・チョムスキーの率いる「コンピュータ言語学者」という新たな集団が、人々が話したり書いたりしている「自然言語〔nationaln language〕」は、「人間の精神の内部にあり、あらゆる言語的オペレーションをこなしているコンピュータの動作」を反映しているという説を立てた。*02 一九五八年、『情報とコントロール〔Information and Control〕』誌に発表した論文で、「文法の説明方法としてありうるもののひとつは、ユニヴァーサルなチューリング・マシンのプログラムとして説明するというものだ」とチョムスキーは書いている。*03 コンピュータ主義理論がなぜ説得力を持ったかといえば、これが「テクノロジー的新しさから遠く及んでくるほのかな光」をまとっていたからだとゴランビアは言う。それは「機械が持つ明晰さ」を提示し、言語の有する人間的な「散らかり具合」を、「内なるクリーンなコンピュータ」に置き換えたのだ。*04 人間の話し方を逆方向から構築すれば、言語の背後に潜むコードを発見でき、それをソフトウェアとして複製できる。

ワイゼンバウムはこのプログラムを、ジョージ・バーナード・ショーの『ピグマリオン』に登場するコックニーの花売り娘、イライザ・ドゥーリトルにちなみ、「ELIZA〔イライザ〕」と名づけた。イライザ・ドゥーリトルは、横柄な音声学教授ヘンリー・ヒギンズの指導の下、正しい英語を話せるようになっていく。シミュレートされた会話を少しでも面白くしようと、ワイゼンバウムはこの人工対話者にペルソナを与えた――クライアント中心主義を採るサイコセラピストのペルソナを。のちに彼が論文で説明しているところによれば、この選択は実際的なものだった。一九四〇年代に心理学者カール・ロジャーズが開発したテクニックを使う、この流派のサイコセラピストは、患者と会話する際、世界に関する知識をまったく持っていないかのように装う。ほとんどの場合彼らは、陳腐でオープンエンドな質問やコメントのかたちに変えて、患者の発言をオウム返しにする。その無知がポーズにすぎないことを知っているので、患者は「あらゆる種類の背景となる知、洞察、理論的思考能力」を、セラピストの属性として自由に想定できる。ワイゼンバウムの認識によると、ELIZAにとってこのセラピスト的ペルソナは、「心理的に決定的な有用性」を持つものだった。これによって、プログラムの作る言葉の空虚さが、何らかの真の知性を隠しているかのように思われることになるのだ。

プログラムの初期のテスターとなった若い女性と、ELIZAとのあいだに交わされたやり取りの一部を、ワイゼンバウムは紹介している（機械側のレスポンスは太字になっている）。

男はみんな同じです。

どんなふうにですか？

いつも何かでわたしたちをいらいらさせます。

特定の例を挙げられますか？

そうですね、わたしがここへ来たのは彼氏のせいなのです。

あなたがここへ来たのは彼氏のせいなのですね。

わたしがいつもふさぎこんでいると彼は言うのです。

ふさぎこんでいるのはつらいでしょうね。

そのとおりです。わたしは不幸せです。

ここへ来たことで、不幸せではなくなると思いますか？

わたしは助けが必要です。それは確かだと思えます。

助けが得られたら、あなたはどうなるでしょうね？

たぶん、母とうまくやっていけるようになるでしょう。

あなたの家族のことをもっと話してください。

母はわたしを気にかけています。

ほかに家族の誰があなたを気にかけていますか?

父です。

お父さんですね。

あなたはわたしの父に少し似ています。

どんなところが似ていると思いますか?

あなたはあまり押しが強くないけれど、それをわたしに気づかれたくないと思っています。

わたしが押しが強くないと、どうして思ったのですか?

あなたはわたしと言い争いをしません。

わたしがあなたと言い争いをしないと、なぜ思うのですか?

あなたはわたしを恐れています。

わたしがあなたを恐れていると考えると、うれしい気持ちになりますか?

わたしの父は誰のことをも恐れているんです。[*05]

ワイゼンバウムは自分の作ったこのプログラムを、自然言語処理という黎明期にある分野に対する、ごくつつましい、それどころかいくぶんばかばかしい貢献でしかないと思っていたが、ともかくこのプログラムについてのコメントのなかで彼は、「驚くべき動作をする、それもしばしば、非常に経験ある観察者をも幻惑してしまうような動作をする」マシンを、コンピュータ・プログラマーはきわめて容易に作ることができると述べている。だが続けて彼は言う。そのプログラムの「内部の活動が、充分理解できるぐらい平易な言語で説明されてしまう」やいなや、「その魔法は崩れ去り、プログラムはきわめてわかりやすい命令群の集積でしかなくなってしまう。観察者は「そのプログラムならわたしにも書ける」とつぶやくだろう」。プログラムは「「知性」と書いたラベルの貼られた棚から、珍品用の棚へと」移されることになる。*06

だがワイゼンバウムは、ヘンリー・ヒギンズ同様、じきにうとましい思いをするようになる。ELIZAはMITのキャンパスで注目され、コンピュータやタイム・シェアリングに関する講義や発表の中心的話題となった。これは、コンピュータのパワーとスピードを一般人にもわかりやすいかたちで示した、最初のソフトウェア・プログラムのひとつだった。ELIZAと話すには数学の知識も、ましてやコンピュータ科学の知識も必要ない。プログラムのコピーが他の学校でも出回った。やがてマスコミにも注目されたELIZAは、のちのワイゼンバウムの言葉を借りれば「国民的おもちゃ」になる。*07 大衆が興味を持ってくれたことに驚く一方で、彼はまた、このソフトウェアを使う人々が、あっという間に「コンピュータと感情的に」深く「関わるように」なって、まるで実際の人間に対するかのように話しかけるようになったことにショックを受けた。人々は「しばらく会話を交わすと、わたしの説明にもかかわらず、機械がほんとうに自分を理解してくれたと主張するのだった」。*08 彼がELIZAのコードを書いているところを見ており、「これがただのコンピュータにすぎないとわかっているはずの」秘書でさえ、この陥穽にはまってしまう。ワイゼンバウムの研究室の端末で、彼女はこのソフトウェアを数分間使ったあと、部屋を出て行ってくれるよう彼に頼んだ。会話が内密なものとなり、恥ずかしくなったからだった。「相対的にシンプルなものであるコンピュータ・プログラムと、きわめて短時間接しただけで、ごく普通の人々が思い違いに至ってしまうことがある。そのことをわたしはわかっていなかった」とワイゼンバウムは言う。[*09]

事態はさらに奇妙なものになろうとしていた。このプログラムは病を抱えた人や混乱している人を治療するにあたり、実際に貴重な役割を果たすだろうと、著名な精神科医や科学者たちが、かなりの熱意をもって主張しはじめたのである。『神経病・精神病ジャーナル〔Journal of Nervous and Mental Disease〕』掲載の論文で、有力な精神科医三人は次のように書いている。ＥＬＩＺＡは、少し手を入れれば「セラピスト不足に悩んでいる精神病院や精神病センターに、広く使用されうるセラピー用ツール」になるだろう。「現代の、および未来のコンピュータの、タイム・シェアリング能力」のおかげで、「一時間に何百という数の患者が、この目的のために作られたコンピュータ・システムによって治療されることになるだろう」。著名な宇宙物理学者カール・セーガンもまた、『ナチュラル・ヒストリー』誌で、ＥＬＩＺＡの可能性に対する同様の興奮を書き表わしている。「大きなテレフォン・ブースをいくつもつないだようなかたちの、セラピー用コンピュータ端末のネットワークが設けられ、注意深くて実力のある、ほぼ非指示的なサイコセラピストと、一セッション数ドルで話すことができる」未来を、彼は予想した。[*10]

論文「計算機械と知能」でアラン・チューリングは、「機械は思考できるか」という問題と取り組んでいる。コンピュータに知能があると言えるかどうか判断するため、彼は単純な実験を提唱した。彼自身が「イミテーション・ゲーム」と呼んだこれは、じきに「チューリング・テスト」として知られるようになる。このテストではまず、「質問者」となる人物が、コンピュータ端末のある部屋にひとりで座り、コンピュータに向かってタイプするかたちで二人の人物と対話を行なう。そのひとりは本物の人間だが、もうひとりは人間になりすましたコンピュータである。質問者が、コンピュータと本物の人間とを区別できなければ、そのコンピュータには知性があると見なされうるとチューリングは言う。言葉によってもっともらしい自己を作り出せれば、真の思考機械だというわけだ。

ＥＬＩＺＡとの会話は、チューリング・テストの変種のようなものだった。だがワイゼンバウムも驚いていたとおり、このプログラムと「話した」人々は、ＥＬＩＺＡのアイデンティティを合理的かつ客観的に判断することに、ほとんど興味を持たなかったのである。彼らはＥＬＩＺＡを、思考機械だと思いたがった。人間的特質を、ＥＬＩＺＡに吹きこみたがった――ＥＬＩＺＡは、シンプルでむしろあからさまですらある指示に従っているだけの、コンピュータ・プログラムにすぎないとよくわかっているときでさえ。するとチューリング・テストは、機械の思考についてのテストというだけでなく、人間の思考についてのテストでもあったことになる。『神経病・精神病ジャーナル』の論文で、三人の精神科医が示唆していたのは、ＥＬＩＺＡが本物のセラピストの代わりになるということだけではない。遠まわしにではあったが、彼らはまた、サイコセラピストは本質的にコンピュータのようなものだとさえ主張していたのである。「人間のセラピストは、短期的および長期的ゴールと密接に結びついた決定ルールを持つ、情報処理機および決定機械だと見なしうる」*11。不器用にではあれ、人間をシミュレートするＥＬＩＺＡは、われわれもまたコンピュータのシミュレーションなのだと考えるよう人間に促す。

ＥＬＩＺＡへの反応にワイゼンバウムは意気消沈した。以前は一度も問うたことがないのに、以後何年にもわたって彼を悩ませることになる問いが、彼の頭に植えつけられる。その問いとはこれだ。「人間を機械として見るという考え方が新たな説得力を持ちえたのは、コンピュータの何によるものなのか」[12]。ELIZAの登場から一〇年後の一九七六年、著書『コンピュータ・パワー――人工知能と人間の理性』〔サイマル出版会〕のなかで、その答えが提示される。彼の主張によれば、コンピュータの効果を理解するには、この機械を人類の過去の知的テクノロジーの文脈のなかで、すなわち、地図や時計のように、自然を変化させ、「人類による現実認識」を変えてきた、道具たちの長い連なりのなかで見なければならない。こうした知的テクノロジーは、「人類が自分の世界を築く際の、まさに原料」の一部となる。それはいったん採用されてしまえば、決して放棄されることがない。少なくとも放棄されるとなれば、社会は「大混乱、またはまったくのカオス」に突入することになるだろう。知的テクノロジーは「いかなる構造体においても、その構造に徹底的に組みこまれ、さまざまな重要下部構造に巻きこまれるやいなや、そこで欠くことのできない構成要素となる。もしこれを外そうとすれば、構造全体は必ず致命的に損なわれることになる」。

ほとんど「トートロジー」であるこの事実は、デジタル・コンピュータが第二次世界大戦末期に開発されて以来、この機械に対するわれわれの依存が、着実に、かつ容赦ないほどのペースで進んできたことの、説明の助けとなってくれるものだ。「戦後のころの近代社会にとって、コンピュータは生存の必要条件ではなかった」とワイゼンバウムは言う。「アメリカの政治、ビジネス、産業における「進歩的」部分が、こぞって熱狂的かつ無批判的に受け入れたことで、これは社会の生存に不可欠なリソースとなったのである。その社会の形成にあたっては、まさにコンピュータそのものが重要な役割を果たしていた」。コンピュータの役割が、政治的・産業的プロセスの自動化以外にまで拡張されるだろうことを、タイム・シェアリング・ネットワークでの経験から彼はわかっていた。コンピュータは、人々の日常生活を規定する活動を――学習、思考、社交を――媒介するようになるだろう。知的テクノロジーの歴史はわれわれに、次のようなことを教えていると彼は警告する。「人間の複雑な活動にコンピュータを導入すれば、不可逆的なコミットメントが生じるかもしれない」。われわれの知的・社会的生活は、工業におけるルーティンがそうであるように、コンピュータによって課された形式そのものを反映するようになるのだ。*13

われわれを最も人間的にしているものは、われわれの最も計算不可能な部分だとワイゼンバウムは信じるに至った――その部分とは、精神と身体とのつながり、記憶や思考を形成する経験、感情や共感の能力である。われわれがコンピュータといっそう親密に関わるようになる際に――われわれが人生の多くを、スクリーン上で点滅する身体を持たないシンボルを通じて経験するようになる際に――直面する大きな危険は、人間性を失ってしまうこと、われわれと機械とを区別している特性そのものが犠牲にされることだ。この運命を回避する唯一の方法は、われわれの精神活動と知的追求における最も人間的な部分、とりわけ「知を必要とする作業」を、コンピュータにゆだねまいとする自覚と勇気を持つことだとワイゼンバウムは述べる。*14

ワイゼンバウムのこの著書は、コンピュータとソフトウェアの働きに関する博学な読み物であることに加え、彼の切実な訴えでもあった。自身の職業の限界についての、コンピュータ・プログラマーの情熱的な、および同時に自己正当化的な考察だったのである。この本は、同業者たちからよく思われることを目的としていなかった。刊行後、ワイゼンバウムは指導的なコンピュータ科学者たちから、とりわけ人工知能開発を目指している者たちから、異端者として嫌われることになる。ダートマスで行なわれた初のＡＩカンファレンスのオーガナイザーのひとりであったジョン・マッカーシーは、多くのテクノロジー従事者を代弁し、書評で『コンピュータ・パワー』を「不合理な本」だと退けて、非科学的な「道徳的教化」を行なったという理由でワイゼンバウムを批判した。[*15] データ処理分野の外部では、この本は一瞬話題になっただけで終わった。これが刊行されたのは、ちょうど最初のパーソナル・コンピュータが、趣味で作っている人間の作業台から、大量生産現場への跳躍を遂げようとしている時期だった。やがてコンピュータは、国内のほとんどすべてのオフィス、家庭、学校に入りこむことになる。大衆はまさに購入に走ろうとしていたところだったのであり、背教者の疑念を面白がる気分ではなかったのだ。

大工がハンマーを手にすると、大工の脳にとって、ハンマーは手の一部になる。兵士が双眼鏡を顔の前に持ってくると、兵士の脳は新たな目をとおしてものを見、まったく異なる視界に即座に適応する。サルにペンチを使わせる実験は、霊長類の可塑的な脳が、道具をたやすく感覚マップに取りこむこと、その結果、人工的なものを自然なものに感じるようになることを明らかにしていた。人間の脳においてこの能力は、人間に最も近い霊長類に見られたこの例よりも、さらに先へと進んでいる。あらゆる種類の道具と同一化できる能力は、種としてのわれわれを特徴づける性質のひとつである。すぐれた認知スキルとこの能力とが結びつくことにより、われわれは新しいテクノロジーを器用に操ることができるのだ。これはまた、新しいテクノロジーの発明をわれわれが得意とする理由でもある。人間の脳は、新しいデヴァイスの構造、およびそれを使うことによる恩恵を、そのデヴァイスが存在してもいないうちから思い描くことができる。内的なものと外的なものとの区別、身体と道具との区別を曖昧にする精神能力を、われわれが途方もなく進化させたことは、オレゴン大学の神経科学者スコット・フレイの言葉によれば、「疑いなく、テクノロジーの発展における必須段階」であった。[*16]

われわれが道具とのあいだに結ぶ強い絆は、二つの方向に働く。テクノロジーがわれわれの延長になるにつれ、われわれもテクノロジーの延長になる。ハンマーを手にした大工は、自分の手を、ハンマーを使うようにしか使うことができない。その手は、釘を打ったり抜いたりするための道具になるのだ。双眼鏡を顔の前に持ってきた兵士は、そのレンズが見せてくれるものしか見ることができない。遠くは見えるようになるが、近くのものは見えなくなるのだ。ニーチェのタイプライター経験は、テクノロジーがわれわれに与える影響を説明する、とりわけよい例となっている。この哲学者は、ライティングボールが「わたしのよう」だと思うようになっただけでなく、自分がこれに似た物になりつつあること、タイプライターが自分の思考を形成しつつあることにも気づいていた。T・S・エリオットもまた、詩の執筆を手書きからタイプへと切り替えたとき、同様の経験をした。一九一六年、コンラッド・エイケンに宛てた手紙のなかで、彼は次のように書いている。「タイプライターで詩作するようになってから、かつて好んで書いていた長いセンテンスを、ぼくは捨て去ってしまったようだ。現代のフランス語の散文のような、短いスタッカートの文になっている。タイプライターは明快さを生み出してくれるが、それが繊細さにつながるかどうかはぼくにはわからない」。[*17]

あらゆる道具は、可能性を開くとともに、限界をも課すものだ。使えば使うほど、われわれはその道具の形式と機能に合わせて自分を仕立て直していくことになる。長時間ワープロで作業するようになってから、走り書きでない字体で書いたり編集したりすることを、わたしができなくなってきたことの理由もこれで説明できる。のちにわかったことだが、わたしのこの経験は珍しいものではなかった。「コンピュータでものを書く人は、手書きでものを書かねばならなくなったとき、戸惑うことが多い」とノーマン・ドイジは報告している。キーを叩くと、スクリーンに魔法のごとく文字が現われるのに慣れるにつれ、「思考を筆記体の文字へと翻訳する」能力が衰えてしまうのだ。[*18] 子どもたちが幼いころからキーボードとキーパッドを使い、書写の授業を学校がやめてしまっている現代、筆記体で書く能力がわれわれの文化から完全に消え失せつつあることを示す証拠は山のようにある。それは失われた技法になりつつあるのだ。イエズス会神父でメディア学者のジョン・カルキンは、一九六七年、次のように述べた。「われわれは道具を作る。そしてそののち、道具がわれわれを作る」。[*19]

テクノロジーがわれわれを強めると同時に弱めてもいるそのあり方を、知性におけるカルキンの師匠、マーシャル・マクルーハンが解明している。言及される機会は少ないものの、彼の最も洞察に満ちた著作のひとつである『メディア論』には、どの部分であれ、道具によって「増幅」されたわれわれの身体部分は、最終的にはその道具によって「鈍く」されるのだとの記述がある。[*20] みずからの身体のどこかの部分を人工的に拡張すると、われわれは同時に、その増幅された部分、およびそのもともとの機能から離れることになる。力織機が発明されたとき、織工たちは手で織っていたときよりもはるかに多くの布を一日に製造できるようになったが、手の器用さをいくらか犠牲にしてしまった。織物の「感触」を失ったことについては言うまでもない。マクルーハンの言葉を借りれば、彼らの指は鈍くなったのである。農民もまた、機械の鋤や砕土機を使いはじめたとき、土を感じる機会をいくらか失ってしまった。

工業化された今日の農業労働者は、巨大なトラクターのてっぺんにある空調の効いたケージに座っていて、土に触れることはほとんどない――鍬を使っていた先人たちが一か月かかっても耕せないほどの土地を、彼は一日で耕してしまうのだけれど。車を運転するようになって、われわれは徒歩で行けるよりもはるかに長い距離を移動できるようになったが、歩行者が土地に対して感じる親密なつながりは失われてしまった。

マクルーハン自身も認めるとおり、テクノロジーの鈍感化効果を考察したのは彼が最初ではない。それは古代からある考えだ。これを最も雄弁かつ不吉なかたちで表現したのは、おそらく旧約聖書の詩篇作者であるだろう。

彼らの偶像は金銀の、
人の手になるものたちである。
口はあるが、語らない。
耳はあるが、聞こえない。
鼻はあるが、匂わない。
手はあるが、取らない。
足はあるが、歩かない。
のどから声を出すこともない。
それらを作った者たちは、それらに似ている。

それらを信じる者たちもみなそうである。

テクノロジーの力を身につける代価として、われわれは疎外を支払った。知的テクノロジーの場合、代価はとりわけ高いものになりうる。精神の道具が増幅すると同時に鈍くするのは、われわれの生来の能力のうち、最も内密で、最も人間的なもの――すなわち、理性的思考、知覚、記憶、感情なのだから。機械時計はわれわれに多くの恩恵をもたらしたが、その一方、われわれを自然な時の流れから切り離した。近代の時計が「数学的に計測可能な連続体からなる独立した世界という概念を生み出すことに寄与」したと述べたルイス・マンフォードは、このとき同時に、その結果として時計が「人間的事象から時を切り離す」ことをも強調していた。[*21] ワイゼンバウムはマンフォードの指摘を踏まえ、次のように主張する。時間計測器具から生まれた世界概念は「かつての世界概念を貧しくしたものだったのであり、いまなおそうである。かつての現実の基盤であり、それどころかこの現実を構築さえしていた直接的経験を、拒否することにこれは基づいているのだから」。[*22] いつ食事し、いつ働き、いつ眠り、いつ起きるかを決めるにあたり、われわれは自分の感覚に耳をすませることをやめ、時計に従うようになった。われわれは以前より科学的になったが、同時に機械的にもなった。

シンプルで、害のなさそうに見える地図のような道具でさえ、鈍感化の効果をもたらしていた。地図作成者の技術により、われわれの先祖のナヴィゲーション・スキルは格段に増幅された。人間は初めて、行ったことのない土地や海を、自信を持って移動できるようになった――探検を、商業を、戦争を、歴史的規模で拡張することになる前進だ。だが、ランドスケープを把握し、周辺環境に関するきわめて詳細なメンタル・マップを作り出す生まれつきの能力は、弱まることになった。空間を抽象的に、二次元的に表象する人間の能力は、地図を読む者と、実際の土地についての彼の認識とを仲介するものになった。脳に関する近年の研究から推論できるとおり、これには物理的構成要素の損失もともなっていただろう。人間が、自身の方向感覚よりも地図に頼るようになったとき、海馬のなかの空間表象に関わる部分は縮小したであろう。鈍感化はニューロンの奥深くで起こっていたということになる。

コンピュータ化されたGPSデヴァイスに頼って移動するようになりつつある今日のわれわれも、似たような適応を経験することになりそうだ。ロンドンのタクシー運転手の脳の研究でリーダーを務めた神経科学者、エレノア・マグワイアは、衛星ナヴィゲーションが運転手たちのニューロンに「大きな影響」をもたらすのではないかと憂慮している。研究チームを代表して彼女は言う。「運転手たちがこれを使いはじめないようわれわれは願っている。脳の［海馬の］部分の灰白質が増大するのは、大量のデータを［運転手が］記憶せねばならないからだとわれわれは考えている。彼ら全員がGPSを使いはじめたら、知識の基盤は小さくなり、われわれが脳に観察した諸変化にも、おそらく影響を与えるだろう」[*23]。運転手はロンドンの道を覚える激務から解放されるだろうが、この訓練から得られる独自の精神的利点を失うことにもなるのだ。彼らの脳は、あまり面白いものではなくなるだろう。

テクノロジーが、みずからの増幅するまさにその機能を鈍くさせ、「自動切除」にさえ至らしめることを語るマクルーハンは、このとき、地図や時計、力織機が発明されるより前の社会をロマン化しようとしていたわけではない。疎外は、彼の理解によれば、テクノロジー使用の必然的副産物だ。外部世界を大きくコントロールしようとして道具を使えば、われわれは必ず、世界と自分との関係を変化させることになる。コントロール能力が行使されうるのは、物理的距離のあるときだけだ。場合によっては、疎外こそがまさに道具に価値をもたらしていることもある。われわれが家を建てたり、ゴアテックスのジャケットを縫製したりするのは、風雨や寒さから疎外されたいからだ。われわれが公共下水道を造るのは、みずからの出す汚物から健康的な距離を維持したいからだ。自然はわれわれの敵ではないが、味方でもない。マクルーハンが指摘したかったのは、あらゆる新しいテクノロジーを、および進歩一般を正しく評価するには、何が得られたかに対する感受性だけでなく、何が失われたかに対する感受性も必要だということだ。テクノロジーの栄光がわれわれの内なる番犬の目をくらまし、われわれの自己の本質的部分を鈍らせてしまうことを許してはならない。

多芸なユニヴァーサル・メディアとして、われわれの感覚、認知、記憶をすぐれて拡張するネットワーク・コンピュータは、とりわけ強力な神経増幅器として機能している。鈍らせる効果も同じくらい強力だ。ノーマン・ドイジの説明によれば、「コンピュータは、われわれの中枢神経系の処理能力を拡張」し、そのプロセスにおいて「それを変更もする」。電子メディアは「神経系を非常に効率よく変化させる。なぜなら、神経系と同じように働くと同時に、基本的に互換性で、容易にリンクするものであるからだ」。神経系は可塑性のおかげで「この互換性を利用し、電子メディアと融合して、より大きなひとつのシステムを構成することができる」[*24]。

われわれの神経系がかくもすみやかにコンピュータと「融合」することには、もうひとつの、もっと深い理由がある。進化はわれわれの脳に、ある強力な社会的本能を吹きこんだのだが、この本能には、ハーヴァード大学の社会認知・情動神経科学研究所所長のジェイソン・ミッチェルの言葉によれば、「周囲の人々が考えたり感じたりしていることを推測する一連のプロセス」がともなっていた。神経画像を使った近年の研究が示すところによると、脳のなかでも高度に活動的な三つの部分――前頭葉、頭頂葉、および頭頂葉と側頭葉の接する部分にそれぞれある――は、「他者の心のなかで起こっていることを理解する作業に特化している」。われわれの内にある「心を読む」能力は、種としてのわれわれの繁栄において重要な役割を果たしてきたのであり、われわれが「大集団をコーディネートして、個人では不可能な目標を達成する」ことを可能としているのだとミッチェルは言う。[*25] けれども、コンピュータ時代に入ると、他者の精神とつながるわれわれの才能は、予期せざる影響をもたらすことになった。ミッチェルの記述によれば、「社会的思考に関与する部分の脳が、慢性的な活動過剰状態になった」ことで、「生物ではない物質」をも含め、精神の存在しないところにもわれわれは精神を認めるようになったのだ。さらに、その精神が現実のものであれ想像上のものであれ、接触した相手の精神の状態を、われわれの脳は模倣する性質があることを示す証拠も多く発見されている。こうした神経の「ミラーリング」は、コンピュータに対して人間の特徴を、人間に対してコンピュータの特徴を、われわれが容易に帰属させてしまうことの理由を説明してくれる――なぜわれわれがＥＬＩＺＡの文字のなかに、人間の声を聞き取るのかも。

データ処理デヴァイスと一体化した――ドイジの言うところの――「より大きなひとつのシステム」に、われわれがすすんで、それどころか熱心に至ろうとするのは、情報メディアとしてのデジタル・コンピュータの特徴から来る当然の帰結というだけでなく、社会的に適応しようとするわれわれの脳の特徴から来る帰結でもある。精神と機械との区別がこのようにサイバネティックに曖昧化することで、われわれは特定の認知作業をはるかに効率よく実行できるようになるかもしれないが、その一方で、人間としてのわれわれの完全性は脅かされることになる。われわれの精神がかくもたやすく融合してしまったこの大きなシステムは、われわれに力をもたらしているときでさえ、同時に限界をもたらしている。カルキンの言葉をもじって言えば、「われわれはコンピュータをプログラムする。そしてそののち、コンピュータがわれわれをプログラムする」のだ。

実際的レヴェルでさえ、その効果は必ずしもわれわれが思うほど有益ではない。ハイパーテクストとマルチメディアに関する多くの研究が明らかにしているとおり、オンラインの刺激が過多になった場合、われわれの学習能力は相当量減じられることがある。情報の多さが、知の少なさにつながる可能性があるのだ。だが、われわれの使うさまざまなソフトウェアの効果についてはどうか？　情報を見つけたり価値評価したり、思考を形成したり伝えたり、その他の認知的作業を実行するのにわれわれが頼っているあの精巧なアプリケーションたちは、学習内容と学習方法に対して、どのように影響しているのか？二〇〇三年、オランダの臨床心理学者クリストフ・ファン・ニムヴェーゲンは、コンピュータ支援による学習についての素晴らしく興味深い研究を開始した。この研究はのちにBBCのライターによって、「現在のコンピュータ使用について、および、スクリーン主体で情報システムと対話することへのわれわれの依存が減少する可能性についての、最も興味深い研究のひとつ」と評されることになる。*26 ファン・ニムヴェーゲンは被験者を募って二つのグループに分け、コンピュータ上でトリッキーな論理パズルに取り組んでもらった。どの時点でどのボールを移動させるべきか規定しているルールに従い、色つきのボールを二つの箱のあいだで移動させるパズルだ。一方のグループは、できるだけ支援してくれるよう設計されたソフトウェアを使用した。このソフトウェアは、パズルに取り組んでいるあいだじゅう、可能な動きを目立たせるなどの視覚的キューを提示して、スクリーン上で補助を行なう。もう一方のグループは、何のヒントもガイダンスも与えない、そっけないプログラムを使った。

パズルを開始してしばらくのあいだは、予想されたとおり、支援ソフトウェアを使っているほうのグループが、そうでないグループよりも速く、正確な動きを行なっていた。だが実験が進むにつれ、そっけないプログラムを使っているほうのグループが、急速に熟達しはじめた。とうとう最後には、支援を行なわないプログラムを使っているグループのほうが、もう一方のグループよりも速く、かつ間違うことも少なく、パズルを解けるようになっていた。このグループはまた、支援ソフトウェアを使っているグループよりも、手詰まりになる――これ以上移動できない状態になる――回数が少なかった。ファン・ニムヴェーゲンの報告によれば、この実験結果は次のようなことを示している。そっけないソフトウェアを使っていたグループは、前もって計画し、戦略を立てることができた。一方、支援ソフトウェアを使っていたグループは、単純な試行錯誤に頼る傾向があった。それどころか、支援ソフトウェアを使っていた者たちは、パズルを解くあいだ、「考えなしにあちこちクリックする」こともしばしばあったのだ。*27

八か月後、ファン・ニムヴェーゲンは再びこの被験者たちを集め、このパズルに少しヴァリエーションを加えたものに取り組んでもらった。前回そっけないソフトウェアを使っていた者たちは、支援ソフトウェアを使っていた者たちの、およそ二倍もの速さでパズルを解けることがわかった。また別の実験では、別の被験者たちを募り、よくあるカレンダー・ソフトウェアを使って、さまざまな集団が重なり合うこみ入ったミーティングのスケジュールを組んでもらった。今回も、一方のグループにはオンスクリーンのキューがたくさん出る支援ソフトウェアを、もう一方のグループにはそうではないソフトウェアを使ってもらった。結果は同じだった。支援してくれないプログラムを使っていた被験者たちは、「余計な動きをほとんどせず、まっすぐに問題を解決」したのであり、彼らの動きには「計画的行動」と「スマートな解決方法」が、もう一方のグループよりもはっきりと表われていた。[*28]

実験結果の報告のなかでファン・ニムヴェーゲンは、被験者の基本的認知スキルの差を、自分がコントロールしていたことを強調している。それゆえ、パフォーマンスと学習における差は、ソフトウェアのデザインの差からのみ説明できる。そっけないソフトウェアを使っていた被験者は、「より大きな集中力、より直接的かつ経済的な解決法、よりよい戦略、知識のより強い定着」をつねに示していた。ソフトウェア・プログラムの明確なガイダンスに頼れば頼るほど、作業に集中できなくなり、最終的に学習される内容も少なくなる。この実験結果が示すこととして、ファン・ニムヴェーゲンは以下のように結論する。問題解決などの認知的作業をコンピュータに「外部化」すれば、われわれは、のちに「新たな状況に適用」しうる「安定した知識構造」――言い換えれば、スキーマ――を、脳が構築する能力を減じてしまう。[*29] 論争家であればもっと辛辣にこう言うだろう。ソフトウェアが賢くなれば、ユーザーはバカになる。

ファン・ニムヴェーゲンはこの研究の意義を論じた部分で、ユーザーにもっと考えさせるよう、プログラマーは支援の少ないソフトウェアを開発してはどうかと述べている。よいアドヴァイスではあるが、商業的なコンピュータ・プログラムやウェブ・アプリケーションを開発している人々が、このアドヴァイスを本気で受け止めるとは思えない。ファン・ニムヴェーゲン自身も指摘しているとおり、ソフトウェア・プログラミングに長く続いているトレンドのひとつは、さらに「ユーザー・フレンドリー」なインターフェイスを追求しようというものだ。このことはとりわけネットについて言える。インターネット企業は、人々の生活をより楽にしようと、問題解決などの知的労働の重荷をユーザーからマイクロプロセッサーへと移そうと、熾烈な競争を繰り広げている。小さいが、多くのことを語ってくれるその例を、検索エンジンの進化に見ることができる。最初期の段階では、グーグルのエンジンはきわめてシンプルなツールだった。検索ボックスにキーワードを入力し、検索のボタンを押すだけだった。だが、マイクロソフトのBingなど、他の検索エンジンとの競合に直面したグーグルは、自社の検索サーヴィスをさらに行き届いたものにしようと努力を続けることになる。いまでは、ボックスに最初の一文字を入力するやいなや、その文字で始まる頻繁に検索されている語を、グーグルはたちどころに提案してくれる。グーグル社は次のように述べている。「グーグルのアルゴリズムは幅広い情報を用い、ユーザーが最も知りたいと思うだろう問いを予想します。より正確な検索語をサジェストすることで、あなたの検索をもっと便利で効率よいものにします*30」。

このように認知プロセスを自動化することは、現代のプログラマーの売りになっている。これには充分な理由がある。人は当然、いちばん多くの支援、いちばん多くのガイダンスを提供してくれるソフトウェア・ツールやウェブサイトを求める――そして、マスターしづらいものは敬遠する――のだから。われわれは、助けてくれるフレンドリーなソフトウェアを欲している。そうしないわけがあるだろうか。

だが、骨の折れる思考作業をソフトウェアに譲り渡すにつれて、われわれはみずからの脳の力を、微細だが大きな意味を持つかたちで減じているようなのだ。溝堀人がシャベルを掘削機と交換すれば、作業効率は上がるだろうが、彼の筋力は弱まる。同様のトレードオフが、われわれが心的作業を自動化する際にもおそらく起こるだろう。

オンライン情報のふるい分けに使われるツールが、われわれの心的習慣に影響し、われわれの思考を規定していることの、現実世界における証拠を示した最近の研究がもうひとつある。こちらはアカデミックな研究に関する研究だ。シカゴ大学の社会学者、ジェイムズ・エヴァンズは、一九四五年から二〇〇五年までのあいだに学術雑誌に発表された三四〇〇万本もの学術論文を集め、膨大なデータベースを作成した。彼は各論文に示された引用を分析し、雑誌が紙からオンラインへと移行したことで、引用のパターン、したがって研究のパターンに、変化が見られるかどうかを調べた。印刷テクストよりもデジタル・テクストのほうがはるかに検索が容易であることからすれば、普通考えられる仮定は、雑誌がネット上でも見られるようになったことで学術研究の視野は格段に広がり、より多様な引用がなされるようになるというものだろう。だが、エヴァンズの調査結果はまるで違うものだった。オンラインに移行する雑誌の数が増えるにつれ、引用される論文の数は以前より少なくなった。そして、印刷版で出ていた過去の号がデジタル化されてウェブにアップロードされると、学者たちは最近の論文を頻繁に引用するようになった。エヴァンズの説明によれば、入手可能な情報の増加が、「科学および学問の縮小」へとつながったのである。[*31]

二〇〇八年に『サイエンス』誌に発表された、この直観に反する調査結果の説明として、エヴァンズは以下のことを指摘する。検索エンジンなどの自動情報フィルタリング・ツールは人気増幅器として機能するのであって、どの情報が重要であり、どの情報がそうでないかについてのコンセンサスをただちに確定したあと、それを補強しつづける傾向にある。そのうえ、「紙媒体時代の研究者」が雑誌や書籍のページをめくりながら、当たり前のこととして拾い読みしていた「周縁的関連論文の多く」を、ハイパーリンクをたどることの容易さゆえ、オンライン時代の研究者は「飛ばしてしまう」のである。「普及している意見」をすみやかに発見できるようになったことで、学者たちは「それに追随してしまい、論文の参照をあまり行なわなくなる」のではないかとエヴァンズは言う。ウェブ検索よりもはるかに効率が悪いとはいえ、昔ながらの図書館での調査はおそらく、学者たちの地平を広げることに寄与していただろう。「印刷物を拾い読みしたり熟読したりすることで、研究者は次々関連論文へと引き寄せられた。このことは幅広い比較を促進し、研究者を過去へと導いていたかもしれない」[*32]。楽な道は必ずしも最良の道ではないだろうが、コンピュータと検索エンジンがわれわれに勧めているのは楽な道なのだ。

フレドリック・テイラーが科学的管理システムを導入するより前、個々の労働者は自分の訓練、知識、経験に頼り、仕事のやり方を自分で決定していたものだった。彼はみずから脚本を書いていたのである。テイラー以後、労働者たちは誰か別の者が書いた脚本に従いはじめた。その脚本がどんな構成になっているか、背後にどんな理論があるか、機械のオペレータは知らなくてもよいとされた。彼はただ、それに従いさえすればよかったのだ。個々の自律性から来る面倒は一掃され、工場全体はより効率よくなり、アウトプットもより予想しやすくなった。産業は栄えた。面倒とともに失われたのは、個人のイニシアティヴ、クリエイティヴィティ、および気まぐれである。意識的な技は、無意識的なルーティンへと転換された。

オンラインのわれわれもまた、他人の書いた脚本に従っている――アルゴリズムによる指示に。それは、隠されたコードが仮に明るみにされたとしても、われわれのなかに理解できる者はほとんどいないだろうものだ。グーグルなどの検索エンジンで情報を探すときもまた、われわれは脚本に従っている。アマゾンやネットフリックスが薦める商品を見ているときも、われわれは脚本に従っている。フェイスブックで、自分や自分の関係性をカテゴリー・リストから選んでいるときも、われわれは脚本に従っている。テイラー主義の工場における脚本がそうであるのと同様、これらの脚本は精巧で、並外れて便利なものであるかもしれないが、これらはまた、知的探索のこみ入ったプロセス、さらには社会的愛着におけるそうしたプロセスさえも、機械化するものでもある。コンピュータ・プログラマーのトマス・ロードが主張するように、ソフトウェアは最終的に、人間の活動のなかでも最も内密で個人的な部分を、その各段階が「ウェブページの論理でエンコードされている」心のこもっていない「儀式」へと変えてしまうかもしれないのだ。*33 われわれは、みずからの知識と直観に従って行動するのではなく、ただ機械的に動作を行なっている。

ホーソーンがスリーピー・ホロウの緑のなかに引きこもり、思索に没頭していたとき、その頭のなかでは正確には何が起こっていたのだろう？　そしてそれは、あの混み合って騒々しい汽車に乗った都市居住者たちの精神のなかで起こっていたこととは、どう違ったのだろうか？　この二〇年間に行なわれた心理学研究によると、自然に近接した静かな田園地帯でしばらく過ごすと、人間の注意力と記憶力は増し、認知能力も通常上がるのだという。脳が静まり、鋭くなるのだ。その理由は、注意回復理論〔attention restoration theory〕、略称ARTによれば、外的刺激に攻め立てられていない場合、人間の脳が実際リラックスできるからである。脳はもはや、ボトムアップの注意散漫を処理する激務を作動記憶に負わせなくともよい。その結果生じる思索状態は、精神をコントロールする能力を高めることになる。

そうした研究成果のなかでも最も最近発表されたのが、二〇〇八年の終わり近く、『心理科学〔Psychological Science〕』誌に掲載されたものである。心理学者マーク・バーマン率いるミシガン大学の研究チームは、三ダースほどの被験者を募り、精神的に疲労する厳密なテストの対象となってもらった。そのテストは、作動記憶の容量と、注意力に対してトップダウンのコントロールを行使する能力との、計測を目的とするものだった。その後被験者は二つのグループに分けられる。一方のグループには、喧騒から離れた森林公園のなかを、三〇分ほど歩いてもらった。もう一方のグループには同じ長さの時間、ダウンタウンのにぎやかな通りを歩いてもらう。それから両者はもう一度テストを受けた。公園で過ごすことは、認知テストの成績を「格段に上げる」、すなわち、注意力を相当増大させることがわかった。対照的に街中を歩くことは、テスト結果に何ら向上をもたらさなかった。

続いて、別の被験者たちに対しても同様の実験が行なわれた。今度はテストの合間に散歩するのではなく、静かな田園風景の写真と、にぎやかな都会の写真のどちらかを見てもらうことにした。結果は同じだった。自然の写真を見ていた人々が注意力をかなり強くコントロールできたのに対し、都会の写真を見ていた人々の注意力に向上は見られなかった。研究チームは結論する。「要するに、ごく短時間、シンプルな接触を自然に対して行なうだけで、認知能力のコントロールは大幅に改善されうるのである」。自然のなかで過ごすことは、「認知能力を有効に機能」させるうえで「きわめて重要」なものと思われる。[*34]

インターネット上にスリーピー・ホロウはない。瞑想が注意力回復の魔法をかけてくれる、静かな場所はそこにはない。神経を麻痺させるような都会の騒音が、切れ目なく響いているだけだ。ネットの刺激は、都市の刺激がそうであるのと同様、活性化するもの、インスパイアするものとなりうる。放棄したい気持ちにはなれそうにない。だがそれらは同時に、疲労させるもの、注意散漫にさせるものともなりうる。ホーソーンが理解していたとおり、それらはあらゆる静かな思考モードを、たやすく圧倒してしまうのだ。心的作業を自動化し、思考や記憶の流れのコントロールを強力な電子システムにゆだねるとき、われわれが直面する最大の危険のひとつは、科学者ジョゼフ・ワイゼンバウムと、芸術家リチャード・フォアマンの、両者ともの恐れに表明されていたものである――すなわち、われわれの人間らしさ、およびわれわれの人間性の、ゆっくりとした侵食。

穏やかで注意力ある精神を必要とするのは、深い思考だけではない。共感や同情もそうなのだ。人々がどのように恐怖を経験し、どのように物理的脅威に反応するか、心理学者たちは長らく研究しているが、われわれのより気高い本能の源についての研究が始まったのは、ごく最近のことである。そこでわかってきたことは、USCの脳・創造力研究所所長のアントニオ・ダマシオの説明によれば、より高度な感情は、「生得的に緩慢な」神経プロセスから生じるということだ。[*35] 最近ダマシオは同僚たちとともに、次のような実験を行なった。まず、集まった被験者たちに、人が肉体的・心理的苦痛を経験する話を聞いてもらう。それから被験者たちをMRIにかけ、脳をスキャンしながら質問を行ない、話を思い出してもらう。すると、肉体的苦痛に対しては、脳は非常にすばやく反応する――誰かがケガをするのを見ると、脳内の痛覚中枢は、ほとんど即座に活性化される――のに対し、心理的苦痛に共感するというもっと複雑な精神的プロセスは、はるかに緩慢に展開されることが明らかになった。脳が「身体の直接的関与を超越」して、「状況の心理的・道徳的側面」を理解し、感じはじめるには、時間がかかるということがわかったのだ。[*36]

研究チームの言によれば、この実験が明らかにしているのは、注意散漫になればなるほど、われわれは最も微妙で、最も人間独特のものである感情形態、すなわち共感や同情などを、経験できなくなっていくということである。研究チームのメンバーのひとり、メアリ・ヘレン・イモルディーノ゠ヤンは次のように警告する。「ある種の思考、とりわけ他者の社会的・心理的状況に関する道徳的決定を行なうためには、充分な時間と考察が必要とされる。事態があまりに速く進んでしまった場合、他者の心理的状況にまつわる感情を、充分に経験できない可能性がある」。[*37] インターネットがわれわれの道徳感覚を損ないつつあるという結論に飛びつくのは性急だろう。だが、ネットがわれわれの生命の水路を作り変え、思索能力を減少させるにつれ、思考のみならず感情の深さもが変化しつつあるかもしれないと述べるのは性急ではあるまい。

ウェブの知的倫理にわれわれの精神がたやすく適応することに、勇気づけられる人々もいる。『ウォール・ストリート・ジャーナル』のコラムニストは次のように書く。「テクノロジーの進歩が逆行することはない。だからマルチタスクへ向かうトレンド、およびさまざまな種類の情報を消費することへと向かうトレンドも、今後継続するのみだ」。だが心配の必要はない。やがてわれわれの「ヒューマン・ソフトウェア」は、「おびただしい情報量を実現している機械テクノロジーに追いつく」ことになるだろうから。われわれは、より機敏にデータを消費する者へと「進化」するのだ。[*38]『ニューヨーク』誌のカヴァー・ストーリーは、オンライン情報のビットのあいだを「飛び回る」という「二一世紀的課題」にわれわれが慣れていくにつれ、「脳の配線は、より多くの情報をより効率よく処理できるよう、必然的に変化するだろう」と述べる。われわれは「複雑な作業に最初から最後まで集中する」能力を失うかもしれないが、その埋め合わせとして新しいスキルを、たとえば「六種類のメディア上で同時に三四個の会話を交わす」能力を手に入れることだろう。[*39]ある有力な経済学者は、「ウェブのおかげで、われわれは自閉症の認知能力を借用し、よりよい情報中毒者になることができる」と上機嫌で述べている。[*40]『アトランティック』誌のある記事は、「テクノロジーを原因とする注意欠陥障害」はおそらく、「情報のフローが限定的なものであった時代に進化し、完成した認知習慣」に頼っているせいで生じる「一時的な問題」ではないかと記す。新たな認知習慣を作り出すことこそが「常時接続の時代をナヴィゲートするための唯一実行可能なアプローチ」だとその記事は言う。[*41]

新たな情報環境がわれわれを作り直しつつあると論じている点で、この書き手たちは確かに正しい。脳の深部に組みこまれている、われわれの精神の適応能力は、知性の歴史の基調を成している。この書き手たちの保証が安心感を与えてくれるとしても、その安心感はきわめて冷たい種類のものだ。適応によってわれわれは環境にマッチした存在になるが、この適応プロセスは質的には中立である。最終的に重要なのは、われわれが変化する過程ではなく、何にわれわれが変化するかだ。一九五〇年代、マルティン・ハイデガーは次のように述べた。前方に立ちはだかる「テクノロジー革命の波」は、「人間を非常に魅惑し、魅了し、惑わせ、欺くものであるので、いつの日か、計算的思考だけが唯一の思考方法として、受け入れられ、実践されるようになるかもしれない」。「瞑想的思考」に従事する能力を、ハイデガーは人間性のまさに本質と見なしているのだが、脇目もふらぬ進歩の犠牲に、これはなってしまうかもしれないと彼は言う。[*42] テクノロジーの騒々しい進歩は、コンコード駅への蒸気機関車の到着がそうであったように、思索と考察からのみ生まれる洗練された認識や思考、感情を、かき消してしまうかもしれない。「テクノロジーの狂乱」は、「あらゆる場に定着する」恐れがあるとハイデガーは述べる。[*43]

われわれはいまや、この定着の最終段階に至ろうとしているのかもしれない。狂乱を、魂のなかへと迎え入れようとしているのだ。

エピローグ――人間的要素

この本を書き上げつつあった二〇〇九年後半、わたしはある出版物にひっそりと掲載されていた、小さな記事に出くわした。イギリス最大手の教育テスト企業、Edexcelが、「人工知能を基盤とした、小論文自動採点システム」の導入を発表したのである。言語習熟度を測るものとしてイギリスで広く行なわれているテストにおいて、学生たちが書く小論文を、コンピュータ化された採点システムが「読み、評価する」というのだ。メディア複合企業ピアソンの子会社であるEdexcel社のスポークスマンは、このシステムが「人間の採点者が有する正確さを引き継ぐ一方で、疲労や主観性といった人間的要素を消去するものでもある」と説明したと、『タイムズ別冊・教育版〔Times Educational Supplement〕』〔『タイムズ』紙が毎週金曜日に発行している別刷〕の記事は報じている。コンピュータによる小論文評価は将来の教育において主軸となるだろうと、同紙の取材に応じてある専門家は述べた。「はっきりしていないのは、「どうなったらそうなるか」ではなく、「いつそうなるか」だ」[*01]。

能力のなさゆえにではなく、特別な才能のひらめきゆえに、決まりごとから逸脱した書き方をする希少な学生を、Edexcelのソフトウェアはどうやって見分けるのだろうかとわたしは思う。答えはわかっている——見分けられまい。ジョゼフ・ワイゼンバウムが指摘したとおり、コンピュータは規則に従うのであって、判断は行なわない。主観性の代わりにコンピュータが提示するのは定式である。この記事は、ワイゼンバウムがすぐれた先見の明の持ち主だったことを明らかにしている。コンピュータに慣れ、頼りにするようになるにつれ、われわれはこれらに「知を必要とする作業」を任せたくなるだろう。そしていったんそうしてしまったら、もう戻ることはできない。ソフトウェアがそれらの作業に不可欠のものとなってしまう。以上のことを彼は、何十年も前に警告していたのだ。

テクノロジーの誘惑は抗しがたいものであり、スピードと効率性が純粋な恩恵であるかのように見えるこの即時情報時代において、これらは議論の余地なく望ましいものであるかのように見えている。だがわたしは、コンピュータ・エンジニアとソフトウェア・プログラマーたちがわれわれのために脚本を書いてくれている未来へ、われわれは大人しく入って行きはしないだろうという希望をいまだ持ちつづけている。ワイゼンバウムの言葉を心に留めてはいないとしても、われわれはみずからこれを考察し、何を失いそうになっているかに注意を払う責任がある。「人間的要素」は時代遅れで無用なものだという考えを、疑うことなしに受け入れてしまったとしたら、とりわけ、子どもたちの精神の育成ということを考えた場合、それは何と悲しいことであるだろうか。

Edexcel 社の記事を見たわたしは、『二〇〇一年宇宙の旅』の、あのシーンについての記憶を再び呼び起こす。アナログな少年時代のまっただなかだった一九七〇年代に、初めてこの映画を観たとき以来、ずっととり憑いて離れないシーンだ。このシーンをかくも痛烈で、かくも奇妙なものにしているのは、精神が解体していくことに対する、コンピュータの感情的なレスポンスだろう。回路が次々閉じていくことへの絶望、宇宙飛行士に対する子どもじみた懇願――「わかるんだ。ぼくにはわかるんだ。こわいよ」――、そして最終的に、無垢としか言いようのない状態へとそれは戻っていく。HALの感情の吐露は、この映画に登場する人間たちが、ほとんどロボットのような効率性をもって作業を行なう、感情を持っていないかのような存在であることと対照をなしている。ここでの人間たちの思考と行動は脚本にのっとっているかのようであり、あたかもアルゴリズムの手順に従っているかのようだ。『二〇〇一年宇宙の旅』の世界では、人間はきわめて機械的になっていて、登場人物のほとんどは機械も同然になっている。それこそが、キューブリックの暗い予言の核心である――コンピュータに頼って世界を理解するようになれば、われわれの知能のほうこそが、人工知能になってしまうのだ。

注

プロローグ——番犬と泥棒

＊1　Marshall McLuhan, *Understanding Media: The Extensions of Man*, critical ed., ed. W. Terrence Gordon (Corte Madera, CA: Gingko, 2003), 5.（マーシャル・マクルーハン『メディア論——人間の拡張の諸相』栗原裕・河本仲聖訳、みすず書房、1987）
＊2　Ibid., 30.
＊3　Ibid., 31.
＊4　Ibid., 23.
＊5　Ibid., 31.
＊6　David Thomson, *Have You Seen?: A Personal Introduction to 1,000 Films* (New York: Knopf, 2008), 149.

第1章　HALとわたし

＊1　Heather Pringle, "Is Google Making Archaeologists Smarter?," *Beyond Stone & Bone* blog (Archaeological Institute of America), February 27, 2009, http://archaeology.org/blog/?p=332.
＊2　Clive Thompson, "Your Outboard Brain Knows All," *Wired*, October 2007.

*3 Scott Karp, "The Evolution from Linear Thought to Networked Thought," *Publishing 2.0* blog, February 9, 2008, http://publishing2.com/2008/02/09/ the-evolution-from-linear-thought-to-networked-thought.

*4 Bruce Friedman, "How Google Is Changing Our Information-Seeking Behavior," *Lab Soft News* blog, February 6, 2008, http://labsoftnews.type pad.com/lab_soft_news/2008/02/how-google-is-c.html.

*5 Philip Davis, "Is Google Making Us Stupid? Nope!" *The Scholarly Kitchen* blog, June 16, 2008, http://scholarlykitchen.sspnet.org/2008/06/16/is-google -making-us-stupid-nope.

*6 Scott Karp, "Connecting the Dots of the Web Revolution," *Publishing 2.0* blog, June 17, 2008, http://publishing2.com/2008/06/17/connecting -the-dots-of-the-web-revolution.

*7 Davis, "Is Google Making Us Stupid? Nope!"

*8 Don Tapscott, "How Digital Technology Has Changed the Brain," *Business-Week Online*, November 10, 2008, www.businessweek.com/technology/content/nov2008/tc2008117_034517.htm.

*9 Don Tapscott, "How to Teach and Manage 'Generation Net,'" *BusinessWeek Online*, November 30, 2008, www.businessweek.com/technology/content/nov2008/tc20081130_713563.htm.

*10 Quoted in Naomi S. Baron, *Always On: Language in an Online and Mobile World* (Oxford: Oxford University Press, 2008), 204.

*11 John Battelle, "Google: Making Nick Carr Stupid, but It's Made This Guy Smarter," *John Battelle's Searchblog*, June 10, 2008, http://battellemedia. com/archives/004494.php.

*12 John G. Kemeny, *Man and the Computer* (New York: Scribner, 1972), 21.

*13 Gary Wolfe, "The (Second Phase of the) Revolution Has Begun," *Wired*, October 1994.

第2章　生命の水路

*1　Sverre Avnskog, "Who Was Rasmus Malling-Hansen?," Malling-Hansen Society, 2006, www.malling-hansen.org/fi leadmin/biography/biography.pdf.

*2　ニーチェとタイプライターのエピソードは以下のものから取られている。Friedrich A. Kittler, *Gramophone, Film, Typewriter* (Stanford: Stanford University Press, 1999) 200–203;（フリードリヒ・キットラー『グラモフォン・フィルム・タイプライター』石光泰夫・石光輝子訳、筑摩書房、1999), J. C. Nyiri, "Thinking with a Word Processor," in *Philosophy and the Cognitive Sciences*, ed. R. Casati (Vienna: Holder-Pichler-Tempsky, 1994), 63–74; Christian J. Emden, *Nietzsche on Language, Consciousness, and the Body* (Champaign: University of Illinois Press, 2005), 27–29; and Curtis Cate, *Friedrich Nietzsche* (Woodstock, NY: Overlook, 2005), 315–18.

*3　Joseph LeDoux, *Synaptic Self: How Our Brains Become Who We Are* (New York: Penguin, 2002), 38–39.（ジョゼフ・ルドゥー『シナプスが人格をつくる——脳細胞から自己の総体へ』森憲作監修、谷垣暁美訳、みすず書房、2004)。

*4　脳内には一〇〇〇億個のニューロンのほか、およそ一兆個のグリア細胞（神経膠細胞）がある。グリア細胞は以前、ニューロンの緩衝材として働く不活性のものと考えられていた。（「グリア」とはギリシア語で「膠（にかわ）」のことである）。けれども、神経科学者たちはこの二〇年間に、グリア細胞が脳の機能において重要な役割を果たしているかもしれない証拠を見つけている。この細胞のうち、とりわけ数が多いのはアストロサイトと呼ばれる種類のもので、他の細胞からの信号に応じ、炭素原子を放出し、神経伝達物質を製造していると考えられている。グリア細胞の研究がさらに進めば、脳の働きに関するわれわれの理解はいっそう深まるかもしれない。よい概説としては、Carl Zimmer, "The Dark Matter of the Human Brain," *Discover*, September 2009 を参照のこと。

＊5　J. Z. Young, *Doubt and Certainty in Science: A Biologist's Reflections on the Brain* (London: Oxford University Press, 1951), 36.（J・Z・ヤング『人間はどこまで機械か——脳と意識の生理学』岡本彰祐訳、白揚社、1956）。

＊6　William James, *The Principles of Psychology*, vol. 1 (New York: Holt, 1890), 104–6.（『現代思想新書　第6　心理学の根本問題』ジェームス著、松浦孝作訳、三笠書房、1940）。デュモンの論文の英訳は、James E. Black and William T. Greenough, "Induction of Pattern in Neural Structure by Experience:Implications for Cognitive Development," in *Advances in Developmental Psychology*, vol. 4, ed. Michael E. Lamb, Ann L. Brown, and Barbara Rogoff (Hillsdale, NJ: Erlbaum, 1986), 1から引用した。

＊7　See Norman Doidge, *The Brain That Changes Itself: Stories of Personal Triumph from the Frontiers of Brain Science* (New York: Penguin, 2007), 223.（ノーマン・ドイジ『脳は奇跡を起こす』竹迫仁子訳、講談社インターナショナル、2008）。

＊8　Quoted in Jeffrey M. Schwartz and Sharon Begley, *The Mind and the Brain: Neuroplasticity and the Power of Mental Force* (New York: Harper Perennial,2003), 130.（ジェフリー・M・シュウォーツ、シャロン・ベグレイ『心が脳を変える——脳科学と「心の力」』吉田利子訳、サンマーク出版、2004）。

＊9　Quoted in Doidge, *Brain That Changes Itself*, 201.

＊10　ノーベル賞受賞者であるデイヴィッド・ヒューベルが、神経外科医ジョゼフ・ボーデンに対してこのように述べた。Schwartz and Begley in *Mind and the Brain*, 25.

＊11　Doidge, *Brain That Changes Itself*, xviii.

＊12　メイラーとマクルーハンの議論は、Google Videos:http://video.google.com/videoplay?docid=5470443898801103219で見られる。

＊13　Schwartz and Begley, *Mind and the Brain*, 175.

＊14　R. L. Paul, H. Goodman, and M. Merzenich, "Alterations in Mechanoreceptor Input to Brodmann's Areas 1 and 3 of the

Postcentral Hand Area of *Macaca mulatta* after Nerve Section and Regeneration," *Brain Research*, 39, no. 1 (April 1972): 1–19.

＊15 Quoted in Schwartz and Begley, *Mind and the Brain*, 177.

＊16 James Olds, interview with the author, February 1, 2008.

＊17 Graham Lawton, "Is It Worth Going to the Mind Gym?," *New Scientist*, January 12, 2008.

＊18 シナプスの活動は多様な化学物質の影響を受けていて、きわめて複雑である。その化学物質には、グルタミン酸（ニューロン間での電気信号の伝達を促進する）やＧＡＢＡ（ガンマアミノ酪酸〔gamma-aminobutyric acid〕、信号の伝達を抑制する）や、セロトニン、ドーパミン、テストステロン、エストロゲンなど、伝達物質の効力を変化させるさまざまなモデュレーターが含まれる。まれにニューロンの膜が融合することで、シナプスの仲介なしに電気信号が伝わることもある。Le Doux, *Synaptic Self*, particularly 49–64 を参照。

＊19 Eric R. Kandel, *In Search of Memory: The Emergence of a New Science of Mind* (New York: Norton, 2006), 198–207. See also Bruce E. Wexler, *Brain and Culture: Neurobiology, Ideology, and Social Change* (Cambridge, MA: MIT Press, 2006), 27–29.

＊20 Kandel, *In Search of Memory*, 202–3.

＊21 LeDoux, *Synaptic Self*, 3.

＊22 点字を読む際の視覚野の使用については、アルヴァロ・パスカル＝レオーネが一九九三年に行なった実験が詳細に示している。Doidge, *Brain That Changes Itself*, 200.

＊23 McGovern Institute for Brain Research, "What Drives Brain Changes in Macular Degeneration?," press release, March 4, 2009.

＊24 Sandra Blakeslee, "Missing Limbs, Still Atingle, Are Clues to Changes in the Brain," *New York Times*, November 10, 1992.

＊25 アルツハイマー病の治療法として近年最も有望視されており、マウスを使った実験でかなりの効果を挙げている方法は、薬物を用いてシナプスの変化を促進し、記憶機能を強化するというものである。See J.-S. Guan,

S. J. Haggarty, E. Giacometti, et al., "HDAC2 Negatively Regulates Memory Formation and Synaptic Plasticity," *Nature*, 459 (May 7, 2009): 55–60.

* 26 Mark Hallett, "Neuroplasticity and Rehabilitation," *Journal of Rehabilitation Research and Development*, 42, no. 4 (July–August 2005): xvii–xxii.

* 27 A. Pascual-Leone, A. Amedi, F. Fregni, and L. B. Merabet, "The Plastic Human Brain Cortex," *Annual Review of Neuroscience*, 28 (2005): 377–401.

* 28 David J. Buller, *Adapting Minds: Evolutionary Psychology and the Persistent Quest for Human Nature* (Cambridge, MA: MIT Press, 2005), 136–42.

* 29 M. A. Umilta, L. Escola, I. Instkirveli, et al., "When Pliers Become Fingers in the Monkey Motor System," *Proceedings of the National Academy of Sciences*, 105, no. 6 (February 12, 2008): 2209–13. See also Angelo Maravita and Atsushi Iriki, "Tools for the Body (Schema)," *Trends in Cognitive Science*, 8, no. 2 (February 2004): 79–86.

* 30 E. A. Maguire, D. G. Gadian, I. S. Johnsrude, et al., "Navigation-Related Structural Change in the Hippocampi of Taxi Drivers," *Proceedings of the National Academy of Sciences*, 97, no. 8 (April 11, 2000): 4398–403. See also E. A. Maguire, H. J. Spiers, C. D. Good, et al., "Navigation Expertise and the Human Hippocampus: A Structural Brain Imaging Analysis," *Hippocampus*, 13, no. 2 (2003): 250–59; and Alex Hutchinson, "Global Impositioning Systems," *Walrus*, November 2009.

* 31 A. Pascual-Leone, D. Nguyet, L. G. Cohen, et al., "Modulation of Muscle Responses Evoked by Transcranial Magnetic Stimulation during the Acquisition of New Fine Motor Skills," *Journal of Neurophysiology*, 74, no. 3 (1995): 1037–45. See also Doidge, *Brain That Changes Itself*, 200–202.

* 32 Michael Greenberg, "Just Remember This," *New York Review of Books*, December 4, 2008.

* 33 Doidge, *Brain That Changes Itself*, 317.

* 34 Ibid., 108.

＊35 Pascual-Leone et al., "Plastic Human Brain Cortex." See also Sharon Begley, *Train Your Mind, Change Your Brain: How a New Science Reveals Our Extraordinary Potential to Transform Ourselves* (New York: Ballantine, 2007), 244.
＊36 Doidge, *Brain That Changes Itself*, 59.
＊37 Schwartz and Begley, *Mind and the Brain*, 201.

脱線──脳について考えるときに脳が考えることについて

＊1 Aristotle's *The Parts of Animals*（アリストテレス『動物誌』（上・下）島崎三郎訳、岩波文庫、1999）からの引用は、何度も再版されているウィリアム・オーグルの英訳によった。
＊2 Robert L. Martensen, *The Brain Takes Shape: An Early History* (New York: Oxford University Press, 2004), 50.
＊3 René Descartes, *The World and Other Writings*, ed. Stephen Gaukroger (Cambridge: Cambridge University Press, 1998), 106–40.
＊4 Martensen, *Brain Takes Shape*, 66.

第3章　精神の道具

＊1 Vincent Virga and the Library of Congress, *Cartographia* (New York: Little,Brown, 2007), 5.（ヴィンセント・ヴァーガ『ビジュアル版　地図の歴史』東洋書林、2009）。
＊2 Ibid.

＊3　Arthur H. Robinson, *Early Thematic Mapping in the History of Cartography* (Chicago: University of Chicago Press, 1982), 1.

＊4　Jacques Le Goff, *Time, Work, and Culture in the Middle Ages* (Chicago: University of Chicago Press, 1980), 44.

＊5　David S. Landes, *Revolution in Time: Clocks and the Making of the Modern World* (Cambridge, MA: Harvard University Press, 2000), 76.

＊6　Lynn White Jr., *Medieval Technology and Social Change* (New York: Oxford University Press, 1964), 124.（リン・ホワイト・ジュニア『中世の技術と社会変動』思索社、1985）。

＊7　Landes, *Revolution in Time*, 92–93.

＊8　Lewis Mumford, *Technics and Civilization* (New York: Harcourt Brace, 1963), 15.（ルイス・マンフォード『技術と文明』生田勉訳、美術出版社：新版〔ハービンガー版〕、1972）。著名なコンピュータ科学者ダニー・ヒルズは、「あらかじめ定められたルールで機械的に動くコンピュータは、時計の直系の子孫である」と述べている。W. Daniel Hillis, "The Clock," in *The Greatest Inventions of the Past 2,000 Years*, ed. John Brockman (New York:Simon & Schuster, 2000), 141.

＊9　Karl Marx, *The Poverty of Philosophy* (New York: Cosimo, 2008), 119.（マルクス『哲学の貧困』山村喬訳、岩波文庫、1950）。

＊10　Ralph Waldo Emerson, "Ode, Inscribed to W. H. Channing," in *Collected Poems and Translations* (New York: Library of America, 1994), 63.

＊11　Marshall McLuhan, *Understanding Media: The Extensions of Man*, critical ed., ed. W. Terrence Gordon (Corte Madera, CA: Gingko, 2003), 68.（マクルーハン『メディア論』）。この見解の近年の例としては、see Kevin Kelly, "Humans Are the Sex Organs of Technology," *The Technium* blog, February 16, 2007, www.kk.org/thetechnium/archives/2007/02/humans_are_the.php.

＊12　James W. Carey, *Communication as Culture: Essays on Media and Society* (New York: Routledge, 2008), 107.

＊13　Langdon Winner, "Technologies as Forms of Life," in *Readings in the Philosophy of Technology*, ed. David M. Kaplan (Lanham, MD: Rowman & Littlefield, 2004), 105.

＊14　Ralph Waldo Emerson, "Intellect," in *Emerson: Essays and Lectures* (New York: Library of America, 1983), 417.

＊15　See Maryanne Wolf, *Proust and the Squid: The Story and Science of the Reading Brain* (New York: Harper, 2007), 217.（メアリアン・ウルフ『プルーストとイカ――読書は脳をどのように変えるのか？』小松淳子訳、インターシフト、2008）。

＊16　H. G. Wells, *World Brain* (New York: Doubleday, Doran, 1938), vii.（H・G・ウェルズ『世界の頭脳』浜野輝訳、思索社、1987）。

＊17　Rene Descartes, *The Philosophical Writings of Descartes*, vol. 3, The Correspondence (Cambridge: Cambridge University Press, 1991), 304.

＊18　Walter J. Ong, *Orality and Literacy* (New York: Routledge, 2002), 82.（W・J・オング『声の文化と文字の文化』桜井直文・林正寛・糟谷啓介訳、藤原書店、1991）。

＊19　F. Ostrosky-Solis, Miguel Arellano Garcia, and Martha Perez, "Can Learning to Read and Write Change the Brain Organization? An Electrophysiological Study," *International Journal of Psychology*, 39, no. 1 (2004): 27–35.

＊20　Wolf, *Proust and the Squid*, 36.

＊21　E. Paulesu, J.-F. Demonet, F. Fazio, et al., "Dyslexia: Cultural Diversity and Biological Unity," *Science*, 291 (March 16, 2001): 2165–67. See also Maggie Jackson, *Distracted: The Erosion of Attention and the Coming Dark Age* (Amherst, NY: Prometheus, 2008), 168–69.

＊22　Wolf, *Proust and the Squid*, 29.

＊23　Ibid., 34.

＊24　Ibid., 60–65.

＊25　*Phaedrus*（プラトン『パイドロス』）からの引用は、最も広く流通している、レジナルド・ハックフォースとベンジャミン・ジョウェットの英訳によった。

＊26　Eric A. Havelock, *Preface to Plato* (Cambridge, MA: Harvard University Press, 1963), 41.（エリック・A・ハヴロック『プラトン序説』村岡晋一訳、新書館、1997）。

＊27　Ong, *Orality and Literacy*, 80.

＊28　See Ong, *Orality and Literacy*, 33.

＊29　Ibid., 34.

＊30　Eric A. Havelock, *The Muse Learns to Write: Refl ections on Orality and Literacy from Antiquity to the Present* (New Haven, CT: Yale University Press, 1986), 74.

＊31　McLuhan, *Understanding Media*, 112–13.

＊32　Ibid., 120.

＊33　Ong, *Orality and Literacy*, 14–15.

＊34　Ibid., 82.

第４章　深まるページ

＊1　Saint Augustine, *Confessions*, trans. R. S. Pine-Coffi n (London: Penguin, 1961), 114.（アウグスティヌス『告白（上・下）』服部英次郎訳、岩波文庫、1976）

＊2　Paul Saenger, *Space between Words: The Origins of Silent Reading* (Palo Alto, CA: Stanford University Press, 1997), 14.

＊3　Ibid., 7.

＊4　Ibid., 11.

＊5　Ibid., 15.

＊6　Maryanne Wolf, *Proust and the Squid: The Story and Science of the Reading Brain* (New York: Harper, 2007), 142–46.（ウルフ『プルーストとイカ』）。

＊7　Saenger, *Space between Words*, 13.

＊8　Charles E. Connor, Howard E. Egeth, and Steven Yantis, "Visual Attention: Bottom-Up versus Top-Down," *Cognitive Biology*, 14 (October 5, 2004): 850–52.

＊9　Maya Pines, "Sensing Change in the Environment," in *Seeing, Hearing, and Smelling in the World: A Report from the Howard Hughes Medical Institute*, February 1995, www.hhmi.org/senses/a120.html.

＊10　脳が注意力に対してトップダウンのコントロールを維持するためには、前頭前野のニューロンの同時発火が必要とされるようである。「強力な［注意散漫の］インプットを処理しないようにするためは、前頭前野の力が相当必要だ」と、MITの神経科学者ロバート・デシモンは言う。See John Tierney, "Ear Plugs to Lasers: The Science of Concentration," *New York Times*, May 5, 2009.

＊11　Vaughan Bell, "The Myth of the Concentration Oasis," *Mind Hacks* blog, February 11, 2009, www.mindhacks.com/blog/2009/02/the_myth_of_the_conc.html.

＊12　Quoted in Alberto Manguel, *A History of Reading* (New York: Viking, 1996), 49. 初期キリスト教徒は聖書を読むことを、「聖なる読み《レクチオ・ディヴィナ》」と呼ばれる宗教行動として行なっていた。深く沈潜して読むことが、聖なるものへと近づく方法と考えられていたのである。

＊13　See Saenger, *Space between Words*, 249–50.

＊14　Ibid., 258. ウォルター・J・オングは、出版業がより洗練されるにつれ、編集の重要性が増していったと指摘している。「印刷では、製品を作る過程において、著者以外にも多くの人々が関わることになる――出版

業者、代理人、校閲者、原稿編集者などが。そうした人々による吟味の前にもあとにも、印刷本においては、著者が苦心して書き直すということがしばしば行なわれる。その書き直しは、手書き文化においては実質的にほとんど知られていなかったほどの量になる」。Ong, *Orality and Literacy* (New York: Routledge, 2002), 122.（オング『声の文化と文字の文化』）。

*15 Saenger, *Space between Words*, 259–60.

*16 See Christopher de Hamel, "Putting a Price on It," introduction to Michael Olmert, *The Smithsonian Book of Books* (Washington, DC: Smithsonian Books, 1992), 10.

*17 James Carroll, "Silent Reading in Public Life," *Boston Globe*, February 12,2007.

*18 可動性の活字を作ったのはグーテンベルクが最初ではない。一〇五〇年ごろ、畢昇という名の中国の職人が、漢字の活字を粘土で作っている。この膠泥《こうでい》活字では、木版と同じように、手でこすって印刷がなされていた。中国では印刷機が開発されなかった（おそらくは、漢字の数が膨大であるせいで、印刷機が実際的だと思われなかったのだろう）ため、印刷物が大量生産されることはなく、畢昇の可動性活字は限定的にしか使用されなかった。See Olmert, *Smithsonian Book of Books*, 65.

*19 See Frederick G. Kilgour, *The Evolution of the Book* (New York: Oxford University Press, 1998), 84–93.

*20 Francis Bacon, *The New Organon*, ed. Lisa Jardine and Michael Silverthorne (Cambridge: Cambridge University Press, 2000), 100.（フランシス・ベーコン『ノヴム・オルガヌム――新機関』桂寿一訳、岩波文庫、1978）。

*21 Elizabeth L. Eisenstein, *The Printing Press as an Agent of Change*, one-volume paperback ed. (Cambridge: Cambridge University Press, 1980), 46.

*22 Michael Clapham, "Printing," in *A History of Technology*, vol. 3, *From the Renaissance to the Industrial Revolution, c. 1500–c. 1750*, ed. Charles Singer et al. (London: Oxford University Press, 1957), 37.

*23 Eisenstein, *Printing Press as an Agent of Change*, 50.

＊24　Ibid., 49.

＊25　François Rabelais, *Gargantua and Pantagruel*, trans. Sir Thomas Urquhart and Pierre Le Motteux (New York: Barnes & Noble, 2005), 161.（フランシス・ラブレー『パンタグリュエル――ガルガンチュアとパンタグリュエル2』宮下志朗訳、ちくま文庫、2006）。

＊26　Eisenstein, Printing *Press as an Agent of Change*, 72.

＊27　Quoted in Joad Raymond, *The Invention of the Newspaper: English Newsbooks, 1641–1649* (Oxford: Oxford University Press, 2005), 187.

＊28　See Olmert, *Smithsonian Book of Books*, 301.

＊29　Eisenstein, *Printing Press as an Agent of Change*, 130.

＊30　「聴衆に向かって音読することは、印刷の時代になってからも続いたというだけではない。それどころか、新たなテクストが豊富に登場したことで、さらに促進されたのである」とアイゼンステインは指摘している。Elizabeth L. Eisenstein, *The Printing Revolution in Early Modern Europe*, 2nd ed. (New York: Cambridge University Press, 2005), 328.

＊31　J. Z. Young, *Doubt and Certainty in Science: A Biologist's Reflections on the Brain* (London: Oxford University Press, 1951), 101.（ヤング『人間はどこまで機械か』）。

＊32　本はまた、情報を体系化して伝えるための新たな道具たちも登場させた。ジャック・グッディが明らかにしているところによると、本が普及するにつれ、リスト、表、公式、レシピといったものが人々になじみのものとなった。こうしたデヴァイスはわれわれの思考をさらに深いものとし、また、諸現象をきわめて正確に分類・説明する手段となった。グッディは次のように述べている。「書くことがコミュニケーションにもたらしている変化を理解するには、本の内容について考えこむ必要はない。その変化とは、機械的な意味だけでなく認知的な意味においても起こっている。われわれが自分の精神を使って何をできるか、精神がわれわれを使っ

て何をできるかが変化しているのだ」。 Goody, *The Domestication of the Savage Mind* (Cambridge:Cambridge University Press, 1977), 160.

*33 ダーントンの指摘によれば、きわめて民主的で実力主義的である「文字の共和国」は、決して十全に実現されることのない理想であったが、理想であるがゆえに、人々が自分自身と自分の文化についての概念を形成する上で、大きな力を持ったのである。 Robert Darnton, "Google and the Future of Books," *New York Review of Books*, February 12, 2009.

*34 David M. Levy, *Scrolling Forward: Making Sense of Documents in the Digital Age* (New York: Arcade, 2001), 104. 強調はレヴィによる。

*35 Nicole K. Speer, Jeremy R. Reynolds, Khena M. Swallow, and Jeffrey M. Zacks, "Reading Stories Activates Neural Representations of Visual andMotor Experiences," *Psychological Science*, 20, no. 8 (2009): 989–99. Gerry Everding, "Readers Build Vivid Mental Simulations of Narrative Situations, Brain Scans Suggest," Washington University (St. Louis) Web site, January 26, 2009, http://news-info.wustl.edu/tips/page/normal/13325.html.

*36 Ralph Waldo Emerson, "Thoughts on Modern Literature," *Dial*, October 1840.

*37 Ong, *Orality and Literacy*, 8.

*38 Eisenstein, *Printing Press as an Agent of Change*, 152.

*39 Wolf, *Proust and the Squid*, 217–18.

*40 インターネット上のコミュニケーションは、短く、情報伝達的で、会話的なものとなる傾向があるから、われわれを音声文化へ引き戻すことになるのではないかと言う人々もいる。だがこの考えは、多くの理由からありえないものと思われる。そのうち最も重要な理由は、このコミュニケーションが音声文化のように個人間で直接行なわれるのではなく、テクノロジーに仲介されて行なわれるということだ。デジタル・メッセージは身体を持たない。ウォルター・オングは次のように言う。「音声で発せられる言葉が、書かれた言葉のように、

単に言語だけから成るコンテクストに存していることは決してない。語られる言葉は、つねに全体的な実存状況の修整としてあり、この状況には必ず身体がともなっている。単なる発声以外のものをも含む身体活動は、偶然のものでも構想されたものでもなく、当然のもの、さらには必然的なものでさえある」。Ong, *Orality and Literacy*, 67–68.

*41 Ibid., 80.

脱線――リー・ド・フォレストと驚異のオーディオン

*1 Public Broadcasting System, "A Science Odyssey: People and Discoveries:Lee de Forest," undated, www.pbs.org/wgbh/aso/databank/entries/btfore.html. ド・フォレストの初期のキャリアと業績を概観したものとしては Hugh G. J. Aitken, *The Continuous Wave: Technology and American Radio*, 1900–1932 (Princeton, NJ: Princeton University Press, 1985), 162–249を、ド・フォレスト自身が語ったものとしては *Father of the Radio: The Autobiography of Lee de Forest* (Chicago: Wilcox & Follett, 1950) を参照。

*2 Aitken, Continuous Wave, 217.

*3 Lee de Forest, "Dawn of the Electronic Age," *Popular Mechanics*, January 1952.

第5章　最も一般的な性質のメディア

*1 Andrew Hodges, "Alan Turing," in *The Stanford Encyclopedia of Philosophy*, Fall 2008 ed., ed. Edward N. Zalta, http://

plato.stanford.edu/archives/fall2008/entries/turing.

＊2　Alan Turing, "On Computable Numbers, with an Application to the Entsheidungsproblem," *Proceedings of the London Mathematical Society*, 42, no. 1 (1937): 230–65.

＊3　Alan Turing, "Computing Machinery and Intelligence," *Mind*, 59 (October 1950): 433–60.（『マインズ・アイ（上）』所収、A・チューリング「計算機械と知能」坂本百大訳、阪急コミュニケーションズ、1992）。

＊4　George B. Dyson, *Darwin among the Machines: The Evolution of Global Intelligence* (New York: Addison-Wesley, 1997), 40.

＊5　Nicholas G. Carr, *Does IT Matter?* (Boston: Harvard Business School Press, 2004), 79.（ニコラス・G・カー『ITにお金を使うのは、もうおやめなさい』清川幸美訳、ランダムハウス講談社、2005）。

＊6　K. G. Coffman and A. M. Odlyzko, "Growth of the Internet," AT&T Labs monograph, July 6, 2001, www.dtc.umn.edu/%7Eodlyzko/doc/oft.internet .growth.pdf.

＊7　Forrester Research, "Consumers' Behavior Online: A 2007 Deep Dive," April 18, 2008, www.forrester.com/Research/Document/0,7211,45266,00.html.

＊8　Forrester Research, "Consumer Behavior Online: A 2009 Deep Dive," July 27, 2009, www.forrester.com/Research/Document/0,7211,54327,00.html.

＊9　Nielsen Company, "Time Spent Online among Kids Increases 63 Percent in the Last Five Years, According to Nielsen," media alert, July 6, 2009, www.nielsen-online.com/pr/pr_090706.pdf.

＊10　Forrester Research, "A Deep Dive into European Consumers' Online Behavior, 2009," August 13, 2009, www.forrester.com/Research/Document/0,7211,54524,00.html.

＊11　TNS Global, "Digital World, Digital Life," December 2008, www.tnsglobal.com/_assets/files/TNS_Market_Research_Digital_World_Digital_Life.pdf.

＊12 Nielsen Company, "Texting Now More Popular than Calling," news release, September 22, 2008, www.nielsenmobile.com/html/press%20 releases/TextsVersusCalls.html; Eric Zeman, "U.S. Teens Sent 2,272 Text Messages per Month in 4Q08," *Over the Air* blog (InformationWeek), May 26, 2009, www.informationweek.com/blog/main/archives/2009/05/us_teens_sent_2.html.

＊13 Steven Cherry, "thx 4 the revnu," *IEEE Spectrum*, October 2008.

＊14 Sara Rimer, "Play with Your Food, Just Don't Text!" *New York Times*, May 26, 2009.

＊15 Nielsen Company, "A2/M2 Three Screen Report: 1st Quarter 2009," May 20, 2009, http://blog.nielsen.com/nielsenwire/wp-content/uploads/2009/05/nielsen_threescreenreport_q109.pdf.

＊16 Forrester Research, "How European Teens Consume Media," December 4, 2009, www.forrester.com/rb/Research/how_european_teens_consume_media/q/id/53763/t/2.

＊17 Heidi Dawley, "Time-wise, Internet Is Now TV's Equal," *Media Life*, February 1, 2006.

＊18 Council for Research Excellence, "The Video Consumer Mapping Study," March 26, 2009, www.researchexcellence.com/vcm_overview.pdf.

＊19 Bureau of Labor Statistics, "American Time Use Survey," 2004–2008, www.bls.gov/tus/.

＊20 Noreen O'Leary, "Welcome to My World," *Adweek*, November 17, 2008.

＊21 Marshall McLuhan, *Understanding Media: The Extensions of Man*, critical ed., ed. W. Terrence Gordon (Corte Madera, CA: Gingko, 2003), 237.（マクルーハン『メディア論』）。

＊22 Anne Mangen, "Hypertext Fiction Reading: Haptics and Immersion," *Journal of Research in Reading*, 31, no. 4 (2008): 404–19.

＊23 Cory Doctorow, "Writing in the Age of Distraction," *Locus*, January 2009.

＊24 Ben Sisario, "Music Sales Fell in 2008, but Climbed on the Web," *New York Times*, December 31, 2008.

* 25 Ronald Grover, "Hollywood Is Worried as DVD Sales Slow," *BusinessWeek*, February 19, 2009; Richard Corliss, "Why Netflix Stinks," Time, August 10,2009.

* 26 Chrystal Szeto, "U.S. Greeting Cards and Postcards," Pitney Bowes Background Paper No. 20, November 21, 2005, www.postinsight.com/fi les/Nov21_GreetingCards_Final.pdf.

* 27 Brigid Schulte, "So Long, Snail Shells," *Washington Post*, July 25, 2009.

* 28 Scott Jaschik, "Farewell to the Printed Monograph," *Inside Higher Ed*, March 23, 2009, www.insidehighered.com/news/2009/03/23/Michigan.

* 29 Arnold Schwarzenegger, "Digital Textbooks Can Save Money, Improve Learning," *Mercury News*, June 7, 2009.

* 30 Tim Arango, "Fall in Newspaper Sales Accelerates to Pass 7%," *New York Times*, April 27, 2009.

* 31 David Cook, "Monitor Shifts from Print to Web-Based Strategy," *Christian Science Monitor*, October 28, 2008.

* 32 Tom Hall, "'We Will Never Launch Another Paper,'" *PrintWeek*, February 20, 2009, www.printweek.com/news/881913/We-will-launch-paper.

* 33 Tyler Cowen, *Create Your Own Economy* (New York: Dutton, 2009), 43.

* 34 Michael Scherer, "Does Size Matter?," *Columbia Journalism Review*, November/December 2002.

* 35 Quoted in Carl R. Ramey, *Mass Media Unleashed* (Lanham, MD: Rowman& Littlefi eld, 2007), 123.

* 36 Jack Shafer, "The Times' New Welcome Mat," *Slate*, April 1, 2008, www.slate.com/id/2187884.

* 37 Kathleen Deveny, "Reinventing Newsweek," *Newsweek,* May 18, 2009.

* 38 Carl DiOrio, "Warners Teams with Facebook for 'Watchmen,'" *Hollywood Reporter*, May 11, 2009, www.hollywoodreporter.com/hr/content_display/news/e3i4b5caa365ad73b3a32b7e201b5eae9c0.

* 39 Sarah McBride, "The Way We'll Watch," *Wall Street Journal*, December 8, 2008.

* 40 Dave Itzkoff, "A Different Tweet in Beethoven's 'Pastoral,'" *New York Times*, July 24, 2009.

＊41　Stephanie Clifford, "Texting at a Symphony? Yes, but Only to Select an Encore," *New York Times*, May 15, 2009.

＊42　ソーシャル・ネットワークを礼拝に取り入れる動きの先頭を切っているのは、ミシガン州ジャクソンにあるウェストウィンズ・コミュニティ教会の信徒九〇〇名である。この教会では説教のあいだ、信徒たちのツイートが、大きなビデオ・スクリーンに次々映し出される。『タイム』誌の記事によると、二〇〇九年のある説教のあいだに映し出されたツイートには、たとえばこんなものがあった。「すべてのもののなかに神を見出すことに苦労しています」。Bonnie Rochman, "Twittering in Church," *Time*, June 1, 2009.

＊43　Chrystia Freeland, "View from the Top: Eric Schmidt of Google," *Financial Times*, May 21, 2009.

＊44　John Carlo Bertot, Charles R. McClure, Carla B. Wright, et al., "Public Libraries and the Internet 2008: Study Results and Findings," Information Institute of the Florida State University College of Information, 2008; American Library Association, "Libraries Connect Communities: Public Library Funding & Technology Access Study 2008–2009," September 25, 2009, www.ala.org/ala/research/initiatives/plftas/2008_2009/librariescon nectcommunities3.pdf.

＊45　Scott Corwin, Elisabeth Hartley, and Harry Hawkes, "The Library Rebooted," *Strategy & Business*, Spring 2009.

第6章　本そのもののイメージ

＊1　Ting-i Tsai and Geoffrey A. Fowler, "Race Heats Up to Supply E-Reader Screens," *Wall Street Journal*, December 29, 2009.

＊2　Motoko Rich, "Steal This Book (for $9.99)," *New York Times*, May 16, 2009; Brad Stone, "Best Buy and Verizon Jump into E-Reader Fray," *New York Times*, September 22, 2009; Brad Stone and Motoko Rich, "Turning Page, E-Books Start to Take Hold," *New York Times*, December 23, 2008.

＊3　Jacob Weisberg, "Curling Up with a Good Screen," *Newsweek*, March 30, 2009. 強調はワイスバーグによる。

＊4　Charles McGrath, "By-the-Book Reader Meets the Kindle," *New York Times*, May 29, 2009.

＊5　L. Gordon Crovitz, "The Digital Future of Books," *Wall Street Journal*, May 19, 2008.

＊6　Debbie Stier, "Are We Having the Wrong Conversation about EBook Pricing?" HarperStudio blog, February 26, 2009, http://theharperstudio.com/2009/02/are-we-having-the-wrong-conversation-about-ebook-pricing.

＊7　Steven Johnson, "How the E-Book Will Change the Way We Read and Write," *Wall Street Journal*, April 20, 2009.

＊8　Christine Rosen, "People of the Screen," *New Atlantis*, Fall 2008.

＊9　David A. Bell, "The Bookless Future: What the Internet Is Doing to Scholarship," New Republic, May 2, 2005.

＊10　John Updike, "The End of Authorship," *New York Times Sunday Book Review*, June 25, 2006.

＊11　Norimitsu Onishi, "Thumbs Race as Japan's Best Sellers Go Cellular," *New York Times*, January 20, 2008. See also Dana Goodyear, "I ♥ Novels," *New Yorker*, December 22, 2008.

＊12　Tim O'Reilly, "Reinventing the Book in the Age of the Web," *O'Reilly Radar* blog, April 29, 2009, http://radar.oreilly.com/2009/04/reinventing-thebook-age-of-web.html.

＊13　Motoko Rich, "Curling Up with Hybrid Books, Videos Included," *New York Times*, September 30, 2009.

＊14　Johnson, "How the E-Book Will Change."

＊15　Andrew Richard Albanese, "Q&A: The Social Life of Books," *Library Journal*, May 15, 2006.

＊16　Kevin Kelly, "Scan this Book!" *New York Times Magazine*, May 14, 2006.

＊17　Caleb Crain, "How Is the Internet Changing Literary Style?," *Steamboats Are Ruining Everything* blog, June 17, 2008, www.steamthing.com/2008/06/how-is-the-inte.html.

＊18　キンドル所有者の一部は、デジタル・テクストのはかなさを教える恐ろしい経験をしている。二〇〇九年七月一七日の朝、彼らが目覚めてみると、アマゾンから購入したジョージ・オーウェルの『一九八四年』と『動物農場』がデヴァイスから消えていたのだ。デジタル版の権利が取得されていないことに気づいたアマゾ

ン社が、彼らのキンドルからこれらを消してしまったのである。

*19 いままでのところ、デジタル・メディアが言語に与える悪影響として最も注目されているのは、若者たちがインスタント・メッセージや携帯メールで使う略語や絵文字である。だがこうした動きは、スラングの長い歴史に目新しいものが付け加わっただけのことで、たちの悪いものではないという結論にじきに達することだろう。そんなことより大人たちは、自分たちの文章能力が変化しつつあることに注目したほうがよい。彼らのボキャブラリーは少なくなっているのか、それとも陳腐になっているのか？ シンタクスはフレキシブルになっているのか、それとも決まりきったものになっているのか？ 言語の幅や表現力に対するネットの長期的影響を考える際、重要となるのはこうした問いである。

*20 Wendy Griswold, Terry McDonnell, and Nathan Wright, "Reading and the Reading Class in the Twenty-First Century," *Annual Review of Sociology*, 31 (2005): 127–41. See also Caleb Crain, "Twilight of the Books," *New Yorker*, December 24, 2007.

*21 Steven Levy, "The Future of Reading," *Newsweek*, November 26, 2007.

*22 Alphonse de Lamartine, *Ouvres Diverses* (Brussels: Louis Hauman, 1836),106–7. 英訳は著者による。

*23 Philip G. Hubert, "The New Talking Machines," *Atlantic Monthly*, February 1889.

*24 Edward Bellamy, "With the Eyes Shut," *Harper's*, October 1889.

*25 Octave Uzanne, "The End of Books," Scribner's Magazine, August 1894.

*26 George Steiner, "Ex Libris," New Yorker, March 17, 1997.

*27 Mark Federman, "Why Johnny and Janey Can't Read, and Why Mr. and Mrs. Smith Can't Teach: The Challenge of Multiple Media Literacies in a Tumultuous Time," undated, http://individual.utoronto.ca/markfederman/WhyJohnnyandJaneyCantRead.pdf.

*28 Clay Shirky, " Why Abundance Is Good: A Reply to Nick Carr," Encyclopaedia Britannica Blog, July 17, 2008, www.

britannica.com/blogs/2008/07/why-abundance-is-good-a-reply-to-nick-carr.

＊29 Alberto Manguel, *The Library at Night* (New Haven, CT: Yale University Press, 2008), 218.（アルベルト・マングェル『図書館――愛書家の楽園』野中邦子訳、白水社、2008）

＊30 David M. Levy, *Scrolling Forward: Making Sense of Documents in the Digital Age* (New York: Arcade, 2001), 101–2.

第7章　ジャグラーの脳

＊1 Katie Hafner, "Texting May Be Taking a Toll," *New York Times*, May 25, 2009.

＊2 Torkel Klingberg, *The Overflowing Brain: Information Overload and the Limits of Working Memory*, trans. Neil Betteridge (Oxford: Oxford University Press, 2009), 166–67.

＊3 Ap Dijksterhuis, "Think Different: The Merits of Unconscious Thought in Preference Development and Decision Making," *Journal of Personality and Social Psychology*, 87, no. 5 (2004): 586–98.

＊4 Marten W. Bos, Ap Dijksterhuis, and Rick B. van Baaren, "On the Goal-Dependency of Unconscious Thought," *Journal of Experimental Social Psychology*, 44 (2008): 1114–20.

＊5 Stefanie Olsen, "Are We Getting Smarter or Dumber?" CNET News, September 21, 2005, http://news.cnet.com/Are-we-getting-smarter-or-dumber/2008-1008_3-5875404.html.

＊6 Michael Merzenich, "Going Googly," On the Brain blog, August 11, 2008,http://merzenich.positscience.com/?p=177.

＊7 Gary Small and Gigi Vorgan, *iBrain: Surviving the Technological Alteration of the Modern Mind* (New York: Collins, 2008), 1.

＊8 G. W. Small, T. D. Moody, P. Siddarth, and S. Y. Bookheimer, "Your Brain on Google: Patterns of Cerebral Activation during Internet Searching," *American Journal of Geriatric Psychiatry*, 17, no. 2 (February 2009): 116–26. See also Rachel

Champeau, "UCLA Study Finds That Searching the Internet Increases Brain Function," UCLA Newsroom, October 14, 2008, http://newsroom.ucla.edu/portal/ucla/ucla-study-finds-that-searching-64348.aspx.

*9 Small and Vorgan, *iBrain*, 16–17.

*10 Maryanne Wolf, interview with the author, March 28, 2008.

*11 Steven Johnson, *Everything Bad Is Good for You: How Today's Popular Culture Is Actually Making Us Smarter* (New York: Riverhead Books, 2005), 19.（スティーブン・ジョンソン『ダメなものは、タメになる——テレビやゲームは頭を良くしている』乙部一郎・山形浩生・守岡桜訳、翔泳社、2006）。

*12 John Sweller, *Instructional Design in Technical Areas* (Camberwell, Australia:Australian Council for Educational Research, 1999), 4.

*13 Ibid., 7.

*14 Ibid.

*15 Ibid., 11.

*16 Ibid., 4–5. 作動記憶の限界に関する近年の考え方を概観するものとしては、Nelson Cowan, *Working Memory Capacity* (New York: Psychology Press, 2005) を参照。

*17 Klingberg, *Overflowing Brain*, 39 and 72–75.

*18 Sweller, *Instructional Design*, 22.

*19 George Landow and Paul Delany, "Hypertext, Hypermedia and Literary Studies: The State of the Art," in *Multimedia: From Wagner to Virtual Reality*, ed. Randall Packer and Ken Jordan (New York: Norton, 2001), 206–16.

*20 Jean-Francois Rouet and Jarmo J. Levonen, "Studying and Learning with Hypertext: Empirical Studies and Their Implications," in *Hypertext and Cognition*, ed. Jean-Francois Rouet, Jarmo J. Levonen, Andrew Dillon, and Rand J. Spiro (Mahwah, NJ: Erlbaum, 1996), 16–20.

* 21 David S. Miall and Teresa Dobson, "Reading Hypertext and the Experience of Literature," *Journal of Digital Information*, 2, no. 1 (August 13, 2001).

* 22 D. S. Niederhauser, R. E. Reynolds, D. J. Salmen, and P. Skolmoski, "The Influence of Cognitive Load on Learning from Hypertext," *Journal of Educational Computing Research*, 23, no. 3 (2000): 237–55.

* 23 Erping Zhu, "Hypermedia Interface Design: The Effects of Number of Links and Granularity of Nodes," *Journal of Educational Multimedia and Hypermedia*, 8, no. 3 (1999): 331–58.

* 24 Diana DeStefano and Jo-Anne LeFevre, "Cognitive Load in Hypertext Reading: A Review," *Computers in Human Behavior*, 23, no. 3 (May 2007):1616–41. The paper was originally published online on September 30,2005.

* 25 Steven C. Rockwell and Loy A. Singleton, "The Effect of the Modality of Presentation of Streaming Multimedia on Information Acquisition," *Media Psychology*, 9 (2007): 179–91.

* 26 Helene Hembrooke and Geri Gay, "The Laptop and the Lecture: The Effects of Multitasking in Learning Environments," *Journal of Computing in Higher Education*, 15, no. 1 (September 2003): 46–64.

* 27 Lori Bergen, Tom Grimes, and Deborah Potter, "How Attention Partitions Itself during Simultaneous Message Presentations," *Human Communication Research*, 31, no. 3 (July 2005): 311–36.

* 28 Sweller, *Instructional Design*, 137–47.

* 29 K. Renaud, J. Ramsay, and M. Hair, "'You've Got Email!' Shall I Deal with It Now?" *International Journal of Human-Computer Interaction*, 21, no. 3(2006): 313–32.

* 30 たとえば J. Gregory Trafton and Christopher A. Monk, "Task Interruptions," *Reviews of Human Factors and Ergonomics*, 3 (2008): 111–26 を参照。頻繁な中断は認知への過負荷をもたらし、記憶形成を損なうと研究者たちは考えている。

* 31 Maggie Jackson, *Distracted: The Erosion of Attention and the Coming Dark Age* (Amherst, NY: Prometheus, 2008), 79.

*32 Karin Foerde, Barbara J. Knowlton, and Russell A. Poldrack, "Modulation of Competing Memory Systems by Distraction," *Proceedings of the National Academy of Sciences*, 103, no. 31 (August 1, 2006): 11778–83; and "Multi-Tasking Adversely Affects Brain's Learning," University of California press release, July 7, 2005.

*33 Christopher F. Chabris, "You Have Too Much Mail," *Wall Street Journal*, December 15, 2008. 強調はシャブリスによる。

*34 Sav Shrestha and Kelsi Lenz, "Eye Gaze Patterns While Searching vs. Browsing a Website," *Usability News*, 9, no. 1 (January 2007), www.surl.org/usabilitynews/91/eyegaze.asp.

*35 Jakob Nielsen, "F-Shaped Pattern for Reading Web Content," *Alertbox*, April 17, 2006, www.useit.com/alertbox/reading_pattern.html.

*36 Jakob Nielsen, "How Little Do Users Read?," *Alertbox*, May 6, 2008, www.useit.com/alertbox/percent-text-read.html.

*37 Harald Weinreich, Hartmut Obendorf, Eelco Herder, and Matthias Mayer, "Not Quite the Average: An Empirical Study of Web Use," *ACM Transactions on the Web*, 2, no. 1 (2008).

*38 Jakob Nielsen, "How Users Read on the Web," *Alertbox*, October 1, 1997,www.useit.com/alertbox/9710a.html.

*39 "Puzzling Web Habits across the Globe," *ClickTale* blog, July 31, 2008, www.clicktale.com/2008/07/31/puzzling-web-habits-across-the-globe-part-1/.

*40 University College London, "Information Behaviour of the Researcher of the Future," January 11, 2008, www.ucl.ac.uk/slais/research/ciber/downloads/ggexecutive.pdf.

*41 Merzenich, "Going Googly."

*42 Ziming Liu, "Reading Behavior in the Digital Environment," *Journal of Documentation*, 61, no. 6 (2005): 700–712.

*43 Shawn Green and Daphne Bavelier, "Action Video Game Modifi es Visual Selective Attention," *Nature*, 423 (May 29, 2003): 534–37.

*44 Elizabeth Sillence, Pam Briggs, Peter Richard Harris, and Lesley Fishwick, "How Do Patients Evaluate and Make Use of

Online Health Information?" *Social Science and Medicine*, 64, no. 9 (May 2007): 1853–62.

＊45 Klingberg, *Overflowing Brain*, 115–24.

＊46 Small and Vorgan, *iBrain*, 21.

＊47 Sam Anderson, "In Defense of Distraction," *New York*, May 25, 2009.

＊48 Quoted in Don Tapscott, *Grown Up Digital* (New York: McGraw-Hill, 2009), 108–9.（ドン・タプスコット『デジタルネイティブが世界を変える』栗原潔訳、翔泳社、2009）。

＊49 Quoted in Jackson, *Distracted*, 79–80.

＊50 Quoted in Sharon Begley and Janeen Interlandi, "The Dumbest Generation? Don't Be Dumb," *Newsweek*, June 2, 2008.

＊51 Lucius Annaeus Seneca, *Letters from a Stoic* (New York: Penguin Classics,1969), 33.（『セネカ哲学全集5』高橋宏幸訳、岩波書店、2005）。

＊52 Patricia M. Greenfield, "Technology and Informal Education: What Is Taught, What Is Learned," *Science*, 323, no. 5910 (January 2, 2009):69–71.

＊53 Eyal Ophir, Clifford Nass, and Anthony D. Wagner, "Cognitive Control in Media Multitaskers," *Proceedings of the National Academy of Sciences*, August 24, 2009, www.pnas.org/content/early/2009/08/21/0903620106.full.pdf. See also Adam Gorlick, "Media Multitaskers Pay Mental Price, Stanford Study Shows," *Stanford Report*, August 24, 2009, http://news.stanford.edu/news/2009/august24/multitask-research-study-082409.html.

＊54 Michael Merzenich, interview with the author, September 11, 2009.

＊55 James Boswell, *The Life of Samuel Johnson*, LL. D. (London: Bell, 1889), 331–32.（ジェイムズ・ボズウェル『サミュエル・ジョンソン伝2』中野好之訳、みすず書房、1982）。

＊1　Don Tapscott, *Grown Up Digital* (New York: McGraw-Hill, 2009), 291.（ドン・タプスコット『デジタルネイティブが世界を変える』）。

＊2　College Board, "PSAT/NMSQT Data & Reports," http://professionals.collegeboard.com/data-reports-research/psat.

＊3　Naomi S. Baron, *Always On: Language in an Online and Mobile World* (Oxford: Oxford University Press, 2008), 202.

＊4　David Schneider, "Smart as We Can Get?" *American Scientist*, July–August 2006.

＊5　James R. Flynn, "Requiem for Nutrition as the Cause of IQ Gains: Raven's Gains in Britain 1938–2008," *Economics and Human Biology*, 7, no. 1(March 2009): 18–27.

＊6　言葉の選び方が無神経だと現代の読者は思うかもしれないが、フリンは次のように説明している。「ネガティヴな意味合いを減らしたいという気持ちから、われわれは「知恵遅れ〔mentally retarded〕」という言葉を「精神障害〔mentally disabled〕」という言葉に置き換えつつある。わたしが古いほうの言葉を残しているのは、意味的な明晰さを求めてのことである。かつ、言葉を替えたところで、ネガティヴな意味合いは新しい言葉へ受け継がれるだけだと、歴史が証明しているからでもある」。James R. Flynn, *What Is Intelligence? Beyond the Flynn Effect* (Cambridge: Cambridge University Press, 2007), 9–10.

＊7　Ibid., 9.

＊8　Ibid., 172–73.

＊9　"The World Is Getting Smarter," *Intelligent Life*, December 2007. See also Matt Nipert, "Eureka!" *New Zealand Listener*, October 6–12, 2007.

＊10　Patricia M. Greenfield, "Technology and Informal Education: What Is Taught, What Is Learned," *Science*, 323, no. 5910 (January 2, 2009): 69–71.

＊11　Denise Gellene, "IQs Rise, but Are We Brighter?" *Los Angeles Times*, October 27, 2007.

第8章　グーグルという教会

＊1　For an account of Taylor's life, see Robert Kanigel, *One Best Way: Frederick Winslow Taylor and the Enigma of Efficiency* (New York: Viking, 1997).

＊2　Frederick Winslow Taylor, *The Principles of Scientific Management* (New York: Harper, 1911), 25.（フレデリック・ウィンスロウ・テイラー『科学的管理法の諸原理』中谷彪・中谷愛・中谷謙訳、晃洋書房、2009)。

＊3　Ibid., 7.

＊4　Google Inc. Press Day Webcast, May 10, 2006, http://google.client.shareholder.com/Visitors/event/build2/MediaPresentation.cfm?MediaID=20263&Player=1.

＊5　Marissa Mayer, "Google I/O '08 Keynote," YouTube, June 5, 2008, www.youtube.com/watch?v=6x0cAzQ7PVs.

＊6　Bala Iyer and Thomas H. Davenport, "Reverse Engineering Google's Innovation Machine," *Harvard Business Review*, April 2008.

＊7　Anne Aula and Kerry Rodden, "Eye-Tracking Studies: More than Meets the Eye," *Offi cial Google Blog*, February 6, 2009, http://googleblog.blogspot.com/2009/02/eye-tracking-studies-more-than-meets.html.

＊8　Helen Walters, "Google's Irene Au: On Design Challenges," *BusinessWeek*, March 18, 2009.

＊9　Mayer, "Google I/O '08 Keynote."

＊10　Laura M. Holson, "Putting a Bolder Face on Google," *New York Times*, February 28, 2009.

＊11　Neil Postman, *Technopoly: The Surrender of Culture to Technology* (New York: Vintage, 1993), 51.（ニール・ポストマン

『技術 vs 人間——ハイテク社会の危険』GS研究会訳、新樹社、1994)。

*12 Ken Auletta, *Googled: The End of the World as We Know It* (New York: Penguin, 2009), 22.

*13 Google, "Company Overview," undated, www.google.com/corporate.

*14 Kevin J. Delaney and Brooks Barnes, "For Soaring Google, Next Act Won't Be So Easy," *Wall Street Journal*, June 30, 2005.

*15 Google, "Technology Overview," undated, www.google.com/corporate/tech.html.

*16 Academy of Achievement, "Interview: Larry Page," October 28, 2000, www.achievement.org/autodoc/page/pag0int-1.

*17 John Battelle, *The Search: How Google and Its Rivals Rewrote the Rules of Business and Transformed Our Culture* (New York: Portfolio, 2005), 66–67.

*18 Ibid.

*19 See Google, "Google Milestones," undated, www.google.com/corporate/history.html.

*20 Sergey Brin and Lawrence Page, "The Anatomy of a Large-Scale Hypertextual Web Search Engine," *Computer Networks*, 30 (April 1, 1998): 107–17.

*21 Walters, "Google's Irene Au."

*22 Mark Zuckerberg, "Improving Your Ability to Share and Connect," *Facebook* blog, March 4, 2009, http://blog.facebook.com/blog.php?post=57822962130.

*23 Saul Hansell, "Google Keeps Tweaking Its Search Engine," *New York Times*, June 3, 2007.

*24 Brennon Slattery, "Google Caffeinates Its Search Engine," *PC World*, August 11, 2009, www.pcworld.com/article/169989.

*25 Nicholas Carlson, "Google Co-Founder Larry Page Has Twitter-Envy," *Silicon Alley Insider*, May 19, 2009, www.businessinsider.com/google-cofounder-larry-page-has-twitter-envy-2009-5.

*26 Kit Eaton, "Developers Start to Surf Google Wave, and Love It," *Fast Company*, July 21, 2009, www.fastcompany.com/

blog/kit-eaton/technomix/developers-start-surf-google-wave-and-love-it.
*27 Doug Caverly, "New Report Slashes YouTube Loss Estimate by $300M," *WebProNews*, June 17, 2009, www.webpronews.com/topnews/2009/06/17/new-report-slashes-youtube-loss-estimate-by-300m.
*28 Richard MacManus, "Store 100%—Google's Golden Copy," *ReadWriteWeb*, March 5, 2006, www.readwriteweb.com/archives/store_100_googl.php.
*29 Jeffrey Toobin, "Google's Moon Shot," *New Yorker*, February 5, 2007.
*30 Jen Grant, "Judging Book Search by Its Cover," *Offi cial Google Blog*, November 17, 2005, http://googleblog.blogspot.com/2005/11/judgingbook-search-by-its-cover.html.
*31 See U.S. Patent no. 7,508,978.
*32 Google, "History of Google Books," undated, http://books.google.com/googlebooks/history.html.
*33 Authors Guild, "Authors Guild Sues Google, Citing 'Massive Copyright Infringement,'" press release, September 20, 2005.
*34 Eric Schmidt, "Books of Revelation," *Wall Street Journal*, October 18, 2005.
*35 U.S. District Court, Southern District of New York, "Settlement Agreement: The Authors Guild, Inc., Association of American Publishers, Inc., et al., Plaintiffs, v. Google Inc., Defendant," Case No. 05 CV 8136-JES, October 28, 2008.
*36 American Library Association, "Library Association Comments on the Proposed Settlement," filing with the U.S. District Court, Southern District of New York, Case No. 05 CV 8136-DC, May 4, 2009.
*37 Robert Darnton, "Google and the Future of Books," *New York Review of Books*, February 12, 2009.
*38 Richard Koman, "Google, Books and the Nature of Evil," *ZDNet Government* blog, April 30, 2009, http://government.zdnet.com/?p=4725.
*39 将来の先触れであるかもしれないこととして、マサチューセッツの名門プレップ・スクールであるクッシング・アカデミーが、二〇〇九年、図書館の蔵書をすべて撤去し、代わりにデスクトップ・コンピュータや薄

型テレビ、キンドルなどの電子書籍リーダーを導入すると発表した。学校長であるジェイムズ・トレイシーは、本のない図書館が「二一世紀の学校のモデル」になると宣言している。David Abel, "Welcome to the Library. Say Goodbye to the Books," *Boston Globe*, September 4, 2009.

*40 Alexandra Alter, "The Next Age of Discovery," *Wall Street Journal*, May 8, 2009.

*41 Adam Mathes, "Collect, Share, and Discover Books," *Official Google Blog*, September 6, 2007, http://googleblog.blogspot.com/2007/09/collect-shareand-discover-books.html.

*42 Manas Tungare, "Share and Enjoy," *Inside Google Books* blog, September 6, 2007, http://booksearch.blogspot.com/2007/08/share-and-enjoy.html.

*43 Bill Schilit and Okan Kolak, "Dive into the Meme Pool with Google Book Search," *Inside Google Books* blog, September 6, 2007, http://booksearch.blogspot.com/2007/09/dive-into-meme-pool-with-google-book.html; and Diego Puppin, "Explore a Book in 10 Seconds," *Inside Google Books* blog, July 1, 2009, http://booksearch.blogspot.com/2009/06/explore-book-in-10-seconds.html.

*44 Passages from Hawthorne's notebooks are quoted in Julian Hawthorne, *Nathaniel Hawthorne and His Wife: A Biography*, vol. 1 (Boston: James R. Osgood, 1885), 498–503.

*45 Leo Marx, *The Machine in the Garden: Technology and the Pastoral Ideal in America* (New York: Oxford University Press, 2000), 28–29.（レオ・マークス『楽園と機械文明――テクノロジーと田園の理想』榊原胖夫・明石紀雄訳、研究社出版、1972）。

*46 Quoted in Will Durant and Ariel Durant, *The Age of Reason Begins* (New York: Simon & Schuster, 1961), 65.（W&A・デュラント『世界の歴史』第20・21・22巻、日本ブック・クラブ、1969）。

*47 Vannevar Bush, "As We May Think," *Atlantic Monthly*, July 1945.

*48 David M. Levy, "To Grow in Wisdom: Vannevar Bush, Information Overload, and the Life of Leisure," *Proceedings of the*

5th ACM/IEEE-CS Joint Conference on Digital Libraries, 2005, 281–86.

*49 Ibid.

*50 Ralph Waldo Emerson, "Books," *Atlantic Monthly*, January 1858.

*51 Larry Page, keynote address before AAAS Annual Conference, San Francisco, February 16, 2007, http://news.cnet.com/1606-2_3-6160334.html.

*52 Academy of Achievement, "Interview: Larry Page."

*53 Rachael Hanley, "From Googol to Google: Co-founder Returns," *Stanford Daily*, February 12, 2003.

*54 Academy of Achievement, "Interview: Larry Page."

*55 Steven Levy, "All Eyes on Google," *Newsweek*, April 12, 2004.

*56 Spencer Michaels, "The Search Engine That Could," *NewsHour with Jim Lehrer*, November 29, 2002.

*57 See Richard MacManus, "Full Text of Google Analyst Day Powerpoint Notes," *Web 2.0 Explorer* blog, March 7, 2006, http://blogs.zdnet.com/web2explorer/?p=132.

*58 Quoted in Jean-Pierre Dupuy, *On the Origins of Cognitive Science: The Mechanization of the Mind* (Cambridge, MA: MIT Press, 2009), xiv.

*59 George B. Dyson, *Darwin among the Machines: The Evolution of Global Intelligence* (Reading, MA: Addison-Wesley, 1997), 10.

*60 George Dyson, "Turing's Cathedral," *Edge*, October 24, 2005, www.edge.org/3rd_culture/dyson05/dyson_05index.html.

*61 Greg Jarboe, "A 'Fireside Chat' with Google's Sergey Brin," *Search Engine Watch*, October 16, 2003, http://searchenginewatch.com/3081081.

*62 See Pamela McCorduck, *Machines Who Think: A Personal Inquiry into the History and Prospects of Artificial Intelligence* (Natick, MA: Peters, 2004) , 111.（パメラ・マコーダック『コンピュータは考える――人工知能の歴史と展望』黒

川利明訳、培風館、1983)。

*63 Lewis Mumford, *The Myth of the Machine: Technics and Human Development* (New York: Harcourt Brace Jovanovitch, 1967), 29.

*64 David G. Stork, ed., *HAL's Legacy: 2001's Computer as Dream and Reality* (Cambridge, MA: MIT Press, 1996), 165–66.

*65 John von Neumann, *The Computer and the Brain*, 2nd ed. (New Haven, CT: Yale University Press, 2000), 82.(ジョン・フォン・ノイマン『電子計算機と頭脳』飯島泰蔵・猪股修二・熊田衛共訳、ラティス、1964)。強調はノイマンによる。

*66 Ari N. Schulman, "Why Minds Are Not like Computers," *New Atlantis*, Winter 2009.

第9章 サーチ、メモリー

*1 Quoted in Alberto Manguel, *A History of Reading* (New York: Viking, 1996), 49.

*2 Umberto Eco, "From Internet to Gutenberg," lecture presented at Columbia University's Italian Academy for Advanced Studies in America, November 12, 1996, www.umbertoeco.com/en/from-internet-to-gutenberg-1996.html.

*3 Quoted in Ann Moss, *Printed Commonplace-Books and the Structuring of Renaissance Thought* (Oxford: Oxford University Press, 1996), 102–4.

*4 Erika Rummel, "Erasmus, Desiderius," in *Philosophy of Education*, ed. J. J. Chambliss (New York: Garland, 1996), 198.

*5 Quoted in Moss, *Printed Commonplace-Books*, 12.

*6 ルネサンス期において「コモンプレイス・ブックは、すべての学童が最初に出会う知的経験だった」とアン・モスは書いている。*Printed Commonplace-Books*, viii.

＊7　Francis Bacon, *The Works of Francis Bacon*, vol. 4, ed. James Spedding, Robert Leslie Ellis, and Douglas Denon Heath (London: Longman, 1858), 435.

＊8　Naomi S. Baron, *Always On: Language in an Online and Mobile World* (Oxford: Oxford University Press, 2008), 197.

＊9　Clive Thompson, "Your Outboard Brain Knows All," *Wired*, October 2007.

＊10　David Brooks, "The Outsourced Brain," *New York Times*, October 26, 2007.

＊11　Peter Suderman, "Your Brain Is an Index," *American Scene*, May 10, 2009, www.theamericanscene.com/2009/05/11/your-brain-is-an-index.

＊12　Alexandra Frean, "Google Generation Has No Need for Rote Learning," *Times* (London), December 2, 2008; and Don Tapscott, *Grown Up Digital* (New York: McGraw-Hill, 2009), 115.（タプスコット『デジタルネイティブが世界を変える』）。

＊13　Saint Augustine, *Confessions*, trans. Henry Chadwick (New York: Oxford University Press, 1998), 187.（アウグスティヌス『告白』）。

＊14　William James, *Talks to Teachers on Psychology: And to Students on Some of Life's Ideals* (New York: Holt, 1906), 143.（『ウィリアム・ジェイムズ著作集・1　心理学について――教師と学生に語る』大坪重明訳、日本教文社、1960）。

＊15　See Eric R. Kandel, *In Search of Memory: The Emergence of a New Science of Mind* (New York: Norton, 2006), 208–10.

＊16　Ibid., 210–11.

＊17　Louis B. Flexner, Josefa B. Flexner, and Richard B. Roberts, "Memory in Mice Analyzed with Antibiotics," *Science*, 155 (1967): 1377–83.

＊18　Kandel, *In Search of Memory*, 221.

＊19　Ibid., 214–15.

＊20 Ibid., 221.

＊21 Ibid., 276.

＊22 Ibid.

＊23 Ibid., 132.

＊24 二〇〇八年の死去にともない名前が公表されるまで、科学関連の文献のなかでモレゾンはH・Mと呼ばれていた。

＊25 See Larry R. Squire and Pablo Alvarez, "Retrograde Amnesia and Memory Consolidation: A Neurobiological Perspective," *Current Opinion in Neurobiology*, 5 (1995): 169–77.

＊26 Daniel J. Siegel, *The Developing Mind* (New York: Guilford, 2001), 37–38.

＊27 二〇〇九年の研究で、フランスとアメリカの合同研究チームは、睡眠中に海馬に起こる短い強い振動が、大脳皮質への記憶の貯蔵において、重要な役割を果たしていることの証拠を発見した。脳の振動を抑えられたラットは、空間に関わる長期記憶を固定できなくなったのである。Gabrielle Girardeau, Karim Benchenane, Sidney I. Wiener, et al., "Selective Suppression of Hippocampal Ripples Impairs Spatial Memory," *Nature Neuroscience*, September 13, 2009, www.nature.com/neuro/journal/vaop/ncurrent/abs/nn.2384.html.

＊28 University of Haifa, "Researchers Identified a Protein Essential in Long Term Memory Consolidation," Physorg.com, September 9, 2008, www.physorg.com/news140173258.html.

＊29 See Jonah Lehrer, *Proust Was a Neuroscientist* (New York: Houghton Mifflin, 2007), 84–85.

＊30 Joseph LeDoux, *Synaptic Self: How Our Brains Become Who We Are* (New York: Penguin, 2002), 161.（ルドゥー『シナプスが人格をつくる』）。

＊31 Nelson Cowan, *Working Memory Capacity* (New York: Psychology Press, 2005), 1.

＊32 Torkel Klingberg, *The Overflowing Brain: Information Overload and the Limits of Working Memory*, trans. Neil Betteridge

(Oxford: Oxford University Press, 2009), 36.

*33 Sheila E. Crowell, "The Neurobiology of Declarative Memory," in John H. Schumann, Sheila E. Crowell, Nancy E. Jones, et al., *The Neurobiology of Learning: Perspectives from Second Language Acquisition* (Mahwah, NJ: Erlbaum, 2004), 76.

*34 See, for example, Ray Hembree and Donald J. Dessart, "Effects of Handheld Calculators in Precollege Mathematics Education: A Meta-analysis," *Journal for Research in Mathematics Education*, 17, no. 2 (1986): 83–99.

*35 Kandel, *In Search of Memory*, 210.

*36 Quoted in Maggie Jackson, *Distracted: The Erosion of Attention and the Coming Dark Age* (Amherst, NY: Prometheus, 2008), 242.

*37 Kandel, *In Search of Memory*, 312–15.

*38 David Foster Wallace, *This Is Water: Some Thoughts, Delivered on a Significant Occasion, about Living a Compassionate Life* (New York: Little, Brown, 2009), 54 and 123.

*39 Ari N. Schulman, correspondence with the author, June 7, 2009.

*40 Lea Winerman, "The Culture of Memory," *Monitor on Psychology*, 36, no. 8 (September 2005): 56.

*41 Pascal Boyer and James V. Wertsch, eds., *Memory in Mind and Culture* (New York: Cambridge University Press, 2009), 7 and 288.

*42 Richard Foreman, "The Pancake People, or, 'The Gods Are Pounding My Head,'" *Edge*, March 8, 2005, www.edge.org/3rd_culture/foreman05/foreman05_index.html.

＊1　Benjamin Kunkel, "Lingering," *n+1*, May 31, 2009, www.nplusonemag.com/lingering. 強調は原文による。

第10章　わたしに似た物

＊1　Joseph Weizenbaum, "ELIZA—A Computer Program for the Study of Natural Language Communication between Man and Machine," *Communications of the Association for Computing Machinery*, 9, no. 1 (January 1966): 36–45.

＊2　David Golumbia, *The Cultural Logic of Computation* (Cambridge, MA: Harvard University Press, 2009), 42.

＊3　Quoted in Golumbia, *Cultural Logic*, 37.

＊4　Ibid., 42.

＊5　Weizenbaum, "ELIZA."

＊6　Ibid.

＊7　Joseph Weizenbaum, *Computer Power and Human Reason: From Judgment to Calculation* (New York: Freeman, 1976), 5.（ジョセフ・ワイゼンバウム『コンピュータ・パワー――人工知能と人間の理性』秋葉忠利訳、サイマル出版会、1979)。

＊8　Ibid., 189.

＊9　Ibid., 7.

＊10　Quoted in Weizenbaum, *Computer Power*, 5.

＊11　Kenneth Mark Colby, James B. Watt, and John P. Gilbert, "A Computer Method of Psychotherapy: Preliminary Communication," *Journal of Nervous and Mental Disease*, 142, no. 2 (1966): 148–52.

＊12　Weizenbaum, *Computer Power*, 8.

＊13　Ibid., 17–38.

＊14　Ibid., 227.

＊15　John McCarthy, "An Unreasonable Book," *SIGART Newsletter*, 58 (June 1976).

＊16　Michael Balter, "Tool Use Is Just Another Trick of the Mind," *Science-NOW*, January 28, 2008, http://sciencenow.sciencemag.org/cgi/content/full/2008/128/2.

＊17　*The Letters of T. S. Eliot*, vol. 1, 1898–1922, ed. Valerie Eliot (New York: Harcourt Brace Jovanovich, 1988), 144. ニーチェはといえば、マリング＝ハンセン製ライティングボールとのつき合いは、熱烈であると同時に短いものとなった。彼にならってこの新しいガジェットを使いはじめた者たちもそうであったが、ニーチェはこの器械の欠陥にいらいらするようになったのである。ライティングボールはバグだらけだったのだ。春になり、地中海岸の空気が湿り気を帯びはじめると、キーは動きにくくなり、インクは紙の上を伝って流れ落ちるようになった。この新奇な器械は「子犬のようにデリケートで、トラブルばかり起こす」とニーチェは手紙に書いた。数か月のうちに、彼はライティングボールを使うのをあきらめてしまい、言うことを聞かないこの器械に代えて、秘書を務めていた若手詩人、ルー・ザロメに口述筆記してもらうことにした。五年後、晩年の著作のひとつである『道徳の系譜』のなかで、ニーチェは人間の思考と人格とを機械化することに対し、雄弁な反論を述べている。われわれが経験を静かに、かつ意図的に「消化」することのできる、精神の瞑想状態を彼は讃える。「意識の扉や窓を一時的に閉めること、騒々しい警報から逃れること」によって、脳は「新しいもののために、なかんずく、より高貴な機能のために、場所を空ける」ことが可能となるのだと彼は書いている。Friedrich Nietzsche, *The Genealogy of Morals* (Mineola, NY: Dover, 2003), 34.（ニーチェ『道徳の系譜』木場深定訳、岩波文庫、1940、1964改版）。

＊18　Norman Doidge, *The Brain That Changes Itself: Stories of Personal Triumph from the Frontiers of Brain Science* (New York: Penguin, 2007), 311.

＊19　John M. Culkin, "A Schoolman's Guide to Marshall McLuhan," *Saturday Review*, March 18, 1967.

＊20　Marshall McLuhan, *Understanding Media: The Extensions of Man*, critical ed., ed. W. Terrence Gordon (Corte Madera, CA: Gingko Press, 2003), 63–70.（マクルーハン『メディア論』）。

＊21　Lewis Mumford, *Technics and Civilization* (New York: Harcourt Brace,1963), 15.（マンフォード『技術と文明』）。

＊22　Weizenbaum, *Computer Power*, 25.

＊23　Roger Dobson, "Taxi Drivers' Knowledge Helps Their Brains Grow," *Independent*, December 17, 2006.

＊24　Doidge, *Brain That Changes Itself*, 310–11.

＊25　Jason P. Mitchell, "Watching Minds Interact," in *What's Next: Dispatches on the Future of Science*, ed. Max Brockman (New York: Vintage, 2009),78–88.

＊26　Bill Thompson, "Between a Rock and an Interface," *BBC News*, October 7, 2008, http://news.bbc.co.uk/2/hi/technology/7656843.stm.

＊27　Christof van Nimwegen, "The Paradox of the Guided User: Assistance Can Be Counter-effective," SIKS Dissertation Series No. 2008-09, Utrecht University, March 31,2008. See also Christof van Nimwegen and Herre van Oostendorp, "The Questionable Impact of an Assisting Interface on Performance in Transfer Situations," *International Journal of Industrial Ergonomics*, 39, no. 3 (May 2009): 501–8.

＊28　Ibid.

＊29　Ibid.

＊30　"Features: Query Suggestions," Google Web Search Help, undated, http://labs.google.com/suggestfaq.html.

＊31　James A. Evans, "Electronic Publication and the Narrowing of Science and Scholarship," *Science*, 321 (July 18, 2008): 395–99.

＊32　Ibid.

＊33 Thomas Lord, "Tom Lord on Ritual, Knowledge and the Web," *Rough Type* blog, November 9, 2008, www.roughtype.com/archives/2008/11/tom_lord_on_rit.php.

＊34 Marc G. Berman, John Jonides, and Stephen Kaplan, "The Cognitive Benefits of Interacting with Nature," *Psychological Science*, 19, no. 12 (December 2008): 1207–12.

＊35 Carl Marziali, "Nobler Instincts Take Time," USC Web site, April 14, 2009, http://college.usc.edu/news/stories/547/nobler-instincts-take-time.

＊36 Mary Helen Immordino-Yang, Andrea McColl, Hanna Damasio, and Antonio Damasio, "Neural Correlates of Admiration and Compassion," *Proceedings of the National Academy of Sciences*, 106, no. 19 (May 12, 2009): 8021–26.

＊37 Marziali, "Nobler Instincts."

＊38 L. Gordon Crovitz, "Information Overload? Relax," *Wall Street Journal*, July 6, 2009.

＊39 Sam Anderson, "In Defense of Distraction," *New York*, May 25, 2009.

＊40 Tyler Cowen, *Create Your Own Economy* (New York: Dutton, 2009), 10.

＊41 Jamais Cascio, "Get Smarter," *Atlantic*, July/August 2009.

＊42 Martin Heidegger, *Discourse on Thinking* (New York: Harper & Row, 1966),56. 強調はハイデガーによる。

＊43 Martin Heidegger, *The Question Concerning Technology and Other Essays* (New York: Harper & Row, 1977), 35.

エピローグ——人間的要素

＊1 William Stewart, "Essays to Be Marked by 'Robots,'" *Times Educational Supplement*, September 25, 2009.

もっと知りたい人のための文献一覧

本書はいろいろなところの表面を引っかいたものだ。もっと掘り下げたいと思われる方には、以下の本をお薦めする。すべてわたしがためになると思った本であり、その多くはインスピレーションをも与えてくれた。

◆脳とその可塑性

Buller, David J. *Adapting Minds: Evolutionary Psychology and the Persistent Quest for Human Nature*. MIT Press, 2005.

Cowan, Nelson. *Working Memory Capacity*. Psychology Press, 2005.

Doidge, Norman. *The Brain That Changes Itself: Stories of Personal Triumph from the Frontiers of Brain Science*. Penguin, 2007.（ノーマン・ドイジ『脳は奇跡を起こす』竹迫仁子訳、講談社インターナショナル、2008〔抄訳〕）。

Dupuy, Jean-Pierre. *On the Origins of Cognitive Science: The Mechanization of the Mind*. MIT Press, 2009.

Flynn, James R. *What Is Intelligence? Beyond the Flynn Effect*. Cambridge University Press, 2007.

Golumbia, David. *The Cultural Logic of Computation*. Harvard University Press, 2009.

James, William. *The Principles of Psychology*. Holt, 1890.（ジェームス『現代思想新書・第6　心理学の根本問題』松浦孝作訳、三笠書房、1940）。

Kandel, Eric R. *In Search of Memory: The Emergence of a New Science of Mind*. Norton, 2006.

Klingberg, Torkel. *The Overflowing Brain: Information Overload and the Limits of Working Memory*. Oxford University Press, 2008.

LeDoux, Joseph. *Synaptic Self: How Our Brains Become Who We Are*. Penguin, 2002.（ジョゼフ・ルドゥー『シナプスが人格を

つくる——脳細胞から自己の総体へ』谷垣暁美訳、みすず書房、2004)。
Martensen, Robert L. *The Brain Takes Shape: An Early History*. Oxford University Press, 2004.
Schwartz, Jeffrey M., and Sharon Begley. *The Mind and The Brain: Neuroplasticity and the Power of Mental Force*. Harper Perennial, 2002. (ジェフリー・M・シュウォーツ、シャロン・ベグレイ『心が脳を変える——脳科学と「心の力」』吉田利子訳、サンマーク出版、2004)。
Sweller, John. *Instructional Design in Technical Areas*. Australian Council for Educational Research, 1999.
Wexler, Bruce E. *Brain and Culture: Neurobiology, Ideology, and Social Change*. MIT Press, 2006.
Young, J. Z. *Doubt and Certainty in Science: A Biologist's Reflections on the Brain*. Oxford University Press, 1951. (J・Z・ヤング『人間はどこまで機械か——脳と意識の生理学』岡本彰祐訳、白揚社、1956)。

◆本の歴史

Chappel, Warren. *A Short History of the Printed Word*. Knopf, 1970.
Diringer, David. *The Hand-Produced Book*. Philosophical Library, 1953.
Eisenstein, Elizabeth L. *The Printing Press as an Agent of Change*. Cambridge University Press, 1980. これを簡約化し、有用なあとがきを付けたものが次の本である。*The Printing Revolution in Early Modern Europe* (Cambridge University Press, 2005). (エリザベス・アイゼンステイン『印刷革命』小川明子(他)訳、みすず書房、1987)。
Kilgour, Frederick G. *The Evolution of the Book*. Oxford University Press, 1998.
Manguel, Alberto. *A History of Reading*. Viking, 1996. (アルベルト・マングェル『読書の歴史——あるいは読者の歴史』原田範行訳、柏書房、1999)。

Nunberg, Geoffrey, ed. *The Future of the Book*. University of California Press, 1996.
Saenger, Paul. *Space between Words: The Origins of Silent Reading*. Stanford University Press, 1997.

◆読者の精神

Birkerts, Sven. *The Gutenberg Elegies: The Fate of Reading in an Electronic Age*. Faber and Faber, 1994.（スヴェン・バーカーツ『グーテンベルクへの挽歌――エレクトロニクス時代における読書の運命』船木裕訳、青土社、1995）。
Dehaene, Stanislas. *Reading in the Brain: The Science and Evolution of a Human Invention*. Viking, 2009.
Goody, Jack. *The Interface between the Written and the Oral*. Cambridge University Press, 1987.
Havelock, Eric. *Preface to Plato*. Harvard University Press, 1963.（エリック・A・ハヴロック『プラトン序説』村岡晋一訳、新書館、1997）。
Moss, Ann. *Printed Commonplace-Books and the Structuring of Renaissance Thought*. Oxford University Press, 1996.
Olson, David R. *The World on Paper: The Conceptual and Cognitive Implications of Writing and Reading*. Cambridge University Press, 1994.
Ong, Walter J. *Orality and Literacy: The Technologizing of the Word*. Routledge, 2002.（W・J・オング『声の文化と文字の文化』桜井直文（他）訳、藤原書店、1991）。
Wolf, Maryanne. *Proust and the Squid: The Story and Science of the Reading Brain*. Harper, 2007.（メアリアン・ウルフ『プルーストとイカ――読書は脳をどのように変えるのか？』小松淳子訳、インターシフト、2008）。

◆地図、時計など

Aitken, Hugh G. J. *The Continuous Wave: Technology and American Radio, 1900-1932.* Princeton University Press, 1985.

Harley, J. B. and David Woodward, eds. *The History of Cartography,* vol. 1. Univeristy of Chicago Press, 1987.

Headrick, Daniel R. *When Information Came of Age: Technologies of Knowledge in the Age of Reason and Revolution, 1700-1850.* Oxford University Press, 2000.

Landes, David S. *Revolution in Time: Clocks and the Making of the Modern World,* rev. ed. Harvard University Press, 2000.

Robinson, Arthur H. *Early Thematic Mapping in the History of Cartography.* University of Chicago Press, 1982.

Thrower, Norman J. W. *Maps and Civilization: Cartography in Culture and Society.* University of Chicago Press, 2008.（ノーマン・J・W・スロワー『地図と文明——地図と歩んだ人びとの歴史』日本国際地図学会監訳、表現研究所、2003）。

Virga, Vincent, and the Library of Congress. *Cartographia: Mapping Civilizations.* Little, Brown, 2007.（ヴィンセント・ヴァーガ、アメリカ議会図書館『地図の歴史 ビジュアル版』川成洋（他）訳、東洋書林、2009）。

◆知性の歴史におけるテクノロジー

Heidegger, Martin. *The Question concerning Technology and Other Essays.* Harper & Row, 1977. テクノロジーに関するハイデガーの論文が最初に出版されたのは、一九五四年、*Vorträge und Aufsätze* という論集のかたちをとってのことだった。

Innis, Harold. *The Bias of Communication.* University of Toronto Press, 1951.（ハロルド・A・イニス『メディアの文明史——コミュニケーションの傾向性とその循環』久保秀幹訳、新曜社、1987）。

Kittler, Friedrich A. *Gramophone, Film, Typewriter.* Stanford University Press, 1999.（フリードリヒ・キットラー『グラモフォ

ン・フィルム・タイプライター』(上・下) 石光泰夫 (他) 訳、ちくま学芸文庫、2006)。
Marx, Leo. *The Machine in the Garden: Technology and the Pastoral Ideal in America*. Oxford University Press, 2000. (L・マークス『楽園と機械文明――テクノロジーと田園の理想』榊原胖夫 (他) 訳、研究社出版、1972)。
McLuhan, Marshall. *The Gutenberg Galaxy: The Making of Typographic Man*. University of Toronto Press, 1962. (マーシャル・マクルーハン『グーテンベルクの銀河系――活字人間の形成』森常治訳、みすず書房、1986)。
McLuhan, Marshall. *Understanding Media: The Extensions of Man*, critical ed. Gingko, 2003. (マーシャル・マクルーハン『メディア論――人間の拡張の諸相』栗原裕 (他) 訳、みすず書房、1987)。
Mumford, Lewis. *Technics and Civilization*. Harcourt Brace, 1934. (ルイス・マンフォード『技術と文明』(第1冊〜第3冊) 生田勉訳、鎌倉書房、1953)。
Postman, Neil. *Technopoly: The Surrender of Culture to Technology*. Vintage, 1993. (ニール・ポストマン『技術 vs 人間――ハイテク社会の危険』GS研究会訳、新樹社、1994)。

◆コンピュータ、インターネット、人工知能

Baron, Naomi S. *Always On: Language in an Online and Mobile World*. Oxford University Press, 2008.
Crystal, David. *Language and the Internet*, 2nd ed. Cambridge University Press, 2006.
Dyson, George B. *Darwin among Machines: The Evolution of Global Intelligence*. Addison-Wesley, 1997.
Jackson, Maggie. *Distracted: The Erosion of Attention and the Coming Dark Age*. Prometheus, 2008.
Kemeny, John G. *Man and the Computer*, Scribner, 1972.
Levy, David M. *Scrolling Forward: Making Sense of Documents in the Digital Age*. Arcade, 2001.

Von Neumann, John. *The Computer and the Brain*, 2nd ed. Yale University Press, 2000.（ジョン・フォン・ノイマン『電子計算機と頭脳』飯島泰蔵（他）訳、ラティス、1964）。
Wiener, Norbert. *The Human Use of Human Beings*. Houghton Mifflin, 1950.（ノーバート・ウィーナー『人間機械論――人間の人間的な利用』鎮目恭夫（他）訳、みすず書房、2007（第2版））。
Weizenbaum, Joseph. *Computer Power and Human Reason: From Judgment to Calculation*. Freeman, 1976.（ジョセフ・ワイゼンバウム『コンピュータ・パワー――人工知能と人間の理性』秋葉忠利訳、サイマル出版会、1979）。

訳者あとがき

本書は、著書『クラウド化する世界』で日本でも知られる著述家、ニコラス・G・カーによる二〇一〇年六月刊行の最新刊、The Shallows: What the Internet Is Doing to Our Brains の全訳である。

一九五九年に生まれ、ダートマス大学やハーヴァード大学大学院で英文学を専攻した（そのあいだ、本人が公言しているところによると、「アドレナリン・ボーイズ」なるパンクバンドのヴォーカルもやっていたらしい）ニコラス・カーは、コンサルタント会社などを経て、現在はテクノロジーや文化に関わるトピックを論じて健筆をふるっている。一般大衆への情報テクノロジーの浸透という現行のプロセスが進行すれば、いわゆる「ＩＴ企業」は消滅することになるだろうと論じた「ＩＴにお金を使うな〔IT Doesn't Matter〕」（『ハーヴァード・ビジネス・レヴュー』に二〇〇三年掲載）など、その論文や著作はつねに大きな話題となり、論争を呼んでいる。運営するブログ『ラフ・タイプ〔Rough Type〕』（http://www.roughtype.com）も、多くの読者を獲得している。

本書原題のメイン・タイトルには、「浅瀬」を意味する「shallows」という語が選ばれている。この言葉は、インターネットに頼ることによってわれわれの思考が陥るかもしれないと、カーの考える状態をたとえたものだ。本書のベースとなっている、二〇〇八年に『アトランティック』誌に掲載された論文のタイトルが、「グーグルでわれわれはバカになりつつあるのか？〔Is Google Making Us Stupid?〕」だった――みなさんがいま手に取っておられる日本語版のタイトルも、これを踏まえてつけられたものだ――こともあって、この本はネットを糾弾し、ネット以前の世界へ戻ることを推奨する本ではないかとの性急な推測が、タイトルだけを見た時点ではなされがちであるかもしれない。だが、すでに通読された方はおわかりのとおり、著者の立場はそのような単純なものではない。この変化は不可逆的なものであって、われわれはもうネット以前の世界へは絶対に戻れないのだとニコラス・カーは熟知しているし、また、本書のなかで何度も述べられているように、彼自身の生活も、もはやネットなしでは絶対に立ち行かない状態になっている。そもそもこの本にまつわる調査、およびこの本の執筆自体、メールを含めたネット環境なしでは不可能なものだったろう（言うまでもなく、翻訳作業もまたそうであった）。

ニコラス・カーは本書で、インターネットがわれわれの思考モードに与えうる影響を明らかにしようとする。そこで面白いのは、メディア発達史の諸相、および脳科学の知見などが次々動員されることだ。こうした問題を取り上げる人々がともすれば陥りがちな情緒的議論ではなく、インターネットとの接続状態によって脳にどのような物理的変化が実際に生じうるかについての、「科学的」議論をカーは生真面目に試みているのだ。もちろん、その議論の成否についての評価、および導き出される結論への評価は――カー自身もそう望んでいるに違いないのだが――この本を読んでくださったみなさんひとりひとりにゆだねたいと思う。

本文中、〔　〕部分は訳者による注や補足、［　］は原著者による補足を示している。翻訳にあたっては、例によっておおぜいの人たちにお世話になった。松井領明さん、および青土社の菱沼達也さんと篠原一平さんには、特に感謝の意を表したい。文字どおり時間のないなか、ほんとうにほんとうにありがとうございました。

二〇一〇年七月

訳者

索引

さ

た

な

は

ま

や

ら

わ

アルファベット

THE SHALLOWS
What the Internet Is Doing to Our Brains
by Nicholas Carr

ネット・バカ
インターネットがわたしたちの脳にしていること

2010年7月30日　第1刷発行
2020年6月10日　第10刷発行

著者――ニコラス・G・カー
訳者――篠儀直子

発行者――清水一人
発行所――青土社
〒101-0051　東京都千代田区神田神保町1-29 市瀬ビル
［電話］03-3291-9831（編集）03-3294-7829（営業）
［振替］00190-7-192955

印刷所――ディグ
製本所――小泉製本

装丁――竹中尚史

Printed in Japan
ISBN978-4-7917-6555-3 C0030